"十二五"国家重点图书
住院医师查房医嘱手册丛书

实用感染科查房医嘱手册

主　　编　王　红　田　瑛
副 主 编　任爱民　王　超　齐文杰
编者名单　（按姓氏笔画排序）
王　红　王　艳　王　超　田　瑛
任爱民　齐文杰　苏艳丽　杜　琨
李　丹　李世荣　赵　勇　胡　岚
黄光伟　廖　玲

北京大学医学出

SHIYONG GANRANKE CHAFANG
YIZHU SHOUCE

图书在版编目（CIP）数据

实用感染科查房医嘱手册/王红，田瑛主编.—北京：北京大学医学出版社，2011.12

（住院医师查房医嘱手册丛书）

ISBN 978-7-5659-0294-9

Ⅰ.①实… Ⅱ.①王…②田… Ⅲ.①感染－疾病－诊疗－手册 Ⅳ.①R4－62

中国版本图书馆 CIP 数据核字（2011）第 222748 号

实用感染科查房医嘱手册

主　　编：王　红　田　瑛

出版发行：北京大学医学出版社（电话：010-82802230）

地　　址：（100191）北京市海淀区学院路 38 号　北京大学医学部院内

网　　址：http：//www. pumpress. com. cn

E - mail：booksale@bjmu. edu. cn

印　　刷：北京瑞达方舟印务有限公司

经　　销：新华书店

责任编辑：安　林　**责任校对**：金彤文　**责任印制**：张京生

开　　本：889mm×1194mm　1/32　**印张**：14.375　**字数**：420 千字

版　　次：2012 年 1 月第 1 版　2012 年 1 月第 1 次印刷

书　　号：ISBN 978-7-5659-0294-9

定　　价：52.50 元

《住院医师查房医嘱手册丛书》编委会

丛书主编　王　宇　首都医科大学附属北京友谊医院外科主任医师、教授，首都医科大学普通外科学系副主任，北京市消化疾病中心首席外科专家，首都医科大学附属北京友谊医院专家委员会委员

张淑文　首都医科大学附属北京友谊医院感染暨急救医学内科主任医师、教授、博士生导师，首都医科大学中西医结合系秘书长，中国中西医结合急救委员会副主任委员

编　　委（按姓氏汉语拼音排序）：

段　婷　段美丽　龚　民　洪　旭

靳家玉　李　昂　李虹伟　蔺　莉

刘　藏　刘文虎　屈　翔　田　野

童笑梅　王　红　王　薇　王　昭

王炳强　王浩彦　王宁宇　杨传瑞

张澍田　张忠涛

编写秘书：王海曼　刘　庚

主编简介

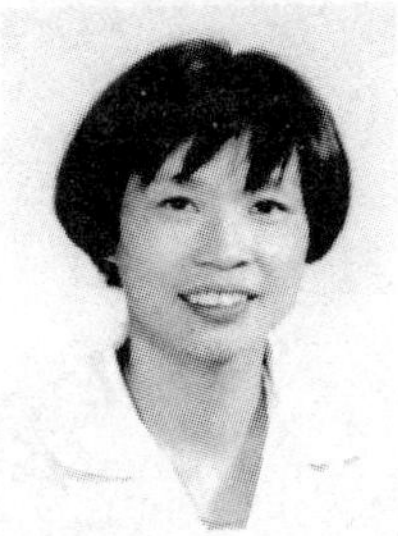

王红主任医师　教授　硕士生导师。1982 年毕业于首都医科大学医疗系。现任首都医科大学附属北京友谊医院感染内科主任、中国中西医结合急救医学专业委员会委员、中华医学会北京感染分会委员、北京中医药急诊医学专业委员会副主任委员、《药物不良反应》杂志编委。

从事急性感染及重症感染并发 MODS 中西医结合临床诊治二十余年，积累了丰富的临床经验。擅长诊治内科急性感染性疾病、器官移植术后感染和不明原因发热等疾病。目前承担着国家中医局“十一五”脓毒症重点专病研究项目一项和国家自然科学基金一项，近五年获中国中西医结合学会科技成果二等奖和北京市科技成果三等奖各一项。先后发表论文四十余篇，参编和主译专业书籍各一部。

联系方式：E-mai：wanghong0315@yahoo. com. cn

序

临床医学是实践性、技能性很强的学科，临床医师的成长不仅要有广博的知识，而且要有扎实熟练的临床能力。住院医师培训是临床医师提高诊断和治疗能力的必需阶段，也是临床医学人才成长的特有阶段。我国不同层次医疗机构的临床医生的实际工作能力差距较大，其原因与我国缺乏完善的住院医师培养体系制度及相关教材有重要的关系。故建立和完善符合我国国情的住院医师培养制度，编纂适用于住院医师的教材是提高临床医师素质、保障医疗质量的根本措施，也是实现医疗卫生事业可持续发展的根本保证。本手册即以此为主要目的，希望对住院医师的培训、基础知识及技能的掌握起到抛砖引玉的作用。

本套丛书包括消化科、心内科、肾内科、血液科、呼吸科、内分泌科、风湿科、感染科、重症医学科、骨科、普通外科、泌尿外科、神经外科、胸外科、心脏外科、妇产科、眼科、耳鼻喉科、口腔科等各临床学科；各科内容均介绍常见病及多发病。对每种疾病的介绍，均有两大部分：其一为疾病的临床分析、诊断及相关医嘱的处理，其二为具体病例分析及相关问题解答。本书的特色有二：首先阅读对象比较特殊，主要针对刚刚涉入临床的住院医师；其次能够做到充分立足临床，不仅介绍疾病本身，而且涉及疾病的临床分析与实际的医嘱处理。本套丛书可作为住院医师在全方位学习基础知识与理论，以及在轮转过程中具有实用价值信息的独立资料来源。

丛书中医嘱部分采用了临床常用的缩写，说明如下：

im，肌内注射；iv，静脉注射；ih，皮下注射；iv gtt，静脉滴注；po，口服；prn，必要时；sos，需要时（限用 1 次）；st，立即执行 1 次；qd，每日 1 次；bid，每日 2 次；qid，每日 4 次；q6h，每 6 小时 1 次；qn，每晚；tid，每日 3 次；qod，隔日 1 次。

本书在编写的过程中，各科均参考大量文献资料，又结合本单位的临床经验，尽量做到简明扼要又紧扣临床。但由于水平有限，难免会出现漏洞及不尽如人意之处，敬请读者批评与指正。

王　宇　张淑文

前　言

急性感染性疾病发病急，进展快，严重威胁着患者的生命，但急性感染是良性疾病，可治之症，如诊断及时、治疗准确有力，能够明显降低病死率，提高抢救成功率。

严重感染（severe sepsis）被定义为急性 感染引发的全身炎症反应综合征（systemic inflammatory response syndrome，SIRS）并发生一个以上器官功能不全的综合征。国外文献报道，本症患者约占 ICU 收住患者的 10%～28%，但病死率高达 30%～50%，是全世界 ICU 内最常见死亡原因。在美国列为死亡病因的第 10 位。来自英国 92 个综合 ICU 的 61 874 位患者的数据表明，在第一个 24 小时入住 ICU 患者中的 27.7%为严重感染，病死率高达 44.7%。苏格兰的数据表明，1618 位入住 ICU 的患者中，46%发展为严重感染，许多病人最后发展为脓毒症性休克。脓毒症性休克的病死率可高达 61.5%。国内报道，一组 725 例脓毒症的统计数字表明，严重感染为 62.5%，脓毒性休克为 40.6%。病死率与脏器功能不全的数目相关，一个脏器功能不全死亡率 14%，重度脓毒症和脓毒症性休克为 29%，合并 5 个和 6 个终末器官功能衰竭的病死率高达 90%～100%。严重感染在美国每年花费高达 167 亿美元，在欧洲花费 76 亿欧元。根据目前情况推测，未来十年内，由于生命保障系统的发展，肿瘤的积极治疗，有创医疗干预，大量广谱抗生素使用增加了耐药菌的出现和医院内感染以及人口的老龄化等将使本症的发病进一步增长。

为使临床住院医师和医学生在早期的临床实践中，集中掌握临床常见急性感染和传染性疾病临床诊治步骤，及时和恰当诊治病人，特编纂了本手册。本手册内容包括感染内科常见疾病的病史询问、体格检查要点，基本诊断分析、临床常见类型和并发症，鉴别诊断、治疗计划和病程观察，住院小结、预后评估和出院医嘱，并辅以病例教学示范。内容精练、重点突出。希望本书能够帮助住院医师在繁杂的临床工作中，临床思路清晰，诊断及时准确，有效提高急性感染性疾病患者的治愈率。

时间仓促，编写过程可能出现错误和不足，请读者批评指正。

首都医科大学附属
北京友谊医院　王　红

目　录

第一篇　感染性疾病

第1章

脓 毒 症

概述

脓毒症是感染病原体与宿主免疫系统、炎症反应、凝血反应之间相互作用，造成机体器官功能损害的复杂临床综合征。美国每年约有75.1万例严重脓毒症患者，全球估计每年1800万例，其发生率为3/1000，每年以1.5%的速度增加，预计到2020年美国将发生100万例。脓毒症患者总体医院病死率28.6%，而严重脓毒症和脓毒症休克患者病死率分别为25%～30%和40%～70%，欧洲和美国每年死亡分别达13.5万和21.5万例，全球每天死亡1400人，高于急性心肌梗死和肺癌或乳腺癌死亡人数。患者治疗耗资巨大，占ICU花费的40%。近年来新的治疗方法对严重脓毒症患者的生存显示出积极作用，但许多医务人员缺乏足够的培训或经验，不能及时对脓毒症作出诊断和治疗，医院、社会和政府对这些问题的策略、培训和了解仍然处于较低的水平。

入院评估

一、病史询问要点

1. 起病因素　常有是严重创伤（包括休克、重型胰腺炎）、感染和病理产科等病因，起病急。

2. 主要症状　发热、心悸、呼吸困难为常见症状，同时存在少尿、恶心、呕吐、出血、四肢湿冷、意识障碍等各脏器功能不全或障碍表现。

二、体格检查要点

1. 基本生命体征　脓毒症的诊断目前主要依据症状及体征，注意生命体征变化显得尤为重要：①体温>38℃或<36℃；②心率>90次/分；③呼吸频率>20次/分。

2. 其他体征　患者同时会出现少尿、四肢湿冷、皮肤出血点、意识障碍、肠鸣音减弱、血压降低等器官功能障碍或不全的表现。

三、门诊资料分析

1. 血常规　大多数细菌性感染外周血白细胞总数及中性粒细胞比例增加。严重患者或年老体弱、机体反应差者血白细胞计数可不增高，反而降低。存在凝血系统功能不全时可出现血小板降低。

2. 血生化　合并有肾、肝功能不全时可出现血肌酐、胆红素升高。

四、继续检查项目

1. 血培养及痰、尿、便、分泌物等可能的病原学检查（涂片及培养）；

2. X线胸片；

3. 血气；

4. 血生化（肝、肾功能，电解质等）；

5. 凝血功能。

五、门诊医嘱示范（脓毒症一般均需住院治疗）

✦ 头孢哌酮钠舒巴坦钠（舒普深）3.0 iv gtt q8h

✦ 物理降温或对乙酰氨基酚 0.5g prn（体温≥38.5℃时）

病情分析

一、基本诊断

存在感染和全身炎症反应的表现即可诊断。全身炎症反应综合征（SIRS），符合下述 2 项或 2 项以上指标：①体温＞38℃或＜36℃；②心率＞90 次/分；③呼吸频率＞20 次/分［或动脉血二氧化碳分压（$PaCO_2$）＜32mmHg（1mmHg＝0.133kPa）］或机械通气；④白细胞计数＞12×10^9/L 或＜4×10^9/L，或杆状核白细胞＞10%。

二、临床类型/临床分期

1. 脓毒症　存在感染和全身炎症反应的表现。

2. 严重脓毒症　感染伴有器官血流灌注不足或功能障碍（器官灌注不足，血乳酸水平增加、少尿、外周循环障碍、意识状态急性改变）。

3. 脓毒症诱发的低血压　指收缩压＜90mmHg 或平均动脉

压＜70mmHg，或在没有其他低血压诱因时收缩压下降＞40mmHg或低于正常年龄组收缩压＜2SD。

4. 脓毒症休克　尽管适当的液体复苏仍然存在脓毒症诱发的低血压。

三、鉴别诊断

脓毒症的诊断目前主要依据临床症状和体征，感染和 SIRS 两者缺一不可，需与单纯感染或存在 SIRS 而感染证据不足相鉴别。这里所说的感染是指存在病原体引起的可疑或已证实的感染，或与临床高度相关的临床综合征。感染证据包括临床查体、X线摄片、实验室阳性结果等。

四、病因分析

1. 严重感染　感染为脓毒症的始发因素，在脓毒症的病因中占据重要位置。

2. 严重创伤（包括休克及重度胰腺炎）、大手术、大面积烧伤　由于液体丢失及电解质失衡、局部坏死等易导致患者出现休克、脏器功能不全及炎症反应。

3. 病理产科　死胎滞留或前置胎盘等病变导致患者出现休克、DIC 等脏器功能不全。

五、并发症

1. 脓毒血症休克　血压降低、四肢厥冷、多汗、发绀、心动过速、心律失常等。

2. 急性呼吸窘迫综合征（acute respiratory distress syndrome，ARDS）　进行性加重的呼吸困难、缺氧，X线胸片示进行性加剧的肺泡浸润。

3. 急性肾功能不全　少尿、水肿，血肌酐、尿素氮进行性升高。

4. 急性肝功能不全　恶心、呕吐、皮肤颜色进行性加深，血胆红素升高。

5. 急性胃肠功能不全　恶心、呕吐、腹痛、腹胀，查体肠鸣音减弱，便常规隐血阳性。

6. 神经系统功能障碍　意识出现淡漠或躁动、嗜睡、浅昏迷、深昏迷，或患者新出现对人、地点，时间和定向力障碍等。

7. 急性凝血系统功能障碍　咯血、便血，皮肤、黏膜出现出血点及紫癜，血常规示血小板降低，DIC 异常等。

治疗计划

一、治疗原则

脓毒症的治疗包括常规治疗及附加治疗。前者主要为恰当的抗菌治疗、感染病灶的正确处理以及早期积极复苏。早期经验性抗感染治疗对重症感染患者的预后非常关键。早期抗生素选择恰当与否，直接导致患者死亡率的不同。同时，早期液体复苏在纠正重症感染患者低血压、低容量和脏器功能不全，以及改善器官灌注和细胞代谢上至关重要。附加治疗主要指针对脓毒症并发症的治疗。

二、治疗办法

1. 对症和支持治疗　注意休息，保证营养物质供应。补充液体，维持水、电解质和酸碱平衡。物理降温、吸氧、胃肠减压等对症治疗。

2. 抗感染治疗

(1) 在诊断严重脓毒症和脓毒症休克的 1 小时以内，尽早开始静脉应用抗生素。

(2) 抗菌谱广　选择一种或多种对可能的细菌/真菌有效且能够渗透到感染部位的抗生素。

(3) 每天再次评估抗生素治疗效果，以达到理想的抗菌效果，防止耐药，减少毒性反应和降低费用。对假单胞菌属的感染考虑联合用药。中性粒细胞减少的患者经验性选择联合用药。联合治疗不超过 3～5 天，然后根据细菌敏感情况降阶梯使用抗生素。

(4) 抗生素使用时间一般为 7～10 天，如临床效果不佳、感染灶未清除或免疫缺陷患者可适当延长。

(5) 如确定是非感染性病因，应停止使用抗生素。

3. 控制感染源

(1) 尽早确定特异性的感染解剖部位；在就诊 6 小时之内明确感染部位。

(2) 进行临床评价，寻找感染部位，控制感染源（如脓肿或局部感染灶的引流，感染坏死组织的清除）。

（3）成功的初期复苏后，尽早采取控制感染源措施。

（4）除感染引起的坏死性胰腺炎，这类患者应延迟手术。

（5）选择具有最大临床效果和引起最小生理紊乱的手段控制感染源。

（6）如发现介入性血管内器械是潜在的感染源，去除这些器械。

4. 早期（6小时内）复苏

（1）对低血压或血乳酸升高＞4mmol/L的脓毒症患者应立即复苏，而不是延迟至ICU收住后才进行。

（2）复苏目标

中心静脉压（CVP）8～12mmHg；

平均动脉压≥65mmHg；

尿量≥0.5ml/（kg·h）；

中心静脉（或上腔静脉）氧饱和度≥70％，或混合静脉氧饱和度≥65％。

（3）如果静脉血氧饱和度未达到上述目标，则继续补液，必要时输注压积红细胞使血细胞比容≥30％和（或）给予多巴胺静脉输注，最大剂量为20μg（kg·min）；在没有机械通气及病前不伴有血管顺应性下降的患者推荐中心静脉压可达到12～15mmHg的高水平。

5. 液体治疗

（1）用晶体液或胶体液进行液体复苏。

（2）使中心静脉压≥8mmHg（在机械通气时≥12mmHg）。

（3）应用补液试验，改善血流动力学状态。

（4）选用1000ml晶体液或300～500ml胶体液补液不少于30分钟，对脓毒症导致的低灌注情况需要更快和更大量的补液。

（5）如果心室充盈压升高，而同时血流动力学状况未改善，应减缓补液速度。

6. 升压药

（1）维持平均动脉压≥65mmHg。

（2）中心静脉给予去甲肾上腺素和多巴胺是首选升压药。

(3) 在脓毒症休克中，肾上腺素、去氧肾上腺素或升压素不应作为首选药物，去甲肾上腺素加用0.03U/min血管加压素与单独使用去甲肾上腺素效果相似。

(4) 对于脓毒性休克，当去甲肾上腺素和多巴胺不能升高血压时，选择肾上腺素。

(5) 不使用小剂量多巴胺保护肾功能。

(6) 对需要升压药患者而言，情况允许时应置入动脉导管。

7. 正性肌力药物治疗

(1) 对心功能障碍患者使用多巴胺，可提高心脏充盈压和降低心脏输出。

(2) 不推荐应用药物把心脏指数增加到高于正常值的预设水平。

8. 类固醇激素

(1) 对于成人脓毒性休克，当充分补液和升压药应用后血压仍不稳定，考虑静脉给予氢化可的松。

(2) 不推荐使用ATCH刺激试验筛选成人脓毒症休克中应接受氢化可的松治疗的患者亚组。

(3) 氢化可的松优于地塞米松。

(4) 当不需要应用血管升压药物时，应停用类固醇药物治疗。

(5) 氢化可的松剂量应≤300mg/d。

(6) 除非患者有内分泌疾病或皮质类固醇缺乏病史，不使用皮质类固醇治疗没有休克的脓毒症。

9. 重组人活化蛋白C

(1) 如无其他禁忌，对脓毒症致器官功能障碍伴临床评估具有高死亡风险的成人患者使用rhAPC（一般APACHEⅡ评分≥25分或多器官功能衰竭）。

(2) 有严重脓毒症而低死亡风险（一般APACHEⅡ评分＜20分或单个器官功能衰竭）的患者不应用rhAPC治疗。

10. 血液制品的应用

(1) 当血红蛋白＜7.0g/dl（70g/L）时，应输注红细胞使血红蛋白达7.0～9.0g/dl。在特殊情况下（如心肌缺血、严重缺氧、急性出血、发绀性心脏病或乳酸酸中毒）需要达到更高的血色素水平。

（2）不使用促红细胞生成素治疗脓毒症相关性贫血，促红细胞生成素可应用于其他原因的贫血。

（3）除非有出血或计划性侵入性操作，不用新鲜冰冻血浆纠正凝血异常。

（4）不使用溶栓治疗。

（5）输注血小板　当血小板计数小于 $5000/mm^3$（$5\times10^9/L$）时，不管有无出血；

当血小板计数在 $5000\sim30000/mm^3$（$5\times10^9/L\sim30\times10^9/L$），有明显的出血风险时；当行外科手术和侵入性操作时，需要使血小板总计数 $\geqslant50000/mm^3$（$50\times10^9/L$）。

11. 脓毒症导致的急性肺损伤/急性呼吸窘迫综合征（ALI/ARDS）的机械通气治疗

（1）ALI/ARDS 患者应设定 6ml/kg 的潮气量。

（2）设定初始平台压上限 $\leqslant30cmH_2O$，评估气道压力时应考虑胸壁顺应性因素。

（3）允许 $PaCO_2$ 高于正常水平，如需要，可减少平台压和潮气量。

（4）设置 PEEP 防止呼气末肺泡塌陷。

（5）对需要保持可能对机体造成潜在损伤水平较高 FiO_2 或气道高压的 ARDS 患者，只要不存在体位改变的风险，应考虑使用侧卧体位。

（6）除非禁忌，机械通气患者应取半卧位，床头抬高 0～45°。

（7）无创性机械通气仅在少数轻中度低氧血症呼吸衰竭患者中使用，这些患者需要满足下列条件：血流动力学稳定、舒适、易唤醒、能主动保护/清洁气道，并有希望快速康复。

（8）应用脱机方案和自主呼吸试验（SBT）定期评价脱机可能性。

SBT 包括用约 $5cmH_2O$ 的持续气道正压的低水平压力支持。

（9）在行 SBT 之前，患者应：

可被唤醒；

不用升压药而血流动力学平稳；

无新的潜在的严重临床问题；

仅需低通气量和低呼气末正压；

所需的 FiO_2 水平使用面罩或鼻导管就可安全达到。

(10) 肺动脉导管不作为 ALI/ARDS 患者的常规监测。

(11) 对没有组织低灌注的 ALI 患者采用限制性输液策略。

12. 镇静、止痛和神经肌肉阻滞剂在脓毒症的应用

(1) 为使危重的机械通气的脓毒症患者安静，可使用镇静剂。

(2) 间断使用镇静剂静注或持续静脉点滴达到预定的理想镇静状态（镇静指数），采用间断/减量使用方案使患者每天都有清醒的时刻，如需要可重复静脉给药。

(3) 尽可能避免应用神经肌肉阻滞剂。持续静脉应用神经肌肉阻滞剂时应监测阻滞深度。

13. 血糖控制

(1) 在 ICU 病情稳定后，静脉使用胰岛素控制严重脓毒症患者血糖水平。

(2) 使用有效的胰岛素剂量调控方法，保持血糖＜150mg/dl (8.3mmol/L)。

(3) 对静脉应用胰岛素的脓毒症患者，可用葡萄糖提供能量，并每 1～2 小时（平稳时 4 小时）监测血糖变化。

(4) 谨慎解释床旁快速血糖检测结果，这些技术可能过高估计了动脉血或血浆血糖值。

14. 肾替代治疗

(1) 间断血液透析和连续性静脉-静脉血液滤过（CVVH）作用相同。

(2) 对血流动力学不稳定患者，CVVH 更适宜、方便。

15. 碳酸氢盐治疗

治疗低灌注所致乳酸酸中毒，当 pH≥7.15 时，不使用碳酸氢盐改善血流动力学状态或减少升压药应用。

16. 深静脉血栓（DVT）的预防

(1) 如无禁忌，使用小剂量普通肝素（UFH）或低分子肝素

（LMWH）。

（2）当肝素禁忌时，采用物理预防方法，例如弹力袜或间断按压装置。

（3）对存在极高深静脉血栓风险的患者采用药物和物理方法联合治疗。

（4）对有极高深静脉血栓风险患者应使用 LMWH 而不是 UFH。

17. 应激性溃疡预防

使用 H_2受体拮抗药或质子泵抑制剂可预防应激性溃疡的发生。

三、住院医嘱示范

（一）长期医嘱

- 内科常规护理
- 一级护理
- 心电监护
- 吸氧（必要时）
- 记出入量
- 普食
- 抗生素 iv gtt
- 补液支持治疗

（二）临时医嘱

- 血常规＋红细胞沉降率（ESR）＋C 反应蛋白（CRP）
- 尿常规
- 便常规
- 心肌酶
- 血生化（肝、肾功能，电解质等）
- 中性粒细胞碱性磷酸酶积分
- 血气
- 血培养＋药敏
- 痰涂片
- 痰培养＋药敏
- 病毒九项

✦ X 线胸部正、侧位片

✦ 胸部 CT（必要时）

病程观察

一、病情观察

1. 症状和体征的改变　主要观察患者体温、呼吸、脉搏、心率，尿量、皮肤出血点、肺部啰音、肠鸣音、神志等的变化情况。

2. 辅助检查结果的变化

（1）血常规　WBC、PLT 的变化。

（2）血生化　肌酐、尿素氮、胆红素等的变化。

（3）血气分析　血氧分压、二氧化碳分压等的变化情况。

二、疗效分析及处理

1. 病情好转　体温、呼吸、脉搏逐渐恢复正常、症状好转，血 WBC 下降或恢复正常，各脏器功能指标逐步恢复正常，影像学检查病变有所吸收。应继续目前抗生素及脏器支持治疗。

2. 病情无变化　症状、体征等无明显减轻，各项实验室结果及影像学检查未见好转。下一步：①重新评估病情，考虑诊断是否正确？②根据病原学或药敏调整抗生素，加强脏器保护。

3. 病情反复　患者症状、体征等减轻后又加重，实验室及影像学检查好转后或治愈后再次恶化。下一步：①原发病反复？新出现感染？积极寻找病原学证据；②调整治疗策略。

4. 病情恶化　症状、体征逐渐加重或新增加其他脏器功能不全表现，实验室异常指标继续升高，影像学检查病变有所加重。下一步：①调整抗生素；②积极处理并发症。

住院小结

一、确定诊断

有明确的病原学检查结果，同时符合 SIRS 标准。

二、预后评估

青壮年、无基础疾病及并发症者预后较好，而老年人，原有心、肺、肝、肾及代谢疾病基础者，脏器功能受损多者预后较差。

三、出院医嘱

✦ 明日出院

+ 出院带药
+ 按时服药，2 周后门诊复查
+ 注意休息，避免受凉、过劳

病例教学

病历摘要

患者，男性，70 岁，主诉受凉后开始出现发热，伴咳嗽、咳黄痰，体温最高 39.5℃。近两日患者出现呼吸困难、少尿、双下肢水肿。患者既往高血压 10 年，2 型糖尿病 5 年。查体 T 39℃，HR 95 次/分，BP 90/60mmHg，R 34 次/分。

问题

1. 患者目前初步主要诊断是什么，依据是？
2. 还需要完善哪些检查？
3. 目前治疗重点是什么，治疗过程中需注意哪些问题？

答案

1. 学习目的　了解脓毒症的临床主要诊断依据。

目前主要诊断为脓毒症，患者出现高热、咳嗽、咳黄痰，原发病为肺部感染的可能性较大。患者存在肺部感染，同时符合 SIRS①体温＞38℃；②心率＞90 次/分；③呼吸频率＞20 次/分三条，故可以诊断为脓毒症。因患者出现少尿、呼吸困难、低血压等表现，存在脏器功能不全的表现，属严重脓毒症。

2. 学习目的　列出疑似脓毒症患者适当的检查。

完善血常规、血培养、X 线胸片、痰培养、血气、血生化等检查。

3. 学习目的　了解脓毒症的主要治疗原则。

(1) 患者目前血压偏低，应积极完善液体复苏，力求完成复苏目标：中心静脉压（CVP）8～12mmHg；平均动脉压≥65mmHg；尿量≥0.5ml（kg・h）；中心静脉（或上腔静脉）氧饱和度≥70％，或混合静脉氧饱和度≥65％。必要时可考虑使用升压药物，去甲肾上腺素及多巴胺为首选。注意纠正酸中毒，维持电解质平衡。

(2) 治疗过程中需注意使用抗生素前完善血培养、痰培养检查，明确病原菌；先经验性使用广谱抗生素然后再根据药敏调整；及时完善血常规、血培养、X 线胸片、痰培养、血气、血生化等检查，明确各脏器功能情况，及时行各脏器支持治疗，同时明确脏器损伤数目与患者的病死率的相关性，高度重视脏器支持及保护；病程中密切评估病情，病情有变及时调整治疗策略。

（王　艳　王　红）

第2章

上呼吸道感染

概述

急性上呼吸道感染系指自鼻腔至喉部之间的急性炎症的总称，是最常见的感染性疾病。90%左右由病毒引起，细菌感染常继发于病毒感染之后。本病四季、任何年龄均可发病，通过含有病毒的飞沫、雾滴，或经污染的用具进行传播。常于机体抵抗力降低时，如受寒、劳累、淋雨等情况，原已存在或由外界侵入的病毒或和细菌，迅速生长繁殖，导致感染。本病预后良好，有自限性，一般5～7天痊愈。

入院评估

一、病史询问要点

1. 起病因素　常有受凉、淋雨、疲劳等诱因，起病急。

2. 主要症状　早期有咽部不适、干燥或咽痛，继之出现喷嚏、流涕、鼻塞、咳嗽。可伴有头痛、发热、声音嘶哑、乏力、肢体酸痛、食欲减退。

二、体格检查要点

1. 肺部体征　早期或轻症者可无阳性体征，后期听诊病变部位可有管样呼吸音及少许湿啰音。

2. 其他体征　可有鼻、咽、喉明显充血、水肿，颌下淋巴结肿大、压痛。

三、门诊资料分析

1. 血常规　大多数上呼吸道感染患者外周血白细胞总数及中性粒细胞比例增加，若感染病原以病毒为主，血白细胞计数可不增高，反而降低，淋巴细胞比例升高。

2. X线片　胸片仅可见见肺纹理增多、增粗。

四、继续检查项目

1. X线胸片　如果门诊未摄，则入院后应该补拍，病情变化也应该复查

2. 血气分析及血生化检查

3. 痰涂片找细菌、痰培养、咽拭子培养

4. 血培养

5. 肺炎支原体抗体、肺炎衣原体抗体、军团菌抗体、抗结核抗体、病毒九项检查。

五、门诊医嘱示范

✦ 阿奇霉素 0.5 po qd

✦ 热炎宁颗粒 1～2 袋 tid

✦ 抗病毒胶囊 4～5 粒 tid

✦ 物理降温或对乙酰氨基酚 0.6g prn（体温≥38.5℃时）

病情分析

一、基本诊断

1. 症状　早期有咽部不适、干燥或咽痛，继之出现喷嚏、流涕、鼻塞、咳嗽。可伴有头痛、发热、声音嘶哑、乏力、肢体酸痛、食欲减退。

2. 查体　可有鼻、咽、喉明显充血、水肿，颌下淋巴结肿大、压痛。

3. 辅助检查　根据血常规和X线胸片除外肺炎等相关肺部疾病。

二、鉴别诊断

1. 过敏性鼻炎　临床上很像“伤风”，所不同者起病急骤、鼻腔发痒、频繁喷嚏、流清水样鼻涕，发作与环境或气温突变有关，有时对异常气味亦可发作，经过数分钟至 1～2 小时痊愈。检查鼻黏膜苍白、水肿，鼻分泌物涂片可见嗜酸性粒细胞增多。

2. 流行性感冒　常有明显的流行。起病急，全身症状较重，高热、全身酸痛、眼结膜炎症状明显，但鼻咽部症状较轻。取患者鼻洗液中黏膜上皮细胞的涂片标本，用荧光标记的流感病毒免疫血清染色，置荧光显微镜下检查，有助于早期诊断，或病毒分离或血清学诊断可供鉴别。

3. 急性传染病前驱症状　如麻疹、脊髓灰质炎、脑炎等在患病初常有上呼吸道症状，在这些病的流行季节或流行区应密切观察，并进行必要的实验室检查，以资区别。

三、病因分析

急性上呼吸道感染约有70%～80%由病毒引起。主要有流感病毒（甲、乙、丙）、副流感病毒、呼吸道合胞病毒、腺病毒、鼻病毒、埃可病毒、柯萨奇病毒、麻疹病毒、风疹病毒。细菌感染可直接或继病毒感染之后发生，以溶血性链球菌为多见，其次为流感嗜血杆菌、肺炎球菌和葡萄球菌等。偶见革兰阴性杆菌。其感染的主要表现为鼻炎、咽喉炎或扁桃体炎。

当有受凉、淋雨、过度疲劳等诱发因素，使全身或呼吸道局部防御功能降低时，原已存在于上呼吸道或从外界侵入的病毒或细菌可迅速繁殖，引起发病，尤其是老幼体弱或有慢性呼吸道疾病如鼻旁窦炎、扁桃体炎者，更易罹病。

四、并发症

常见的并发症有急性中耳炎、眼结膜炎、颈淋巴结炎及咽后壁脓肿，若并发急性中耳炎时，体温常较高，耳痛，检查早期见鼓膜充血、膨隆，以后穿孔流出浆液或黏液脓性分泌物。如不及早治疗，将影响听力。若并发咽后壁脓肿，可见吞咽困难、言语不清、等症状。咽部检查可见局部充血、肿胀、呈半圆形突起，重者可致呼吸道急性梗阻。若患链球菌性上感，可引起急性肾炎、风湿热等疾病。

治疗计划

一、治疗原则

1. 病因治疗。

2. 对症治疗。

3. 一般治疗。

二、治疗办法

1. 对症治疗和一般治疗

病情较重或发热者或年老体弱者应卧床休息，忌烟，多饮水，室内保持空气流通。如有发热、头痛，可选用解热止痛药物如泰诺林、百服宁等口服。咽痛可用消炎喉片含服，局部雾化治疗。鼻塞、流鼻涕可用1%麻黄碱滴鼻。

2. 病因治疗

如合并有细菌感染，可选用适合的抗生素，如红霉素、阿奇霉素、左氧氟沙星等。单纯的病毒感染一般可不用抗生素。

抗病毒治疗目前仍无特效的西药制剂，可选用清热解毒类的中成药治疗，如抗病毒胶囊、清开灵胶囊、银黄颗粒等。

三、住院医嘱示范

（一）长期医嘱

+ 内科常规护理
+ 二级护理
+ 吸氧（必要时）
+ 普食
+ 抗生素 iv gtt（必要时）
+ 止咳祛痰药
+ 抗病毒类中成药口服

（二）临时医嘱

+ 血常规＋ESR＋CRP
+ 尿常规
+ 便常规
+ 心肌酶
+ 血生化（肝、肾功能，电解质等）
+ 中性粒细胞碱性磷酸酶积分
+ 血气分析
+ 痰涂片找细菌
+ 痰培养＋药敏
+ 咽拭子培养＋药敏
+ 血培养＋药敏（T≥38℃）
+ 肺炎支原体抗体
+ 肺炎衣原体抗体
+ 军团菌抗体
+ 痰找结核菌
+ 病毒九项
+ 抗结核抗体
+ X 线胸部正、侧位片

病程观察

一、病情观察

1. 症状和体征的改变 主要观察患者体温和一般病情变化情况。

2. 辅助检查结果的变化 血常规：WBC、中性粒细胞百分比（GR%）的变化。

二、疗效分析及处理

1. 病情好转 体温逐渐恢复正常、一般症状明显好转，患者无其余不适主诉和并发症，血 WBC 下降或恢复正常，应继续目前治疗。

2. 病情无变化 患者仍有发热，症状等无明显减轻，血 WBC 等无明显变化，下一步：①考虑此诊断是否正确？尚需完善哪些检查。②根据病原学或药敏调整抗生素。

3. 病情反复 患者体温正常后又出现发热，血 WBC 下降或恢复正常后又升高或降低。下一步：①原发病反复？合并感染？积极寻找病原学证据；②调整抗生素。

住院小结

一、确定诊断

根据患者症状、体征、辅助检查，已经除外其余感染性疾病。

二、预后评估

青壮年、无基础疾病及并发症者预后较好，而老年人，原有心、肺、肝、肾、代谢疾病基础者及免疫功能缺陷者，预后较差。

三、出院医嘱

- 明日出院
- 出院带药
- 按时服药，2 周后门诊复查
- 避免受凉、过劳

病例教学

病例摘要

患者，男性，20 岁，主诉两天前淋雨后开始出现发热、咳嗽、咽痛、体温最高38.5℃，　查体T 38.8℃，HR 80次/分，BP 120/60mmHg，R 32次/分，X线胸片提示双肺纹理模糊，血常规白细胞4.6×10^9，中性粒细胞百分比34%，淋巴细胞百分比56%。

问题

1. 最可能引起患者症状的微生物是什么？

2. 还需要患者其他那些信息？

3. 应该采用那些恰当的经验治疗？

答案

1. 学习目的　列出引起上呼吸道感染的病原体。

急性上呼吸道感染约有70%～80%由病毒引起。主要有流感病毒（甲、乙、丙）、副流感病毒、呼吸道合胞病毒、腺病毒、鼻病毒、埃可病毒、柯萨奇病毒、麻疹病毒、风疹病毒。细菌感染可直接或继病毒感染之后发生，以溶血性链球菌为多见，其次为流感嗜血杆菌、肺炎球菌和葡萄球菌等。偶见革兰阴性杆菌。其感染的主要表现为鼻炎、咽喉炎或扁桃体炎。

2. 学习目的　列出上呼吸道感染患者的适当检查。

检查生命体征、脉搏、血氧测定、血常规、X线胸片、生化检查。

3. 学习目的　根据临床表现选择合适的治疗。

对症治疗和一般治疗：嘱咐患者多饮水，室内保持空气流通。可选用解热止痛药物对乙酰氨基酚650mg，口服，咽痛明显可用消炎喉片含服。

根据患者血常规表现提示病毒感染可能性大，可选用清热解毒类的中成药治疗，如抗病毒胶囊4例 tid＋清开灵胶囊3粒 tid等。因病毒感染常常混合细菌感染，可选用适合的口服抗生素治疗，如阿奇霉素0.5qd、左氧氟沙星0.2bid等。

（杜　琨）

第3章

肺脓肿

概述

肺脓肿（lung abscess）是由于多种病因所引起的肺组织化脓性病变。早期为化脓性炎症，继而坏死形成脓肿。临床特征为高热、咳嗽和咳大量脓臭痰。多发生于壮年及体弱有基础疾病的老人，男多于女。自抗生素广泛应用以来，肺脓肿的发生率已大为减少。

入院评估

一、病史询问要点

1. 起病因素　常有受凉、极度疲劳、免疫功能低下等诱因存在。

2. 主要症状　高热、咳嗽，脓肿破溃进入支气管后咳出大量脓臭痰。部分患者有不规则发热、胸痛、咯血、贫血、消瘦、慢性消耗病态等症状。

二、体格检查要点

与肺脓肿的大小和部位有关。病变较小或位于肺的深部，可无异常体征。

1. 病变较大　脓肿周围有大量炎症，叩诊呈浊音或实音，听诊呼吸音减低，有时可闻湿啰音。血源性肺脓肿体征大多阴性。

2. 慢性肺脓肿　患者患侧胸廓略塌陷，叩诊浊音，呼吸音减低，可有杵状指（趾）。

三、门诊资料分析

1. 血常规　周围血象白细胞计数及中性粒细胞均显著增加，总数可达（2～3）$\times 10^9$/L，中性粒细胞在80%甚至90%以上，核明显左移，常有中毒颗粒。慢性肺脓肿患者的白细胞无明显改变，但红细胞和血红蛋白可减少。

2. X线　根据类型、病期、支气管的引流是否通畅以及有无胸膜并发症而有所不同。

四、继续检查项目

1. X线胸片 根据病情需要进行复查，必要时进行胸部CT检查

2. 细菌学检查

3. 纤维支气管镜检查

五、门诊医嘱示范

- 青霉素240万U iv gtt bid
- 甲硝唑0.4 tid po
- 氨溴索（沐舒痰）30mg tid po

病情分析

一、基本诊断

1. 症状 高热或不规则热，咳嗽，咳大量脓臭痰、伴或不伴有咯血；

2. 查体 肺实变、闻及呼吸音减低或空瓮音等体征；

3. 血常规 白细胞计数及中性粒细胞均显著增加，中性粒细胞在80%甚至90%以上，核明显左移；

4. X线胸片 呈类圆形的厚壁脓腔，脓腔内可有液平面出现，脓腔内壁常表现为不规则状，周围有模糊炎性影，可初步诊断。

二、临床类型

1. 吸入性肺脓肿 病原体经口、鼻、咽腔吸入致病。扁桃体炎、鼻窦炎、齿槽脓溢等脓性分泌物；口腔、鼻、咽部手术后的血块；齿垢或呕吐物等，在神志昏迷，全身麻醉等情况下，经气管被吸入肺内，造成细支气管阻塞，病原菌即可繁殖致病。此外，有一些患者未能发现明显诱因，国内和国外报告的病例分别为29.3%和23%。可能由于受寒、极度疲劳等诱因的影响，全身免疫状态与呼吸道防御功能减低，在深睡时吸入口腔的污染分泌物而发病。本型常为单发型。其部位与支气管解剖结构及体位有关。由于右总支气管较陡直，且管径较粗，吸入性分泌物易吸入右肺，故右肺发病多于左肺。在仰卧时，好发于上叶后段或下叶背段；在坐位时，好发于下叶后基底段。右侧位时，好发于右上叶前段和后段形成的腋亚段。

2. 血源性肺脓肿　常见于皮肤外伤感染、疖痈、骨髓炎、产后盆腔感染、亚急性细菌性心内膜炎等所致的败血症和脓毒血症，病原菌（多数为金黄色葡萄球菌）、脓毒栓子，经小循环带至肺，引起小血管栓塞、肺组织发炎和坏死，形成脓肿。病变常为多发性，无一定分布，常发生于两肺的边缘部。

3. 继发性肺脓肿　多继发于其他疾病，如金黄色葡萄球菌和肺炎杆菌性肺炎、空洞性肺结核、支气管扩张、支气管囊肿和支气管癌等继发感染，可引起肺脓肿。肺部邻近器官化脓性病变或外伤感染、膈下脓肿、肾周围脓肿、脊柱旁脓肿、食管穿孔等，穿破至肺亦可形成脓肿。

4. 阿米巴肺脓肿　多继发于阿米巴肝脓肿。由于肝脓肿好发于肝右叶的顶部，易穿破膈肌至右肺下叶，形成阿米巴肺脓肿。

三、鉴别诊断

1. 细菌性肺炎　早期肺脓肿与细菌性肺炎在症状及X线表现上很相似。细菌性肺炎中肺炎球菌肺炎最常见，常有口唇疱疹、铁锈色痰而无大量黄脓痰。胸部X线片示肺叶或段实变或呈片状淡薄炎性病变，边缘模糊不清，但无脓腔形成。用抗生素治疗有效。

2. 空洞性肺结核　发病缓慢，病程长，常伴有结核毒性症状，如午后低热、乏力、盗汗、长期咳嗽、咯血等。胸部X线片示空洞壁较厚，其周围可见结核浸润病灶或伴有斑点、结节状病变，空洞内一般无气液平面，有时伴有同侧或对侧的结核播散病灶。痰中可找到结核杆菌。继发感染时，亦可有多量黄脓痰，应结合既往史，在治疗继发感染的同时，反复查痰可确诊。

3. 支气管肺癌　肿瘤阻塞支气管引起远端肺部阻塞性炎症，呈肺叶、段分布。癌灶坏死液化形成癌性空洞。发病较慢，常无或仅有低度毒性症状。胸部X线片示空洞常呈偏心、壁较厚、内壁凹凸不平，一般无液平面，空洞周围无炎症反应。由于癌肿经常发生转移，故常见到肺门淋巴结大。通过X线体层摄片、胸部CT扫描、痰脱落细胞检查和纤维支气管镜检查可确诊。

4. 肺囊肿继发感染　肺囊肿呈圆形、腔壁薄而光滑，常伴有气液平面，周围炎性反应轻。患者常无明显的毒性症状或咳嗽。

若有感染前的X线片相比较，则更易鉴别。

四、并发症

支气管肺炎、肺纤维化、胸膜增厚、肺气肿及肺心病。

治疗计划

一、治疗原则

肺脓肿的治疗原则为抗炎和脓液引流。

二、治疗办法

1. 对症和支持治疗　注意保暖，充分休息，进食足够营养和易消化的食物。补充液体，维持水、电解质和酸碱平衡。止咳、祛痰、止痛，缺氧时给予氧疗。

2. 抗感染治疗

（1）吸入性肺脓肿　多为厌氧菌感染，对青霉素敏感。剂量根据病情，严重者静脉滴注240万～1000万U/d，一般可用160万～240万U，每日分2～3次肌内注射。在有效抗生素治疗下，体温3～10天可下降至正常。一般急性肺脓肿经青霉素治疗均可获痊愈。脆性类杆菌对青霉素不敏感，可用林可霉素0.5g，每日3～4次口服或0.6g每日2～3次肌内注射；病情严重者可用1.8g加于5%葡萄糖溶液500ml内静脉滴注，每日1次。或克林霉素0.15～0.3g，每日4次口服。或甲硝唑0.4g，每日3次口服。

（2）血源性肺脓肿　多为葡萄球菌和链球菌感染，可选用耐β—内酰胺酶的青霉素类或头孢菌素。若为耐甲氧西林的葡萄球菌，应选用万古霉素0.5g静脉滴注，每日3～4次；或替考拉宁，每日0.4 g静脉滴注，首剂加倍。阿米巴肺脓肿则用甲硝唑1.5g/d，分2～3次静脉滴注。

在全身用药的基础上，加用局部治疗，如环甲膜穿刺、鼻导管气管内或纤维支气管镜滴药，常用青霉素80万U（稀释2～5ml），滴药后按脓肿部位采取适当体位，静卧1小时。

抗生素疗程一般为8～12周左右，或直至临床症状完全消失，X线片显示脓腔及炎性病变完全消散，仅残留条索状纤维阴影为止。

3. 痰液引流　祛痰药如氯化铵0.3g、沐舒痰30mg、化痰片500mg、祛痰合剂10ml，每日3次口服，可使痰液易咳出。痰浓稠者，可用气道湿化如蒸气吸入、超声雾化吸入等以利痰液的引流。患者一般情况较好，发热不高者，体位引流可助脓液的排出。使脓肿部位处于高位，在患部轻拍，2～3次/天，每次10～15分钟。有明显痰液阻塞征象，可经纤维支气管镜冲洗并吸引。

4. 外科治疗适应证

（1）支气管阻塞限制气道引流，疑为支气管肺癌者；

（2）慢性肺脓肿经内科治疗3个月，脓腔仍不缩小，感染不能控制，或脓腔过大超过5cm不易愈合者；

（3）并发支气管扩张、脓胸、支气管胸膜瘘；

（4）大咯血经内科治疗无效有危及生命时，需作外科治疗。

5. 并发症的治疗。

三、住院医嘱示范

（一）长期医嘱

+ 内科常规护理
+ 二级护理
+ 吸氧（必要时）
+ 普食
+ 抗生素 iv gtt
+ 止咳祛痰药

（二）临时医嘱

+ 血常规＋ESR＋CRP
+ 尿常规
+ 便常规
+ 心肌酶
+ 血生化（肝、肾功能，电解质等）
+ 中性粒细胞碱性磷酸酶积分
+ 血气
+ 痰涂片
+ 痰培养＋药敏
+ 血培养＋药敏（T＝38℃）
+ X线胸部正、侧位片

✦ 胸部 CT（必要时）

病程观察

一、病情观察

1. 症状和体征的变化　主要观察患者的体温、咳嗽、咳痰颜色及量，肺脓肿吸收、肺部实变及啰音的变化情况。

2. 辅助检查结果变化

（1）血常规　WBC、GR%的变化。

（2）X 线变化　胸片肺部变化情况。

二、疗效分析及处理

1. 病情好转　体温逐渐恢复正常、咳嗽、咳痰好转，血 WBC 下降或恢复正常，胸部 X 线示肺部病变部位较前吸收、脓肿逐渐减小或留下条索状阴影。继续目前抗生素治疗。

2. 病情无变化　仍有发热，咳嗽、咳痰等症状无明显减轻，血 WBC 仍升高或降低，胸部 X 线示病变无吸收。下一步：①考虑诊断是否正确？②根据病原学或药敏调整抗生素。

3. 病情反复　患者体温正常后又出现发热，咳嗽、咳痰等症状好转后又加重，血 WBC 下降或恢复正常后又升高或降低。胸部 X 线示病变部位较前吸收后又加重或不同部位出现。下一步：①原发病反复？合并感染？积极寻找病原学证据②调整抗生素。

4. 病情恶化　体温继续升高，或出现低体温，咳嗽、咳痰等症状加重，血 WBC 继续升高或低于正常值，胸部 X 线示病变扩大或出现并发症。下一步：①调整抗生素；②积极处理并发症。

住院小结

一、确定诊断

根据患者临床症状、胸部 X 线及病原学检查结果确定为肺脓肿。

二、预后评估

青壮年、无基础疾病及并发症者预后较好；而老年人、原有心、肺、肝、肾、及代谢疾病、体温及白细胞计数不高者及免疫缺陷者、病变广泛、严重并发症者预后较差。

三、出院医嘱

✦ 明日出院

+ 出院带药
+ 按时服药，2周后门诊复查
+ 生活规律、注意休息、避免受凉、过度劳累

病例教学

病历摘要

患者XX，男性，35岁，主诉近1周来疲倦，乏力，伴有发热，体温最高达39.5℃，伴咳嗽、咳大量黄痰，咳痰后体温有所下降。患者既往吸烟史10年，平均10支/日。查体：T 39.0℃，HR 85次/分，BP 115/75 mmHg，R 20次/分。

问题

1. 最可能引起患者症状的疾病是什么？需要与那些疾病相鉴别？

2. 需要什么必要的检查？

3. 应该采取什么样的恰当治疗？

4. 治疗过程中应该注意哪些指标？

答案

1. 学习目的　列出引起青壮年上述症状的疾病。

患者为青壮年，出现疲倦乏力，但并未出现低热、盗汗、胸痛、咯血等症状，故此患者肺结核的可能性不大。患者有咳嗽、咳大量黄痰且咳痰后体温下降，故肺炎的可能性不大。考虑到患者年龄不大，并未出现刺激性咳嗽，痰中带血，基本除外支气管肺癌的可能。根据上述病例信息，支持肺脓肿的可能。

2. 学习目的　列出肺脓肿患者的适当检查。

检查生命体征、脉搏、血氧测定、血常规、胸部X线、胸部CT。

3. 学习目的　了解肺脓肿的治疗原则。

①肺脓肿的治疗原则是抗炎加引流。

②首先根据经验使用抗生素，然后根据药敏选用恰当抗生素。

③痰液引流祛痰药如氯化铵0.3g、沐舒痰30mg、化痰片500mg、祛痰合剂10ml，每日3次口服，可使痰液易咳出。痰浓稠者，可用气道湿化如蒸气吸入、超声雾化吸入等以利痰液的引

流。患者一般情况较好，发热不高者，体位引流可助脓液的排出。使脓肿部位处于高位，在患部轻拍，2～3 次/天，每次 10～15 分钟。有明显痰液阻塞征象，可经纤维支气管镜冲洗并吸引。

4. 学习目的　认识肺脓肿治疗反应的正常过程。

患者治疗有效的指标是首先体温下降，血白细胞呈下降趋势，咳痰量减少，胸部 X 线示空洞和炎症消失，或仅有少量的残留纤维化。

（李　丹　任爱民）

第4章

胸膜炎

概述

胸膜炎（pleuritis）是致病因素（通常为病毒或细菌）刺激胸膜所致的胸膜炎症。胸腔内可有液体积聚（渗出性胸膜炎）或无液体积聚（干性胸膜炎）。炎症消退后，胸膜可恢复至正常，或发生两层胸膜相互粘连。由多种病因引起，如感染、恶性肿瘤、结缔组织病、肺栓塞等。根据病因、病理变化和发展阶段作出分类：①按病因可分为感染性的，按一般常见频率如结核、化脓性细菌、真菌、寄生虫等；肿瘤性如支气管肺癌胸膜转移、淋巴瘤、胸膜间皮瘤等；变态反应性如系统性红斑狼疮、类风湿性关节炎等，化学性如尿毒症等；物理性如创伤等。②根据病理变化的发展，可分为纤维蛋白性、浆液纤维蛋白性、脓性、纤维性等类。根据发展过程又可分急性和慢性胸膜炎。必须根据临床情况，X线检查，胸液的肉眼、生化、细胞学、病原学检查作出诊断。

入院评估

一、病史询问要点

1．主要病因　①肺炎；②肺栓塞所致的肺梗死；③癌症；④结核病；⑤类风湿性关节炎；⑥系统性红斑狼疮；⑦寄生虫感染，如阿米巴病；⑧胰腺炎；⑨损伤，如肋骨骨折；⑩由气道或其他部位到达胸膜的刺激物，如石棉；⑪药物过敏反应，如肼屈嗪、普鲁卡因酰胺、异烟肼、苯妥英、氯丙嗪。

2．主要症状　突然发生的胸痛是胸膜炎的主要症状。典型的胸痛为刺痛，在呼吸和咳嗽时加重。可仅为隐隐不适，或仅在病人深呼吸或咳嗽时出现。脏层胸膜无痛觉；疼痛皆因壁层胸膜引起。因壁层胸膜由肋间神经支配，所以疼痛出现在胸膜炎的部位，也可放射到远隔部位。受下6对胸神经支配的膈胸膜后部和周围部受刺激，可产生向下胸壁或腹部的放射性疼痛，类似于腹腔内疾病。膈胸膜的中央部分由膈神经支配，该部位病变可产生向颈部和肩部的放射性疼痛。除胸痛外，可伴有发热、咳嗽、咳痰，呼吸困难，胸闷。肺外症状有关节疼痛。

二、体格检查要点

1. 肺部体征 呼吸常浅而快，患侧运动受限，呼吸音可减弱，尽管胸膜摩擦音常听不到，但它是一种特征性的体征，胸膜摩擦音的响度可以类似于捻发音的少量间歇性声音，与呼气吸气同步的粗糙爆破音或皮革样声音。胸膜渗出液发生后，胸膜疼痛常消失，叩诊浊音，语颤消失，呼吸音减弱或消失，并在积液上界出现哮鸣，胸腔渗液越多，上述体征越明显，大量积液可引起肺容积减少，产生呼吸困难，其机制复杂，主要因肺容积缩小，尤其在本来有肺呼吸困难的疾病时，纵隔移向对侧，肺功能的改变和呼吸肌负担加重均是原因。

2. 其他体征 可有杵状指，心率增快，面部蝶形红斑。严重者呼吸困难，发绀，甚至出现四肢湿冷，血压下降的休克体征。

三、门诊资料分析

1. 血常规 部分细菌感染性胸膜炎外周血白细胞总数及中性粒细胞比例增加，病毒性胸膜炎、肿瘤性胸膜炎血白细胞总数可不增高，系统性红斑狼疮胸膜炎血白细胞计数减少。

2. X线片 干性胸膜炎病变局限者可无明显变化。少量积液仅见肋膈角变钝；中量积液见下胸部由腋部向内、向下呈弧形浓密阴影，膈肌阴影被遮掩；大量积液患侧呈均匀浓密阴影，气管和心影推向对侧。平卧时积液散开，使整个肺野透亮度降低。

四、继续检查项目

1. X线片 如果门诊未摄，则入院后应该补拍，为观察病情变化也应该复查。

2. 红细胞沉降率 结核性胸膜炎、类风湿性胸膜炎、系统性红斑狼疮性胸膜炎红细胞沉降率增快。

3. 血生化分析。

4. 凝血四项＋D－二聚体。

5. 胸腔积液常规、生化、培养。

6. 结核菌素试验及结核杆菌抗体检测。

7. CT和MRI。

8. 胸腔镜胸膜活检。

五、门诊医嘱示范门诊医嘱示范

+ 左氧氟沙星
+ 对乙酰氨基酚
+ 物理降温

病情分析

一、基本诊断

1. 有干咳、胸痛和发热等临床表现；

2. 体检时患侧胸膜摩擦音是特征性的；积液增多时，患侧胸廓饱满，肋间隙增宽，呼吸运动减弱，气管和纵隔移向健侧，叩诊呈浊音，呼吸音减弱或消失；

3. 少量积液时X线检查肋膈角消失；积液较多时膈面可被掩盖，积液区呈高密度阴影；

4. 超声检查可显示液平面；

5. 抽出胸膜腔积液可做定性检查，可初步诊断。

二、临床分型

1. 纤维蛋白性胸膜炎　即“干性胸膜炎”，胸膜局部渗出少量纤维蛋白而无胸腔积液。多由肺部炎症蔓延至胸膜所致，多数无症状，少数病人有局限性针刺样痛。

2. 浆液纤维蛋白性胸膜炎　即“渗出性胸膜炎”，为浆液和纤维蛋白渗出积聚于胸腔内，常由结核性胸膜炎、化脓性胸膜炎、肿瘤性胸膜炎所致。胸痛气急为主要表现。

3. 结核性胸膜炎　由结核菌从原发综合征的淋巴结经淋巴管到达胸膜，或胸膜下的结核病灶蔓延至胸膜所致。临床主要有结核性干性胸膜炎、结核性渗出性胸膜炎、结核性脓胸。常有胸痛，气急及结核中毒症状。

4. 肿瘤性胸膜炎　由胸内或胸外癌肿，直接侵犯或转移至胸膜所致。主要表现为胸闷、进行性呼吸困难，并伴原发病灶的相应症状。

5. 化脓性胸膜炎　多由肺、食管、腹部感染等蔓延至胸膜所致。表现为恶寒、高热、胸痛、咳嗽和咳脓痰。

6. 真菌性胸膜炎　多由放线菌、白色念珠菌累及胸膜所致。

7. 结缔组织病胸膜炎　常见于类风湿性关节炎及系统性红斑狼疮等疾病。以胸痛、气急及原发疾病症状为主要表现。

8. 胆固醇性胸膜炎　为胸液中含有大量的游离胆固醇结晶，可能与脂肪代谢障碍有关，临床症状轻微。

9. 乳糜胸　为胸液中含淋巴乳糜，多因肿瘤、淋巴结结核、丝虫病肉芽肿压迫或损伤胸导管和乳糜池所致。胸闷、气急为主要表现。

10. 血胸　是指明显的胸腔内出血。是由于自发性气胸、含血管的胸膜粘连撕裂、或出血性胰腺炎等病因所致。主要表现为胸痛、胸闷、甚至休克等症状。

三、鉴别诊断

1. 大叶性肺炎　起病急，寒战、高热、咳嗽、咳铁锈色痰，病变区呼吸运动减弱，语颤增强，叩诊呈浊音，听诊病变部位可闻及湿啰音。外周血白细胞总数增高及中性粒细胞比例增高。X线检查可助诊断。

2. 胸膜增厚　胸部可呈大片浊音，听诊呼吸音减弱，但多伴有患侧胸廓扁平或塌陷，肋间隙变窄，气管及纵隔向患侧移位。

3. 肋间神经痛　疼痛常累及1～2个肋间，为刺痛或灼痛，多为持续性，咳嗽，用力呼吸和身体转动可使疼痛加剧。肋软骨处或沿神经行径处有压痛，受累神经的分布区常有感觉过敏或感觉减退等神经功能损害表现。

4. 肺栓塞　可发生胸痛、咯血、呼吸困难和休克，有右心负荷急剧增加的表现如发绀、肺动脉瓣区第二心音亢进、颈静脉充盈、肝大、下肢水肿等。选择性肺动脉造影及放射性核素肺通气/灌注扫描可助鉴别。

四、病因分析

1. 肉眼观察漏出液多为清澈透明液体，无色或淡黄色，静置不凝固；而渗出液因含大量红细胞、白细胞、细菌或乳糜等常呈混浊，深浅不一的颜色。黄疸时呈深黄色。若有血液则可呈红、暗红或棕褐色，可见于结核，恶性肿瘤，出血性疾病或穿刺时误伤血管等。铜绿假单胞菌感染时可呈绿色。一般化脓性细菌感染时呈黄脓样、不透明和黏性的胸液。胆固醇性胸液呈黄白色，含有大量折光的胆固醇结晶。乳糜胸液呈乳白色，见于丝虫病、淋巴性肿瘤或结核等。渗出液因含纤维蛋白原及组织、细胞破坏释放的凝血活酶，故易凝固。胸液的比重漏出液低于1.018，渗出液高于1.018。

2. 常规 显微镜检查细胞计数在漏出液常＜100/mm^3，多为淋巴细胞及间皮细胞；渗出液常＞500/mm^3。红细胞计数5000～6000/mm^{3}可使胸液呈红色，约相当于血红蛋白0.015g/dl。肉眼见血性胸液，红细胞计数＞100000/mm^3，常由于外伤、肺梗死或恶性肿瘤所致。大多数漏出液的白细胞计数＜1000/mm^3；结核性和肿瘤性胸液，白细胞计数一般在500～2500/mm^3；白细胞计数＞10000/mm^3，常为化脓性感染的特征。细胞分类，大量中性粒细胞，见于急性化脓性炎症或结核性胸膜炎的早期；大量淋巴细胞，见于慢性炎症或结核；嗜酸粒细胞增多，见于过敏性或寄生虫疾病。

3. 细菌学 渗出性胸液沉淀，离心后作病原体培养分离，可确定病因诊断。漏出液无细菌。结核性胸膜炎抽取大量胸液离心培养，阳性率约为25%。

4. 细胞学 细胞学检查胸液中找到恶性细胞，有助肿瘤的诊断。支气管肺癌或乳腺癌等的转移性胸液中癌细胞阳性率约50%；淋巴瘤胸液阳性率约15%。胸液中若找到大量间变细胞，应高度警惕肿瘤的可能。未查到病理细胞，而临床疑似肿瘤的病例，胸液细胞染色体组型分析，出现非整倍体、假二倍体或标记染色体，常提示恶性胸液。胸液间皮细胞＜1%，常为结核性胸膜炎，若间皮细胞量多，常见于肺梗死或结缔组织病伴有胸腔积液。胸液中出现LE细胞，常见于系统性红斑狼疮。胸液中出现大量浆细胞，见于多发性骨髓瘤。胸液中见到吞噬免疫复合物的多形核白细胞，即所谓“RA细胞”，有助于类风湿关节炎胸腔积液的诊断。

5. 生化 漏出液的粘蛋白定性试验（Rivalta试验）呈阴性反应；渗出液含多量浆膜粘蛋白，故呈阳性反应。漏出液蛋白定量＜30g/L，渗出液＞30g/L。胸腔积液蛋白与血清蛋白比例：漏出液<0.5，渗出液>0.5。葡萄糖定量：漏出液的葡萄糖含量与血糖含量大致相仿，见于充血性心力衰竭、肺梗死和全身性红斑狼疮等；渗出液可因细菌等分解，糖定量显著减低。类风湿性关节炎伴胸腔积液，78%的患者胸液葡萄糖含量较血糖含量为低。胸液酸碱度（pH 值），有时有助于诊断。pH 值<6.8，提示食管破裂引起的胸液；pH 值 6.8～7.2，提示炎症渗出液；pH 值>7.40，见于心力衰竭并发的胸液。

6. 酶学

（1）腺苷脱氨酶（ADA）测定　正常范围：21～45U/L。结核时此值升高对结核性胸膜炎的诊断有帮助，肿瘤时此值降低。

（2）乳酸脱氢酶（LDH）测定　漏出液<200U，胸液与血清含量之比<0.6；渗出液常>200U，胸液与血清含量之比>0.6，见于肺梗死、淋巴瘤和某些肿瘤转移所致的胸液。

（3）淀粉酶测定　急性胰腺炎引起的胸液，胰淀粉酶含量可升高；食管破裂引起的胸液，唾液淀粉酶可升高，偶也可见于支气管肺癌。

（4）溶菌酶（LZM）测定　国外报道恶性胸腔积液 LZM 值低于结核性。国内报道，胸液 LZM<65μg/ml 者提示可能为恶性，>80μg/ml 者提示可能为结核性。

（5）血管紧张素转化酶（ACE）测定　结核性胸液中 ACE（pACE）及血清中 ACE（sACE）均有增高。pACE>30U，pACE/sACE 比值>1 时，提示结核性胸液；pACE<25U，pACE/sACE 比值<1 时，提示可能为恶性胸液。

7. 免疫学

（1）癌胚抗原（CEA）为一分子量较大的糖蛋白，恶性胸液中 CEA 水平较血清升高更为明显，可用以区别良性与恶性胸液。正常值在 5～15μg/L，一般在肿瘤高于此值，结核则相反。CEA 作为肿瘤辅助诊断、评价疗效和判断预后均有一定的价值。

（2）抗 PPD－IgG 及其分泌细胞测定，结核性胸液中测值明显高于恶性胸液。

（3）T 淋巴细胞亚群测定，结核性胸液中 CD3、CD4 细胞百分数和绝对数明显高于外周血；而恶性胸液中 CD3、CD4、CD8

的绝对数和CD8的百分数明显低于外周血。

（4）聚合酶联式反应（polymerase chain reaction，PCR）和核酸探针技术亦已应用于结核性胸膜炎的诊断，可快速得出结果，敏感性、特异性均较高。

治疗计划

一、治疗原则

主要针对原发病进行治疗。

二、治疗办法

1. 纤维蛋白性胸膜炎　针对病因及对症处理，可使用非甾体抗炎药（NSAID）止痛。

2. 浆液纤维蛋白性胸膜炎　针对病因及胸腔穿刺抽液，后者可缓解肺、心血管的压迫症状及减轻胸膜增厚。

3. 结核性胸膜炎　治疗和预防后发的肺结核，消除症状防止胸膜粘连。

（1）抗结核治疗可按初染结核方案如异烟肼0.3 qd、利福平0.45 qd、乙胺丁醇0.25 tid或吡嗪酰胺0.5 tid。

（2）中等量以上胸腔积液每周抽胸液2～3次，每次600～1000ml，但抽液速度不宜过快，防止复张性肺水肿的发生。

（3）中毒症状严重、胸腔积液渗出过快者可加用泼尼松20～30mg qd，胸腔积液减少症状减轻后每周减少2.5～5.0mg。

4. 肿瘤性胸膜炎　抗癌化疗以及中草药治疗，或抽液后胸腔内注入氟尿嘧啶或丝裂霉素等药物进行治疗。

（1）胸腔内注入抗肿瘤药物　通常采用肋间切开引流尽可能将胸腔积液排空，经引流管注入抗肿瘤药物，如顺铂40～80mg、阿霉素30mg、丝裂霉素10～20mg、博莱霉素60mg、氟尿嘧啶750～1000mg等。

（2）胸膜腔注入生物免疫调节剂　如短小棒状杆菌疫苗、链球菌722制剂、胞必佳，IL－2、干扰素、淋巴因子激活的杀伤细胞（LAK细胞）、肿瘤浸润淋巴细胞（TIL）。

（3）胸膜粘连术　采用四环素（每次＜2g）、滑石粉（每次＜5g）、多西环素等粘连剂，使胸膜粘连，胸膜腔闭锁，阻止胸腔积液复发。

5. 化脓性胸膜炎　控制胸膜感染和消除脓腔。

(1) 急性期脓胸给予强有力抗感染治疗同时（全身和局部胸腔内给药），应积极引流胸腔脓液，可反复胸穿或肋间切开引流，并采用2%碳酸氢钠反复冲洗胸腔，然后注入抗生素。胸腔内注入链激酶，使脓液变稀，以利于引流。

(2) 慢性期脓胸由于化脓性炎症周期长，产生广泛胸膜增厚、肉芽组织增生、纤维化，肺被包裹不能张开，影响肺和心脏功能，常需作胸膜剥脱术。

6. 真菌性胸膜炎　克霉唑、氟胞嘧啶、氟康唑或两性霉素B。

7. 结缔组织病胸膜炎　针对病因治疗，可应用糖皮质激素。

8. 胆固醇性胸膜炎　若胸液不多，可用抗结核药物治疗；若胸膜广泛增厚，胸液经久不吸收，影响肺的扩张和肺功能，则应作胸膜剥脱术。

9. 乳糜胸　根据病因进行治疗。放射治疗可控制恶性肿瘤所致的乳糜胸。外伤性乳糜胸经多次胸腔穿刺抽液或肋间引流无效时，应做手术在裂孔下端结扎胸导管。

10. 血胸　胸腔导管引流血液。持续性出血，长期积留胸腔可发生纤维蛋白沉积，形成纤维化或机化时，须作胸膜剥脱术去除胸膜纤维板。

三、住院医嘱示范

（一）长期医嘱

+ 内科常规护理
+ 二级护理
+ 普食
+ 吸氧
+ 非甾体抗炎药
+ 针对病因治疗

（二）临时医嘱

+ 血常规＋ESR＋CRP
+ 尿常规
+ 便常规

- 心肌酶
- 血生化（肝、肾功能，电解质等）
- 凝血四项
- X线胸部正、侧位片
- 心电图
- 胸部CT
- PPD
- 胸腔积液常规
- 胸腔积液生化
- 胸腔积液LDH
- 胸腔积液ADA
- 胸腔积液肿瘤标志物检测
- 胸腔积液涂片
- 胸腔积液培养＋药敏
- 胸腔积液找结核菌
- 胸腔积液病理找瘤细胞

病程观察

一、病情观察

1. 症状和体征的改变　主要观察患者胸痛、咳嗽、咳痰量和颜色，体温，肺部语颤、清浊音、啰音变化情况。

2. 辅助检查结果的变化

(1) 血常规、红细胞沉降率的变化情况

(2) X线片变化

(3) 胸腔积液常规、生化、细胞学检查的变化情况

(4) 血生化的变化情况

二、疗效分析及处理

1. 病情好转　胸痛减轻，咳嗽、咳痰好转，呼吸困难的症状减轻，体温下降，外周血白细胞总数下降或恢复正常。胸部X线片示胸腔积液量减少或肺部病变较前有所吸收。应继续目前治疗计划。

2. 病情无变化　仍有胸痛、咳嗽、咳痰，呼吸困难、发热等无明显减轻，血白细胞总数仍升高或降低，红细胞沉降率仍增

快。胸部X线片示胸部病变无变化。下一步：①考虑诊断是否正确、全面；②若为感染性疾病，可行痰培养＋药敏，根据结果调整抗生素的种类及剂量。

3. 病情反复　患者体温正常后又出现发热，胸痛减轻后又突然加重，咳嗽、咳痰、呼吸困难等症状好转后又加重，外周血白细胞总数下降或恢复正常后又升高或降低。胸部X线示胸腔积液量减少后又增加，胸部病变较前吸收后又加重或在不同部位出现。下一步：①原发病反复？合并感染？积极治疗原发病的同时寻找病原学依据；②调整抗生素，适时行胸膜穿刺活检。

4. 病情恶化　胸痛加剧，咳嗽、咳痰、呼吸困难等症状加重，体温继续升高，或出现低体温，心率加快，甚至出现意识障碍，血白细胞继续升高或低于正常值，胸部X线示病变扩大。下一步：①积极治疗原发病，对症处理；②合并其他感染灶？

住院小结

一、确定诊断

根据患者症状、体征，血常规、胸部X线片，胸腔积液常规、生化、细胞学检查明确胸膜炎的病因，确定是否出现并发症或合并感染。

二、预后评估

各种类型的胸膜炎预后各不相同。肿瘤性胸膜炎预后不良，存活时间与患者年龄，化疗效果等有关。结核性胸膜炎经正规系统的抗结核治疗及胸膜腔穿刺抽液后预后较好，大部分患者体温可在5天内降至正常。化脓性胸膜炎经积极抗感染治疗后，可逐渐好转，但一旦转为脓胸，则病死率明显升高。结缔组织病胸膜炎一般不会影响原发病本身的预后，但反复胸腔积液疗效不佳者预后差，严重胸膜增厚影响肺功能者预后亦相对较差。

三、出院医嘱

- 明日出院
- 出院带药
- 按时服药，门诊复查
- 避免剧烈运动

病例教学

病历摘要

患者，男性，30岁，低热伴右侧胸痛1周。患者1周前无明显诱因出现午后低热，体温37.5℃，夜间盗汗，伴右侧胸痛，深呼吸时明显，不放射，与活动无关，未到医院检查，自服止痛药，于3天前胸痛减轻，但胸闷加重伴气短，故来医院检查，发病来进食无变化，二便正常，睡眠稍差，体重无明显变化。既往体健，否认有结核病密切接触史，吸烟10年。查体：T37.4℃，P 84次/分，R 20次/分，BP 120/80mmHg，一般情况可，无皮疹，全身浅表淋巴结未触及，巩膜不黄，咽（—），颈软，气管稍左偏，颈静脉无怒张，甲状腺（—），右侧胸廓稍膨隆，右下肺语颤减弱，右下肺叩浊，呼吸音减弱至消失，心界向左移位，心右界叩不清，心率84次/分，律齐，无杂音，腹平软、无压痛，肝、脾未及，下肢不肿。

问题

1. 最可能的诊断是什么？诊断依据？
2. 需要跟哪些疾病进行鉴别？
3. 还需要哪些实验室检查？
4. 初步治疗计划？

答案

1. 诊断及诊断依据。

（1）诊断　右侧胸腔积液：结核性胸膜炎可能性大

（2）诊断依据　低热、盗汗，由开始胸痛明显（干性胸膜炎）到有积液后的胸痛减轻，ESR快。右侧胸腔积液征：气管、心脏左移，右下肺语颤减弱，叩浊，呼吸减低至消失

2. 鉴别诊断。

（1）肿瘤性胸腔积液

（2）心力衰竭致胸腔积液

（3）低蛋白血症致胸腔积液

（4）其他疾病（如SLE）致胸腔积液

3. 进一步检查。

（1）X线胸片

(2) 胸部B超胸腔积液定位

(3) 胸腔穿刺，胸腔积液常规、生化和细菌、病理学检查

(4) PPD或血清结核抗体测定

(5) 肝、肾功能检查，包括血浆蛋白

4. 治疗原则。

(1) 病因治疗　抗结核药

(2) 胸腔穿刺放胸腔积液，合理应用糖皮质激素

（李　丹　任爱民）

第5章

脓　胸

概述

胸膜腔感染后产生脓液积聚称为脓胸（empyema）。本病多从临近器官如肺、食管或腹部的感染蔓延而来；或为败血症、脓毒血症累及胸膜腔；也可以是胸壁穿透性外伤的并发症或胸部手术的并发症。根据起病的急缓及病理演变过程分为急性脓胸和慢性脓胸；或按病变累及的范围分局限性（包括包裹性、多房性等）脓胸或全脓胸；也可根据感染的病原体分为化脓菌、结核菌、真菌及阿米巴脓胸。

入院评估

一、病史询问要点

1．主要病因

（1）肺部感染　约超过一半的急性脓胸继发于肺部炎性病变之后。

（2）邻近组织化脓性病灶　常见于纵隔脓肿、膈下脓肿、肝脓肿、化脓性心包炎等疾病。

（3）医源性脓胸。

（4）胸部创伤。

（5）血源性感染　细菌可经血循环达到胸腔产生脓胸，此为全身脓毒血症一部分。

（6）其他。

2．主要症状　发热、胸痛，偶尔出汗与寒战，程度不同的呼吸困难、脉快、周身不适、食欲缺乏等全身非特异性症状。单纯性脓胸者咳痰较少，并发支气管胸膜瘘者则咳出与胸液性质相同的脓痰和脓血痰。厌氧菌感染的患者可先有无痛过程，存在体重减轻、疲劳、营养不良等类似癌症病人的状态，甚至有一部分患者的呼吸或痰液带有恶臭。当胸腔积脓较多时，可伴有胸闷和呼吸急促。

二、体格检查要点

1. 肺部体征　少量积液或局限性脓胸患者胸部常无明显体征，或仅见患侧胸廓呼吸动度减弱。中至大量积液时，可见呼吸浅快，患侧呼吸运动受限，肋间隙饱满，心尖及气管移向患侧，在积液区叩诊呈浊音，大量胸腔积液或伴有胸膜肥厚粘连的患者，则叩诊为实音。语音震颤和语音共振减弱或消失。

2. 其他体征　严重者可出现心率增快，血压下降，四肢湿冷的休克症状。慢性脓胸者可有杵状指。

三、门诊资料分析

1. 血常规　外周血白细胞总数及中性粒细胞相对值均增高，可伴有核左移及中毒颗粒。如果患者病情严重或使用免疫抑制剂时，白细胞可不升高甚至低于正常值，但中性粒细胞的比例升高。部分患者红细胞及血红蛋白减少，可能与感染抑制骨髓造血有关。红细胞沉降率增快，C反应蛋白升高。

2. X线片　因胸膜腔积液量和部位不同而表现各异。少量胸腔积液于肺下四周，示胸膜反应及肋膈角消失；多量积液可示肺组织受压萎缩；大量积液呈现患侧一片均匀模糊阴影，胸膜腔横径增宽，纵隔向健侧移位。

四、继续检查项目

1. 胸部X线片　如果门诊未摄，则入院后应该补拍，病情变化也应该复查；

2. 血生化分析；

3. 超声检查；

4. 痰涂片、痰培养；

5. 胸腔积液检查；

6. 肺CT；

7. 免疫学检查。

五、门诊医嘱示范

✦ 氨苄西林

✦ 头孢呋辛

✦ 对乙酰氨基酚

病情分析

一、基本诊断

除原发病的症状和体征、X线和超声检查确定有胸腔积液外，胸腔积液检查是诊断脓胸最可靠的方法。如符合下列任何一项可诊断脓胸：①胸腔积液呈脓性、稠厚；②胸腔积液涂片革兰染色发现致病菌；③胸腔积液细菌培养阳性。诊断时须排除乳糜胸。

二、临床类型

1. 急性脓胸　主要症状由感染和胸腔内积液压塞胸内器官两个因素引起，表现为高热、胸痛、胸闷、呼吸急促、咳嗽、痰多、厌食、全身乏力等。继发于肺部感染的急性脓胸，常在肺炎症状好转后7～10天再出现症状。根据脓液性状可大致区分各种不同病原菌：

（1）肺炎双球菌　脓稠、易粘连；

（2）溶血性链球菌　稀薄、粘连轻、不易局限；

（3）葡萄球菌　脓稠呈糊状、粘连重、多房性；

（4）大肠埃希菌　较稀，有恶臭、组织坏死严重。

2. 慢性脓胸　患者因长期感染，多呈消耗性体质。有发热、消瘦、贫血和低蛋白血症，并有气促、咳嗽、咳脓痰等症状。

3. 结核性脓胸　大多数结核性脓胸起病缓慢，患者可有低热、盗汗、乏力、食欲缺乏、胸闷、轻微胸痛、干咳等症状。咳嗽的发作与体位有关，卧向健侧时咳嗽频繁，可咳出与胸腔积液性质相同的大量脓痰，有时呈血性。

4. 阿米巴脓胸　临床表现与一般脓胸相似，但中毒症状较轻，常有胸痛、发热、咳嗽、咳咖啡色脓痰以及慢性消耗、乏力、贫血等表现。部分病人可有腹泻、血便史。

5. 胆固醇脓胸　起病缓慢，长期不愈，可迁延数年甚至更长，病变位于右侧胸膜腔者较多，多为包裹性脓胸，常局限在肺底部与膈肌之间。患者常有胸痛、咳嗽和轻度的呼吸困难。如无继发感染，多无发热，血白细胞增高等临床表现。

三、鉴别诊断

1. 急性非化脓性胸膜腔积液

（1）弥漫型胸膜间皮瘤　一般积液量大，甚至可直达肺炎顶部，易侵犯纵隔，纵隔移位不明显，抽液后摄高电压照片或注气后摄片，可显示多发结节状或波浪状肿块附着在胸膜上，儿童少见。

(2) 胸膜转移瘤 积液型胸膜转移瘤，积液量较多，生长较快，常伴有胸椎和肋骨的破坏，有原发性恶性肿瘤可察，儿童少见。

2. 肺栓塞

脓胸与肺栓塞在临床表现上有很多相似之处，都以胸痛和呼吸困难为主要临床表现。急性化脓性胸膜炎简称脓胸，为胸膜腔受化脓性病原体感染产生脓性渗出液积聚而成。患者常有胸痛、发热、呼吸急促、脉快、周身不适、食欲缺乏等症状。查体可见发热面容，有时不能平卧，患侧胸部语颤减弱，叩诊呈浊音，并有叩击痛。听诊呼吸音减弱或消失。血常规白细胞计数增高，中性粒细胞增多。X 线检查因胸膜腔积液的量和部位不同表现各异。超声波检查可见积液反射波，能明确积液范围并可作出准确定位，有助于确定穿刺部位。脓胸的确诊必须做胸腔穿刺抽得脓液。肺栓塞是由于肺动脉的某一支被栓子堵塞而引起的严重并发症，最常见的栓子是来自静脉系统中的血栓。临床症状及体征常常是非特异性的且变化颇大，急性大面积肺栓塞表现为突然发作的重度呼吸困难、心肌梗死样胸骨后疼痛、晕厥、发绀、右心衰竭休克、大汗淋漓、四肢厥冷及抽搐，甚至发生心脏停搏或心室纤颤而迅速死亡。中等大小的肺栓塞常有胸骨后疼痛及咯血，当病人原有的心、肺疾病代偿功能很差时可以产生晕厥及高血压。肺的微栓塞可以产生成人呼吸窘迫综合征。肺梗死常有发热，轻度黄疸。常规实验室检查如 X 线胸片、心电图、血气分析、血液生化试验，必要时可进行纤维支气管镜痰细菌培养等，肺灌注显像，肺动脉造影及核磁共振成像法有助于诊断。

3. 乳糜胸

病因分为创伤性和非创伤性，非创伤性常见为恶性肿瘤经淋巴管播散过程中侵犯胸导管，或栓塞胸导管分支或恶性病变转移至纵隔淋巴结肿大、压迫、阻塞、损伤胸导管，致乳糜液外漏。主要表现为乳糜胸的压迫症状及乳糜液丢失所致营养不良和免疫功能降低。常有胸闷、气促、乏力、体重减轻、尿少、脂溶性维生素缺乏。乳糜液中加入苏丹Ⅲ酒精溶液则呈红色，加入乙醚振荡后静置，乳糜溶入乙醚层中，胸液便见澄清。据此有助于鉴别。

4. 肝脓肿

急性脓胸因炎症刺激膈肌可导致右上腹疼痛，而肝脓肿也可出现反应性右侧胸膜炎而致咳嗽咳痰，但肝脓肿多有肝区叩击痛，巨大的肝脓肿可使右季肋呈现饱满状态，有时甚至可见局限性隆起。B超检查有助于鉴别诊断。

三、并发症

早期诊断和治疗可提高脓胸的治疗效果，有助于肺的复张。治疗上的耽搁可形成包裹性积液和肉芽组织增生，限制肺的运动，可能导致限制性的通气不足。脓胸的另一个并发症是持续性高热和患者对抗生素治疗的失败，迁延不愈，形成慢性脓胸。少数病人由于病情严重，并发支气管胸膜瘘。

治疗计划

一、治疗原则

急性脓胸的治疗原则包括全身治疗、抗感染和脓液引流三个主要方面。慢性脓胸的治疗原则是消除致病原因，闭合脓腔。

二、治疗办法

（一）急性脓胸

1. 全身治疗　急性脓胸患者全身中毒症状严重，由于大量的穿刺抽液及胸腔引流导致机体过多的消耗能量故必须加强患者营养，注意补充水、电解质及微量元素，多进高热量、高维生素、高蛋白饮食，病情危重体质虚弱的患者应给予静脉补液，必要时输入血浆、白蛋白或少量多次输入新鲜血，每次输血量约为100～150ml，不仅能纠正贫血，还可以增强病人的抵抗力，促进早日恢复。同时加强护理，保证充足的睡眠，注意口腔卫生。

2. 抗感染　脓胸一旦诊断明确，应早期、大量地使用敏感抗生素，以静脉用药效果最佳。尽早胸腔穿刺抽取脓液作细菌培养及药物敏感试验，选择敏感有效的抗生素，以便尽快地控制病情。在未明确病原菌之前，应针对引起脓胸的常见病原菌进行治疗。社区获得性肺炎导致的脓胸患者，可选用β—内酰胺类抗生素或第二代、第三代头孢菌素，如疑伴有厌氧菌感染时，应加用甲硝唑；疑为革兰染色阴性杆菌感染导致的脓胸时，必须联合第三代头孢菌素和氨基糖苷类抗生素。如果经验治疗有效，可不按照培养结果更换抗生素，因为体内药物试验最敏感。急性期感染的疗程通常为2～4周，常用的抗菌药物和给药方法见下表：

＞5岁至成人急性肺炎后	常见的病原菌	首选的药物	次选药物
	肺炎链球菌，A族链球菌	大剂量的青霉素G	第一代头孢菌素或万古霉素（MRSA）
	金黄色葡萄球菌	苯唑西林钠，第一、二代头孢菌素	万古霉素
	流感杆菌	头孢呋辛或第三代头孢菌素或联合使用氨基糖苷类抗生素	氨苄西林/舒巴坦钠或SMZ
亚急性或慢性	厌氧菌，类杆菌，肠杆菌属	头孢西丁，氨苄西林/舒巴坦钠	第三代头孢菌素或克林霉素

3. 脓液引流

（1）胸腔穿刺　部分急性脓胸患者早期脓液稀薄，经胸腔穿刺很容易抽出脓液。只要选好穿刺部位，均能穿刺成功。了解脓胸的范围并在透视下确定胸穿部位，如果是局限性脓胸，应先取脓腔直径最大的部位进行穿刺。如果是全脓胸多选在腋后线第7肋间。每次胸腔穿刺时均应尽可能将脓液抽净，并在抽净脓液之后，经穿刺针向胸腔内注入适量敏感抗生素，如庆大霉素、青霉素等。

（2）胸腔闭式引流　适用于急性脓胸发病快积液多且黏稠，病情危重，伴有较严重的中毒症状，胸腔穿刺后积液又迅速生成时。还适用于合并有支气管胸膜瘘或食管胸膜瘘的脓气胸。

（3）电视辅助胸腔镜　对于包裹性或经过严格的内科治疗无

效的脓胸患者可经胸腔镜治疗。它可以在直视下分离包裹性的脓胸使引流通畅，也可以清除肺表面的纤维素，准确的放置引流管，达到肺复张和消灭脓腔的目的。

（二）慢性脓胸

1. 改进引流　对于已做了引流但引流管过细或引流管位置不合适的患者，由于长期脓液潴留极易影响愈合，则应考虑重新置管引流。

2. 胸膜纤维板术　适用于

（1）肺内无空洞、无活动性病灶，无广泛性纤维化，肺组织能扩张者；

（2）病程较短，粘连较轻者；

（3）无支气管狭窄、支气管扩张、支气管胸膜瘘的患者。

3. 胸膜内胸廓改形术　适用于

（1）慢性脓胸、结核性脓胸，内科治疗无效者；

（2）有支气管胸膜瘘，需要修补或有支气管扩张，须同时行肺切除者；

4. 胸膜外胸廓改形术；

5. 胸膜肺切除术。

（三）结核性脓胸

（1）药物治疗　合理应用异烟肼、链霉素、乙胺丁醇及利福平等抗结核药物，注意休息，支持治疗。

（2）胸腔积液多时，可行胸膜腔穿刺抽液，并向胸膜腔内注入抗结核药物。

（四）阿米巴脓胸

1. 药物治疗　首选甲硝唑，0.4g tid，连服 7 天，必要时重复一个疗程，重症采用静脉给药。

2. 胸膜腔穿刺抽脓。

（五）胆固醇脓胸

胸膜腔穿刺抽液或胸腔闭式引流。

三、住院医嘱示范

（一）长期医嘱

✦ 内科常规护理

- ✦ 二级护理
- ✦ 普食，严重者可高营养饮食
- ✦ 抗生素 iv gtt
- ✦ 吸氧（必要时）

（二）临时医嘱

- ✦ 血常规＋ESR＋CRP
- ✦ 尿常规
- ✦ 便常规
- ✦ 心肌酶
- ✦ 血生化（肝、肾功能，电解质等）
- ✦ 痰涂片
- ✦ 痰培养＋药敏
- ✦ 胸部 X 线片
- ✦ 心电图
- ✦ B 超
- ✦ 胸部 CT
- ✦ 胸腔积液常规、细胞学、免疫学检查
- ✦ 胸腔积液涂片及培养
- ✦ PPD

病程观察

一、病情观察

1. 症状和体征的改变　主要观察患者体温、胸痛、咳嗽、咳痰量及性状，肺部叩诊音和啰音的变化情况。

2. 辅助检查结果的变化

（1）血常规　白细胞总数和中性粒细胞比例的变化

（2）X 线变化　胸腔积液量的变化情况

（3）胸腔积液检查　脓液量和性状的变化

二、疗效分析及处理

1. 病情好转　体温下降或恢复正常，咳嗽、咳脓痰好转，呼吸困难的症状减轻，外周血白细胞总数下降或恢复正常。胸部 X 线片示胸腔积液量减少或肺部病变较前有所吸收。应继续目前治疗计划。

2. 病情无变化 仍有发热、咳嗽、咳脓痰、呼吸困难，血白细胞总数仍升高或降低，红细胞沉降率仍增快。胸部X线片示胸部病变无变化。下一步：①考虑诊断是否正确、全面；②行胸腔穿刺抽取脓液作细菌培养及药物敏感试验，根据结果调整抗生素的种类及剂量。

3. 病情反复 患者体温正常后又出现发热，咳嗽、咳脓痰、呼吸困难等症状好转后又加重，外周血白细胞总数下降或恢复正常后又升高或降低。胸部X线示胸腔积液量减少后又增加，胸部病变较前吸收后又加重或在不同部位出现。下一步：①原发病反复？合并感染？积极治疗原发病的同时寻找病原学依据；②调整抗生素，胸腔穿刺抽取脓液或胸腔闭式引流。

4. 病情恶化 寒战、高热、咳嗽、咳痰、呼吸困难等症状加重，心率加快、四肢湿冷，甚至出现意识障碍，血白细胞继续升高或低于正常值，胸部X线示病变扩大。下一步：①积极治疗原发病，对症处理；②合并其他感染灶？适时行胸腔镜治疗。

住院小结

一、确定诊断

根据患者症状、体征，血常规、胸部X线片，胸腔积液常规、生化、细胞学检查明确脓胸的诊断。根据脓液细菌培养确定致病菌。

二、预后评估

取决于感染类型和严重程度、患者的一般情况与基础疾病、抗生素治疗和脓液引流等。在一般人群中的死亡率为5%～20%，伴有基础疾病的老年患者死亡率高达40%以上，耐药严重的革兰染色阴性杆菌感染或多种混合菌感染的死亡率较高，脓液引流不当者，病死率高。

三、出院医嘱

- 明日出院
- 出院带药
- 按时服药，门诊复查
- 避免受凉、剧烈活动

病例教学

病历摘要

患者，男性，18 岁，2 周前因车祸外伤来诊，拍胸片示右侧第 3、4 肋骨骨折，右血胸，经 2 次胸穿抽液。近 3 天来病人出现发热，食欲缺乏，右胸痛明显，全身乏力等不适，右胸穿刺抽出黄色脓液及少量气体。体检：T 39.5℃，P 102 次/分，BP 110/80mmHg，R 28 次/分，精神弱，头颈部未见异常，右胸稍膨隆，语颤减弱，呼吸音低，叩诊呈浊音，左侧呼吸音增强，心率 102 次/分，律齐，心浊音界左移，腹部检查未见异常，体表淋巴结未及肿大。辅助检查：血常规 WBC 14.5×10^9/L，N 92%，L 8%，Hgb 120g/L，尿常规未见异常，X 线胸片示：右下胸部中量积液。心电图示：窦性心动过速。

问题

1. 最可能的诊断是什么？诊断依据？
2. 需要跟哪些疾病进行鉴别？
3. 还需要哪些实验室检查？
4. 初步治疗计划？

答案

1. 学习目的　了解脓胸的诊断依据。

（1）诊断　急性脓胸

（2）诊断依据　患者发热，食欲缺乏，右胸痛明显，全身乏力等不适，右胸穿刺抽出黄色脓液及少量气体。右胸稍膨隆，语颤减弱，呼吸音低，叩诊呈浊音，左侧呼吸音增强。血常规 WBC 14.5×10^9/L，N 92%，L 8%。X 线胸片示右下胸部中量积液。

2. 学习目的　了解脓胸的鉴别诊断。

（1）肺栓塞

（2）乳糜胸

（3）弥漫型胸膜间皮瘤

（4）肝脓肿

3. 学习目的　了解疑似脓胸患者的适当检查。

（1）胸部 X 线片

（2）超声检查

(3) 胸腔穿刺，胸腔积液常规、生化和细菌、病理学检查

(4) 肺CT

(5) 肝、肾功能

4. 学习目的　了解脓胸的治疗原则。

(1) 根据致病菌对药物的敏感性选用有效抗生素；

(2) 尽早彻底排净脓液，使肺早日复张；

(3) 全身支持治疗，补充营养、维生素，注意水、电解质平衡。

（李　丹　任爱民）

第6章

感染性心内膜炎

概述

感染性心内膜炎（infective endocarditis，IE），指因细菌、真菌和其他微生物直接感染而产生心瓣膜或心室壁内膜的炎症，其典型的临床表现有发热、心脏杂音、贫血、栓塞、皮肤病损、脾大和血培养阳性等。

入院评估

一、病史询问要点

1. 起病因素　常多发于器质性心脏病患者，近年来发生于原无心脏病变者日益增多，尤其见于接受长时间经静脉治疗、静脉注射麻醉药成瘾、由药物或疾病引起免疫功能抑制的患者。人工瓣膜置换术后的感染性心内膜炎也有增多。

2. 主要症状　感染性心内膜炎典型的临床表现有发热、心脏杂音、贫血、栓塞、皮肤病损、脾大和血培养阳性等。

二、体格检查要点

1. 心脏体征　注意心脏听诊杂音，对既往器质性心脏疾病的患者尤其注意在原有杂音基础上出现新的易变性杂音。

2. 其他体征　贫血貌、脾大、杵状指等。

三、门诊资料分析

1. 血常规　大多数患者外周血白细胞总数及中性粒细胞比例增加、中度贫血、红细胞沉降率加快。

2. 超声心动图　可在一个或多个瓣膜上检出赘生物，发现赘生物可作为诊断依据，未发现者亦不能排除此病。

四、继续检查项目

1. 血气及血生化分析；

2. 血培养（需多次重复复查）；

3. 血清免疫学检查；

4. 尿常规；

5. 心电图；

6. 心肌核素显像（必要时）。

五、门诊医嘱示范

本病不适宜门诊治疗。

病情分析

一、基本诊断：参考 Duke 修订标准（2000 年）

1. 主要标准

（1）微生物学 ①两份不同培养标本分离出典型病原体 草绿色链球菌、牛链球菌、HACEK 组微生物、金黄色葡萄球菌或社区获得性肠球菌（无原发病灶）。对可疑的 IE 患者入院后 1～2 小时内至少应取 2 次血培养，对于器质性心脏病患者至少应取 3 次血培养，每次相隔 5～10 分钟。②持续血培养阳性的与 IE 相一致的病原体。③单一培养阳性的伯纳特立克次体或其抗体滴度＞1∶800。伯纳特立克次体在大多数实验室难培养成功。

（2）心内膜受累证据 ①新的瓣膜反流（杂音增强或改变）；②超声学阳性发现（换瓣术后推荐应用经食管超声）。超声学阳性发现是指心内膜损伤处摆动的团块回声。环周脓肿，新的置换瓣裂。

2. 次要标准

（1）易感性，包括心脏疾病及使用药物注射者。与 IE 相关的心脏疾病分为 3 类 ①高危心脏疾病：既往 IE 史，风湿性心脏病，置换瓣膜，主动脉共干，复杂的发绀型心脏病。②中危心脏疾病：二尖瓣脱垂伴反流或瓣叶增厚，二尖瓣狭窄，三尖瓣病变，肺动脉缩窄和肥厚型心肌病。③低或无危险心脏疾病：继发孔房缺、缺血性心脏病、冠脉搭桥术史、二尖瓣脱垂不伴反流；

（2）发热 体温＞38℃；

（3）外周血管损害现象：瘀斑和片状出血；

（4）免疫学现象 类风湿因子阳性、肾小球肾炎、Osler 结或 Roth 点；

（5）微生物证据 未达到主要标准的阳性血培养，活动性炎症的血清学证据。除外单纯分离的凝固酶阴性葡萄球菌和 IE 极少见的病原体。凡符合 2 项主要诊断标准，或 1 项主要诊断标准和3项次要诊断标准，或5项次要诊断标准可确诊感染性心内膜炎。

3. 拟诊标准 ①满足1项主要标准十1项次要标准；②3项次要标准。

二、临床类型/临床分期

1. 人工瓣膜感染性心内膜炎（prosthetic valve endocarditis，PVE） 发病率占2.1%左右，较其他类型心脏手术者高2～3倍。双瓣膜置换术后PVE较单个瓣膜置换术后PVE发生率高，其中主动脉瓣的PVE高于二尖瓣的PVE，这可能由于主动脉瓣置换手术的时间较长，跨主动脉瘤压力阶差大，局部湍流形成有关。对术前已有自然瓣膜心内膜炎者，术后发生PVE的机会增加5倍。机械瓣和人造生物瓣PVE的发生率相同约2.4%。机械瓣早期PVE发生率高于人造生物瓣。PVE的病死率较高，50%左右。早期PVE（术后2个月以内）病死率又高于后期PVE（术后2个月后）。前者病原体主要为葡萄球菌，占40%～50%，包括表皮葡萄球菌、金黄色葡萄球菌。类白喉杆菌、其他革兰阴性杆菌、真菌也较常见。自从术前预防性给予抗生素治疗后，发生率有所下降。后期PVE与自然瓣心内膜炎相似，主要由各种链球菌（以草绿色链球菌为主）、肠球菌、金黄色葡萄球菌引起，其中表皮葡萄球菌比早期PVE的表皮葡萄球菌对抗生素敏感。真菌（最常见为白色念珠菌，其次为曲霉菌），革兰阴性杆菌，类白喉杆菌也非少见。

2. 葡萄球菌性心内膜炎 起病多数急骤，病情险恶，故多呈急性型，仅少数为亚急性型。通常由耐青霉素G的金黄色葡萄球菌引起。较易侵袭正常的心脏，常引起严重和迅速的瓣膜损害，造成主动脉瓣和二尖瓣反流。多个器官和组织的转移性感染和脓肿的出现，在诊断中有重要意义。

3. 肠球菌性心内膜炎 多见于前列腺和泌尿生殖道感染的患者，它对心脏瓣膜的破坏性大，多有明显的杂音，但常以亚急性的形式出现。

4. 真菌性心内膜炎 由于广谱抗生素、激素和免疫抑制剂应用增多，长期使用静脉输液，血管和心腔内导管的留置，心脏直视手术的广泛发展以及有些国家静脉注射麻醉药物成瘾者的增多，真菌性心内膜炎的发病率逐渐增加，约50%发生于心脏手术后。致病菌多为念珠菌、组织胞浆菌、曲霉菌属。真菌性心内膜炎起病急骤，少数较隐匿，栓塞的发生率很高。赘生物大而脆，容易脱落，造成股动脉、髂动脉等较大动脉的栓塞。发生在右侧的心内膜炎可以引起真菌性肺栓塞。巨大赘生物若阻塞瓣膜口，形成瓣膜口狭窄，可出现严重的血流动力学障碍。真菌性心内膜炎可出现皮肤损害，如组织胞浆菌感染者可出现皮下溃疡，口腔和鼻部黏膜的损害，若进行组织学检查，常有重要的诊断价值。曲霉菌属的感染，尚可引起血管内弥散性凝血。

5. 累及右侧心脏的心内膜炎　见于左向右分流的先天性心脏病和人造三尖瓣置换术后、尿路感染和感染性流产。行心脏起搏、右心导管检查者和正常分娩也可引起。近年来有些国家由于静脉注射麻醉药成瘾者增多，右侧心脏心内膜炎的发病率明显增加5%～10%。药瘾者大多原无心脏病，可能与药物被污染、不遵守无菌操作和静脉注射材料中的特殊物质损害三尖瓣有关。细菌多为金黄色葡萄球菌，其次为真菌、铜绿假单胞菌、肺炎球菌等，革兰阴性杆菌也可引起。

6. 复发与再发性感染性心内膜炎　复发是指抗生素治疗结束后6个月内或治疗时期感染征象或血培养阳性再现，复发率5%～8%。早期复发多在3个月以内。可能由于深藏于赘生物内的细菌不易杀尽之故或在治疗前已有较长的病程或先前的抗生素治疗不够充分，因而增加了细菌的抗药性和有严重的并发症，如脑、肺的栓塞。亦可能由于广谱抗生素应用出现二重感染。在最初发作治愈6个月以后，感染性心内膜炎所有的心脏表现和阳性血培养再现称为再发。通常由不同的细菌或真菌引起。再发的病死率高于初发者。

三、鉴别诊断

1. 风湿热　可有发热、心瓣膜损害等症状，有时与本病难于鉴别。风湿热时贫血现象较轻，P－R间期延长较多见；而皮肤瘀点、杵状指、脾大、血尿、栓塞现象、进行性贫血、血培养阳性及超声心动图瓣膜有赘生物等则见于心内膜炎。有时感染性心内膜炎可与风湿热并存。

2. 左房黏液瘤　可有发热、栓塞及心脏杂音等；但血培养阴性，无脾大，超声心动图可显示肿瘤及其活动图像。

3. 脑血管意外　如感染性心内膜炎以脑栓塞为主要表现时，常易忽视感染性心内膜炎的诊断，应注意发热、心脏杂音，血培养及超声心动图的改变等。

还应与原发性肾小球肾炎、系统性红斑狼疮、伤寒、结核、布氏杆菌病及恶性肿瘤等相鉴别。

四、病因分析

急性感染性心内膜炎常因化脓性细菌侵入心内膜引起，多由毒力较强的病原体感染所致。金黄色葡萄球菌占50%以上。亚急性感染性心内膜炎在抗生素应用于临床之前，80%为非溶血性链球菌引起，主要为草绿色链球菌的感染。近年来由于普遍地使用广谱抗生素，致病菌种已明显改变，几乎所有已知的致病微生物都可引起本病，同一病原体可产生急性病程，也可产生亚急性病程。且过去罕见的耐药微生物病例增加。草绿色链球菌发病率在下降，但仍占优势。金黄色葡萄球菌、肠球菌、表皮葡萄球菌、革兰阴性菌或真菌的比例明显增高。厌氧菌、放线菌、李斯特菌偶见。两种细菌的混合感染时有发现。真菌尤多见于心脏手术和静脉注射麻醉药物成瘾者中。长期应用抗生素或激素、免疫抑制剂、静脉导管输给高营养液等均可增加真菌感染的机会。其中以念珠菌属、曲霉菌属和组织胞浆菌较多见。在心瓣膜病损、先天性心血管畸形或后天性动静脉瘘的病变处，存在着异常的血液压力阶差，引起血液强力喷射和涡流。血流的喷射冲击，使心内膜的内皮受损、胶原暴露，形成血小板–纤维素血栓。涡流可使细菌沉淀于低压腔室的近端、血液异常流出处受损的心内膜上。正常人血流中虽时有少数细菌自口腔、鼻咽部、牙龈、检查操作或手术等伤口侵入引起菌血症，大多为暂时的，很快被机体消除，临床意义不大。但反复的暂时性菌血症使机体产生循环抗体，尤其是凝集素，它可促使少量的病原体聚集成团，易黏附在血小板–纤维素血栓上而引起感染。

污染的人造瓣膜、缝合材料、器械和手是引起人造瓣膜心内膜炎的重要原因。病原体从感染的胸部创口、尿路和各种动静脉插管、气管切开、术后肺炎等进入体内形成菌血症，同时血液经过体外循环转流后吞噬作用被破坏，减弱了机体对病原体的清除能力也是原因之一。

五、并发症

1. 充血性心力衰竭和心律失常是本病最常见的并发症。早期不发生，但在以后瓣膜被破坏并穿孔，以及其支持结构如乳头肌、腱索等受损，发生瓣膜功能不全，或使原有的功能不全加重，是产生心力衰竭的主要原因。严重的二尖瓣感染引起乳头肌败血性脓肿或二尖瓣环的破坏导致连枷样二尖瓣，造成严重二尖瓣反流，或病变发生在主动脉瓣，导致严重的主动脉瓣关闭不全时尤易发生心力衰竭。另外，感染也可影响心肌，炎症、心肌局部脓肿或大量微栓子落入心肌血管；或较大的栓子进入冠状动脉引起心肌梗死等均可引起心力衰竭。其他少见的心力衰竭原因为大的左向右分流，如感染的瓦氏窦瘤破裂或室间隔被脓肿穿破。心力衰竭是本病的首要致死原因。主动脉瓣反流引起的心力衰竭可由病变累及二尖瓣造成严重的二尖瓣关闭不全而加剧，甚至演变成难治性心力衰竭，病死率可高达 97%。当感染累及心肌、侵犯传导组织时，可致心律失常。多数为室性过早搏动，少数发生心房颤动。发生在主动脉瓣的心内膜炎或发生主动脉窦的细菌性动脉瘤，则感染可侵袭到房室束或压迫心室间隔引起房室传导阻滞和束支传导阻滞。

2. 栓塞现象是仅次于心力衰竭的常见并发症。发生率为 15%～35%。受损瓣膜上的赘生物被内皮细胞完整覆盖需 6 个月，故栓塞可在发热开始后数天起至数月内发生。早期出现栓塞的大多起病急，病情凶险。全身各处动脉都可发生栓塞，最常见部位是脑、肾、脾和冠状动脉。心肌、肾和脾栓塞不易察觉，多于尸检中发现，而脑、肺和周围血管栓塞的表现则较明显。

3. 心肌脓肿常见于金黄色葡萄球菌和肠球菌感染，特别是凝固酶阳性的葡萄球菌。可为多发性或单个大脓肿。心肌脓肿的直接播散或主动脉瓣环脓肿破入心包可引起化脓性心包炎、心肌瘘管或心脏穿孔。二尖瓣脓肿及继发于主动脉瓣感染的室间隔脓肿，常位于间隔上部，均可累及房室结和希氏束，引起房室传导阻滞或束支传导阻滞，宜及时作外科手术切除和修补。

4. 菌性动脉瘤，以真菌性动脉瘤最为常见。菌性动脉瘤最常发生于主动脉窦，其次为脑动脉、已结扎的动脉导管、腹部血管、肺动脉、冠状动脉等。不压迫邻近组织的动脉瘤本身几无症状，可在破裂后出现临床症状。不能缓解的局限性头痛提示脑动脉有动脉瘤，局部压痛或有搏动性包块提示该处有动脉瘤存在。

5. 神经精神方面的并发症发生率 10%～15%。临床表现有头痛、精神错乱、恶心、失眠、眩晕等中毒症状，脑部血管感染性栓塞引起的一系列症状，以及由于颅神经和脊髓或周围神经损害引起的偏瘫、截瘫、失语、定向障碍、共济失调等运动、感觉障碍和周围神经病变。

治疗计划

一、治疗原则

抗生素治疗、心脏功能支持治疗、手术治疗等。

二、治疗办法

及早治疗可以提高治愈率，但在应用抗生素治疗前应抽取足够的血培养，根据病情的轻重推迟抗生素治疗几小时乃至 1～2 天，并不影响本病的治愈率和预后。而明确病原体，采用最有效的抗生素是治愈本病的最根本的因素。

1. 药物治疗一般认为应选择较大剂量的青霉素类、链霉素、头孢菌素类等杀菌剂，它们能穿透血小板一纤维素的赘生物基质，杀灭细菌，达到根治瓣膜的感染、减少复发的危险。抑菌剂和杀菌剂的联合应用，有时亦获得良好的疗效。疗效取决于致病菌对抗生素的敏感度，若血培养阳性，可根据药敏选择药物。由于细菌深埋在赘生物中为纤维蛋白和血栓等掩盖，需用大剂量的抗生素，并维持血中有效杀菌浓度。有条件时可在试管内测定患者血清中抗生素的最小杀菌浓度，一般在给药后 1 小时抽取，然后按照杀菌剂的血清稀释水平至少 1∶8 时测定的最小杀菌浓度给予抗生素。疗程亦要足够长，力求治愈，一般为 4～6 周。

对疑患本病的患者，在连续送血培养后，立即从静脉给予青霉素 G 每日 600 万～1200 万 U，并与链霉素合用，每日 1～2g 肌注。若治疗3天发热不退，应加大青霉素G剂量至2000万U静脉滴注，如疗效良好，可维持6周。当应用较大剂量青霉素G时，应注意脑脊液中的浓度，过高时可发生神经毒性表现，如肌阵挛、反射亢进、惊厥和昏迷。此时需注意与本病的神经系统表现相鉴别，以免误诊为本病的进一步发展而增加抗生素剂量，造成死亡。如疗效欠佳宜改用其他抗生素，如半合成青霉素。苯唑西林（oxacillin）、阿莫西林（aspoxicillin）、哌拉西林（氧哌嗪青霉素，piperacillin）等，每日6～12g，静脉给予；头孢噻吩（cephalothin）6～12g/d或万古霉素（vacomycin），2～3g/d等。以后若血培养获得阳性，可根据细菌的药敏适当调整抗生素的种类和剂量。为了提高治愈的百分率，一般主张静脉或肌肉内间歇注射，后者引起局部疼痛，常使患者不能接受。因此亦可将青霉素G钾盐日间作缓慢静脉滴注（青霉素G钾盐每100万U含钾1.5mEq/L，当予以极大剂量时应警惕高钾的发生），同时辅以夜间肌注。

草绿色链球菌引起者仍以青霉素G为首选，多数患者单独应用青霉素已足够。对青霉素敏感性差者宜加用氨基糖苷类抗生素，如庆大霉素（gentamycin）12万～24万U/d；妥布霉素（tobramycin）3～5mg/（kg·d）或阿米卡星（丁胺卡那霉素），1g/d。青霉素是属细胞壁抑制剂类，和氨基糖苷类药物合用，可增进后者进入细胞内起作用。对青霉素过敏的患者可用红霉素、万古霉素或第一代的头孢菌素。但要注意的是有青霉素严重过敏者，如过敏性休克，忌用头孢菌素类，因其与青霉素可出现交叉过敏反应。

肠球菌性心内膜炎对青霉素G的敏感性较差，需用200万～4000万U/d。因而宜首选氨苄西林（ampicillin）6～12g/d或万古霉素和氨基糖苷类抗生素联合应用，疗程6周。近来一些产β—内酰胺酶对氨基醣苷类药物耐药的菌株也有所报道，也出现了对万古霉素耐药的菌株。可选用喹诺酮类的环丙沙星（环丙氟哌酸，ciprofloxacin），舒巴坦－氨苄西林（优立新，sulbactam－ampicillin）和泰能（Imipenem）等药物。

金黄色葡萄球菌性心内膜炎，若非耐青霉素的菌株，仍选用青霉素G治疗，1000万～2000万U/d和庆大霉素联合应用。耐药菌株可选用第一代头孢菌素类，万古霉素，利福平（riforpin）和各种耐青霉素酶的青霉素，如苯唑西林（oxacillin）等。治疗过程中应仔细地检查是否有必须处理的转移病灶或脓肿，避免细菌从这些病灶再度引起心脏病变处的种植。表皮葡萄球菌侵袭力低，但对青霉素G效果欠佳，宜万古霉素、庆大霉素、利福平联合应用。

革兰阴性杆菌引起的心内膜炎病死率较高，但作为本病的病原菌较少见。一般以β－内酰胺类和氨基糖苷类药物联合应用。可根据药敏选用第三代头孢菌素，如头孢哌酮（cefoperazone先锋必）4～8g/d；头孢噻肟（cefotaxime）6～12g/d；头孢曲松（ceftriaxone，菌必治）2～4g/d。也可用氨苄西林和氨基糖苷类联合应用。

铜绿假单胞菌引起者可选用第三代头孢菌素，其中以头孢他啶（ceftazidine）最优，6g/d。也可选用哌拉西林（piperacillin）和氨基糖苷类合用。

沙雷菌属可用氧哌嗪青霉素或氨苄西林加上氨基糖苷类药物。厌氧菌感染可用0.5%甲硝唑（metronidazole，甲硝唑）1.5～2g/d，分3次静脉滴注，或头孢西丁（cefoxitin）4～8g/d。也可选用先锋必（对厌氧菌属中的弱拟杆菌无效）。

真菌性心内膜炎死亡率高达80%～100%，药物治愈极为罕见，应在抗真菌治疗期间早期手术切除受累的瓣膜组织，尤其是真菌性的PVE，且术后继续抗真菌治疗才有可能提供治愈的机会。药物治疗仍以两性霉素B（amphotericinB）为优，0.1mg/kg/d开始，逐步增加至1mg/（kg·d），总剂量1.5～3g。两性霉素B的毒性较大，可引起发热、头痛、显著胃肠道反应、局部的血栓性静脉炎和肾功能损害，并可引起神经系统和精神方面的改变。5－氟胞嘧啶（5－FC，flurocytosine）是一种毒性较低的抗真菌药物，单独使用仅有抑菌作用，且易产生耐药性。和两性霉素B合并应用，可增强杀真菌作用，减少两性霉素B的用量及减轻5－FC的耐药性。后者用量为150mg/（kg·d）静脉滴注。

立克次体心内膜炎可选用四环素2g/d静脉给药治疗6周。

对临床高度怀疑本病，而血培养反复阴性者，可凭经验按肠球菌及金黄色葡萄球菌感染，选用大剂量青霉素和氨基糖苷类药物治疗 2 周，同时做血培养和血清学检查，除外真菌、支原体、立克次体引起的感染。若无效，改用其他杀菌剂药物，如万古霉素和头孢菌素。

感染心内膜炎复发时，应再治疗，且疗程宜适当延长。

2. 手术治疗　近年来手术治疗的开展，使感染性心内膜炎的病死率有所降低，尤其在伴有明显心力衰竭者，死亡率降低得更为明显。

自然瓣心内膜炎的手术治疗主要是难治性心力衰竭；其他有药物不能控制的感染，尤其是真菌性和抗生素耐药的革兰阴性杆菌心内膜炎、多发性栓塞；化脓性并发症如化脓性心包炎、瓦氏窦菌性动脉瘤（或破裂）、心室间隔穿孔、心肌脓肿等。当出现完全性或高度房室传导阻滞时，可给予临时人工心脏起搏，必要时作永久性心脏起搏治疗。

人造瓣膜心内膜炎病死率较自然瓣心内膜炎为高。单用抗生素治疗的 PVE 死亡率为 60%，采用抗生素和人造瓣再手术方法可使死亡率降至 40%左右。因此一旦怀疑 PVE 宜数小时内至少抽取 3 次血培养后即使用至少两种抗生素治疗。早期 PVE 致病菌大多侵袭力强，一般主张早期手术。后期 PVE 大多为链球菌引起，宜内科治疗为主。真菌性 PVE 内科药物治疗仅作为外科紧急再换瓣术的辅助手术，应早期作再换瓣术。耐药的革兰阴性杆菌 PVE 亦宜早期手术治疗。其他如瓣膜功能失调所致中、重度心衰，瓣膜破坏严重的瓣周漏或生物瓣膜的撕裂及瓣膜狭窄，和新的传导阻滞出现。顽固性感染，反复周围栓塞，都应考虑更换感染的人造瓣。

绝大多数右侧心脏心内膜炎的药物治疗可收到良效，同时由于右心室对三尖瓣和肺动脉瓣的功能不全有较好的耐受性，一般不考虑手术治疗。对内科治疗无效，进行性心力衰竭和伴有铜绿假单胞菌和真菌感染者常须外科手术，将三尖瓣切除或置换。

为了降低感染活动期间手术后的残余感染率，术后应持续使用维生素 4～6 周。

三、医嘱示范

（一）长期医嘱

✦ 内科常规护理

✦ 一级护理

✦ 吸氧（必要时）

✦ 心电监护

✦ 普食

✦ 抗生素 iv gtt

✦ 心脏功能支持治疗

（二）临时医嘱

✦ 血常规＋ESR＋CRP

✦ 尿常规

✦ 便常规

✦ 心肌酶

✦ 血生化（肝、肾功能，电解质等）

✦ 中性粒细胞碱性磷酸酶积分

✦ 血气

✦ 血培养＋药敏

✦ X 线胸部正、侧位片

✦ 心电图

✦ 超声心动图

✦ 心肌核素显像（必要时）

病程观察

一、病情观察

1. 症状和体征的改变 主要观察患者体温、心功能变化情况、心脏杂音听诊有无特殊改变情况。

2. 辅助检查结果的变化

（1）血常规 WBC、GR%的变化。

（2）血培养 血培养是否转阴。

（3）超声心动图 心脏瓣膜情况、赘生物有无动态变化。

二、疗效分析及处理

1. 病情好转 体温逐渐恢复正常、无明显心功能不全表现，血 WBC 下降或恢复正常，应继续目前抗生素治疗，后复查血培养。

2. 病情无变化 仍有发热，血 WBC 仍升高或降低，血培养和超声心动图无特殊变化。下一步：①考虑诊断是否正确？除外有无其他感染灶？抗生素是否合理使用？②根据病原学或药敏调整抗生素。

3. 病情反复 患者体温正常后又出现发热，血 WBC 下降或恢复正常后又升高或降低。下一步：①原发病反复？合并感染？积极寻找病原学证据；②调整抗生素。

4. 病情恶化：体温继续升高，或出现心功能不全、恶性心律失常、栓塞等严重并发症，血 WBC 继续升高或低于正常值，下一步：①调整抗生素治疗；②积极处理并发症。③必要时手术治疗。

住院小结

一、确定诊断

参考 Duke 修订标准，前章已述。

二、预后评估

感染性心内膜炎不治疗总是致死的。如经治疗，死亡率取决于病人年龄和状态，治疗前感染时间长短，所属疾病的严重性，感染部位和微生物对抗菌治疗的敏感性和并发症。右侧心内膜炎对抗菌治疗常有效，预后较左侧心内膜炎为佳。草绿色链球菌引起的心内膜炎如无大并发症死亡率预期不超过 10%，而瓣膜移植术后曲霉菌心内膜炎死亡率为 100%。心脏手术纠正急性瓣膜关闭不全，去除感染的异物（人工瓣膜）和清除顽固的感染灶可显著地增加存活率。心力衰竭、高龄、主动脉瓣或多瓣膜受累、巨大赘生物、多种微生物的菌血症、对抗菌药有抗药性、最初的治疗延误、人工移植瓣膜感染、真菌性动脉瘤、瓣环脓肿以及重要器官的栓塞事件等预后均恶劣。心脏手术后发生感染性心内膜炎，早期出现者较后期出现者死亡率高。并发真菌性心内膜炎者死亡率亦高。

三、出院医嘱

✦ 明日出院

+ 出院带药
+ 按时服药，2周后门诊复查血常规、血培养、超声心动图
+ 避免受凉、过劳

病例教学

病历摘要

患者，男性，39岁，“发热伴右上肢疼痛1周”入院。入院查体：体温40℃，心脏和两肺查体未见异常，右上肢触痛明显，右桡动脉搏动消失。入院后体温39～40℃持续1周左右，超声示右桡动脉、右尺动脉血栓形成，血常规示白细胞和中性粒细胞升高，心脏超声示二尖瓣前叶赘生物形成11mm×11mm，连续3次血培养找到金黄色葡萄球菌。

问题

1. 此患者的诊断是什么？

2. 应如何选用抗生素治疗？治疗疗程？

3. 该患者下床活动后出现意识逐渐模糊至昏迷，并有右侧偏瘫。其最可能的原因是？

答案

1. 学习目的 感染性心内膜炎的诊断标准。

患者青年男性，既往无瓣膜病史，起病急，高热，体温40℃，心脏和两肺查体未见异常，入院后体温39～40℃持续1周左右，超声示右桡动脉、右尺动脉血栓形成，血常规示白细胞和中性粒细胞升高，心脏超声示二尖瓣前叶赘生物形成11mm×11mm，连续3次血培养找到金黄色葡萄球菌，应诊断为急性感染性心内膜炎。

2. 学习目的 感染性心内膜炎抗感染治疗原则。

药物治疗一般认为应选择较大剂量的青霉素类、头孢菌素类等杀菌剂，它们能穿透血小板一纤维素的赘生物基质，杀灭细菌，达到根治瓣膜的感染、减少复发的危险。抑菌剂和杀菌剂的联合应用，有时亦获得良好的疗效。疗效取决于致病菌对抗生素的敏感度，若血培养阳性，可根据药敏选择药物。疗程亦要足够长，力求治愈，一般为4～6周。首先根据血培养药敏结果选用抗生素，若患者无青霉素过敏史，细菌药敏结果无青霉素耐药情

况，首选广谱青霉素＋酶抑制剂类抗生素。

3. 学习目的　感染性心内膜炎常见并发症栓塞的诊断。

此患者情况考虑：脑动脉栓塞。栓塞现象是仅次于心力衰竭的常见并发症。发生率为15%～35%。受损瓣膜上的赘生物被内皮细胞完整覆盖需6个月，故栓塞可在发热开始后数天起至数月内发生。早期出现栓塞的大多起病急，病情凶险。全身各处动脉都可发生栓塞，最常见部位是脑、肾、脾和冠状动脉。心肌、肾和脾栓塞不易察觉，多于尸检中发现，而脑、肺和周围血管栓塞的表现则较明显。

（杜　琨）

第7章

心 肌 炎

概述

心肌炎（myocarditis）是指由各种原因引起的心肌的局限性或弥漫性炎症，引起心肌炎的原因很多，诸如病毒、细菌、真菌、寄生虫、免疫反应以及物理、化学因素等均可引起心肌炎。本章主要介绍病毒性心肌炎。

入院评估

一、病史询问要点

1. 起病因素　青壮年发病较多，常先有原发感染的表现。

2. 主要症状　大多在病毒感染1～3周后，出现心肌炎的症状，由于心律失常可致心悸，因排血量降低而感无力。累及心包膜及胸膜时，出现胸闷、胸痛，亦可有类似心绞痛的表现。严重者心功能不全。轻者可完全无症状，重者心力衰竭或猝死。

二、体格检查要点

常见体征：窦性心动过速与体温不相平行，也可有窦性心动过缓及各种心律失常。心界扩大者占1/3～1/2，见于重症心肌炎，因心脏扩大可致二尖瓣或三尖瓣关闭不全，心尖部或胸骨左下缘可闻收缩期杂音。心肌损害严重或心力衰竭者，可闻舒张期奔马律，第一心音减弱，合并心包炎者可闻心包摩擦音。

三、门诊资料分析

1. 心电图　主要表现有ST段下移，T波低平或倒置。窦房结、房室结、心室内传导阻滞。异位节律以室性期前收缩最多见，室性期前收缩可以是心肌炎的唯一表现，亦可发生室上性或室性心动过速，心房颤动等，其他有低电压，Q－T间期延长，Q波等。

2. 血液检查　白细胞计数在病毒性心肌炎可正常，偏高或降低，红细胞沉降率大多正常，亦可稍增快。

四、继续检查项目

1. 胸部 X 线检查；

2. 病毒分离或抗体测定；

3. 心肌酶谱测定。

五、门诊医嘱示范

- 卧床休息，清淡饮食
- 抗心率失常
- 保护心肌

病情分析

一、基本诊断

根据患者发热，典型心电图表现为确诊依据。

二、临床类型

根据临床表现可分为 6 个类型：

1. 症状型　感染后 1～4 周心电图出现 S－T 改变，无症状。

2. 心律失常型　表现各种类型的心律失常，心室性期前收缩最多见。

3. 心力衰竭型　出现心力衰竭的症状及体征。

4. 心肌坏死型　临床表现类似心肌梗死。

5. 心脏增大型　心脏扩大，二尖瓣及三尖瓣区收缩期杂音。

6. 猝死型　无先兆，突然死亡。

三、鉴别诊断

1. 原发性心内膜弹力纤维增生症　相似之处为心脏扩大，反复出现心力衰竭，可见心源性休克。但本病多发生在 6 个月以下的小婴儿。心电图及超声心动图检查均显示左室肥厚为主。临床表现为反复发作的左心衰竭症状，心脏肥大，心音减弱，无杂音或有轻度收缩期杂音。无病毒感染的病史或症状，无病毒性心肌炎的实验室检查改变。

2. 中毒性心肌炎 有严重感染或药物中毒史。常并发于重症肺炎、伤寒、败血症、白喉、猩红热等疾病，常随原发病感染症状好转而逐渐恢复。使用依米丁、锑剂等可引起心肌炎，随药物的减量或停用而逐渐好转或恢复。

3. 风湿性心脏炎　有反复呼吸道感染史，风湿活动的症候如高热，多发性游走性大关节炎，环形红斑及皮下小结等。有瓣膜病变时出现二尖瓣区收缩期和/或舒张期杂音。实验室检查可见红细胞沉降率增快，C－反应蛋白阳性，粘蛋白增高及抗溶血性链球菌“O”阳性，链激酶效价增高与咽拭子培养阳性等链球菌感染的证据。

4. 克山病　相似点为心脏扩大、心律失常、出现心力衰竭或心源性休克。但克山病有地方性，发病常在某一流行地区，有多发季节及年龄特点。心电图上以 ST－T 改变，右束支传导阻滞、低电压者为多见。X 线检查心脏扩大较显著，控制心力衰竭后不能回缩至正常。急性期过后多数变为慢性。

四、并发症

1. 心律失常　窦房结、房室结、心室内传导阻滞。异位节律以室性期前收缩最多见，也可以发生室上性或室性心动过速，心房纤颤等。

2. 急性心力衰竭。

3. 心源性休克。

治疗计划

一、治疗办法

1. 一般治疗　心肌炎患者应卧床休息，进易消化和富含维生素和蛋白质的食物。

2. 抗病毒治疗　可用中药清热解毒治疗，近年来提出用干扰素或干扰素诱导剂预防和治疗心肌炎。

3. 控制心律失常及心力衰竭　可以应用扩血管及利尿剂，洋地黄应慎用。还可以用肾上腺皮质激素治疗重症患者，以渡过危重时期。对经其他方法治疗效果不佳者、或免疫反应强烈者，在发病后 10 天至 1 个月内，也可考虑应用激素。

4. 保护心肌，促进心肌代谢　如三磷酸腺苷、辅酶 A、肌苷、环磷腺苷、细胞色素 C 等在治疗中可能有辅助作用。

二、住院医嘱示范

(一) 长期医嘱

✦ 内科常规护理

✦ 一级护理

- 吸氧（必要时）
- 心电监护（必要时）
- 普食

（二）临时医嘱

- 血常规+ESR+CRP
- 尿常规
- 病毒抗体
- 心肌酶
- 肌钙蛋白 t（TNT）
- 血生化（肝、肾功能，电解质等）
- X 线胸部正、侧位片
- 心电图
- 超声心动图

病程观察

一、病情观察

1. 症状和体征的改变　主要观察患者体温、心脏大小，杂音，心律失常，心电图等变化。

2. 辅助检查结果的变化　血常规，心肌酶变化，超声心动图，病毒抗体滴度。

二、疗效分析及处理

1. 病情好转　体温逐渐恢复正常、血 WBC 恢复正常，心脏杂音减弱或消失，心肌酶降至正常，恢复窦性心律。

2. 病情恶化　体温继续升高，或出现低体温，出现严重心律失常或心力衰竭等并发症。下一步：积极处理并发症，必要时可应用肾上腺皮质激素。

住院小结

一、确定诊断

病毒性心肌炎缺乏相对特异性的表现，轻症可以没有任何心脏方面的症状，重症则可以很快死于心律失常，心力衰竭等并发症。诊断比较困难。在上呼吸道感染、腹泻等病毒感染后 1～3 周内或急性期中出现心脏表现，如严重乏力（心排血量降低）、第一心音明显减弱、舒张期奔马律、心包摩擦音、心脏扩大、充血性心力衰竭或阿－斯综合征等。上述感染后1～3周内或与发病同时新出现的各种心律失常和（或）心电图异常而在未服抗心律失常药物前出现下列心电图改变者：

1. 房室传导阻滞、窦房阻滞或束支传导阻滞。

2. 2个以上导联S－T段呈水平型或下斜型下移≥0.05mV，或多个导联S－T段异常抬高或有异常Q波。

3. 多源、成对室性早搏，自主性房性或交界性心动过速，持续或非持续阵发性室性心动过速，心房或心室扑动、颤动。

4. 2个以上以R波为主的导联T波倒置、平坦或降低＜R波的1/10。

5. 频发房性早搏或室性早搏。

具有1～3任何一项即可诊断；具有4或5，以及无明显病毒感染史者必须具有以下指标之一，以助诊断：

1. 有下列病原学依据之一

（1）第2份血清中同型病毒抗体滴度较第1份血清升高4倍（2份血清应相隔2周以上）或一次抗体效价≥640者为阳性，320者为可疑（如以1∶32为基础者则宜以≥256为阳性，128为可疑阳性，根据不同实验室标准作决定）。

（2）病毒特异性IgM≥1∶320者为阳性（按各实验室诊断标准，但需在严格质控条件下）。上述（1）、（2）如同时有同种病毒基因阳性者更支持有近期病毒感染。

（3）单有血中肠道病毒核酸阳性，可能为其他肠道病毒感染。

（4）从心内膜、心肌、心包或心包穿刺液中测出肠道病毒或其他病毒基因片段。

2. 左室收缩功能减弱（经无创或有创检查证实）。

3. 病程早期有肌酸激酶（CK）、肌酸激酶同Ⅰ酶（CK－MB）、AST、LDH增高，并在急性期中有动态变化。如有条件可进行血清心脏肌钙蛋白Ⅰ或肌钙蛋白T、肌凝蛋白轻链或重链测定。

二、预后评估

大多数患者经过适当治疗后痊愈，不遗留任何症状或体征。

极少数患者在急性期因严重心律失常、急性心力衰竭和心源性休克而死亡。部分患者经过数周或数月后病情趋稳定，但有一定程度的心脏扩大、心功能减退、心律失常或心电图变化，成为后遗症。还有部分患者由于急性期后炎症持续，转为慢性心肌炎。

三、出院医嘱

- 明日出院
- 2周后门诊复查
- 避免受凉、过劳

病例教学

病历摘要

患者，男性，30岁，主诉2周前开始出现发热，咽痛，体温最高38.5℃，3天前出现心悸，胸闷，活动后加重，夜间不能平卧。心电图提示频发室早二联律。

问题

1. 最可能的诊断是什么？
2. 进一步需要做哪些检查？

答案

1. 学习目的　心肌炎患者诊断标准。

该患者2周前有感染时病史，出现心悸，胸闷等心脏表现，心电图提示频发室早二联律，符合心肌炎诊断标准。

2. 学习目的　列出心肌炎患者的适当检查。

检查生命体征、脉搏、血常规、病毒检测，心肌酶、心电图、X线胸片、超声心动图等。

（胡　岚）

第8章

脑膜炎

概述

中枢神经系统感染性疾病是一种由病毒、细菌、真菌、立克次体、螺旋体、寄生虫等多种感染原所引起的中枢神经系统的常见、多发性疾病。临床中依据感染源侵犯中枢神经系统不同的解剖部位，将中枢神经系统感染性疾病分为两大类：①以脑或（和）脊髓实质受累为主的脑炎、脊髓炎或脑脊髓炎；②以软脑膜受累为主的脑膜炎或脑脊膜炎。以下主要介绍细菌性、病毒性、真菌性及结核性脑膜炎。

入院评估

一、病史询问要点

1. 起病因素　起病季节、有无前期感染症状及年龄，急性起病或亚急性。

2. 主要症状　发热、头痛、恶心、呕吐、精神萎靡、意识改变、颈强直等颅内压增加表现为常见症状，严重者出现惊厥和昏迷等，另外需注意询问有无性格认知改变及脑神经麻痹症状，常见于结核及真菌性脑膜炎。

二、体格检查要点

1. 不同程度意识障碍，嗜睡、昏睡、昏迷等；

2. 脑膜刺激症状　颈项强直、克氏征、布氏征阳性等；

3. 脑实质受累可出现局灶神经体征，如偏瘫、偏盲等。

三、门诊资料分析

1. 血常规　细菌性脑膜炎白细胞计数及中性粒细胞比值可明显增高，细菌性和结核性脑膜炎C反应蛋白和红细胞沉降率增加，病毒性和真菌性脑膜炎一般正常。

2. 其他实验室检查一般正常。

四、继续检查项目

1. 血常规＋红细胞沉降率＋CRP；

2. 血培养；

3. 腰椎穿刺及脑脊液检查（脑脊液常规、生化、涂片、培养、找抗酸杆菌、墨汁染色、病毒抗体检测等）；

4. 头颅CT，病情允许时可行MRI检查。

五、门诊医嘱示范

- 根据病情选择能够透过血脑屏障的抗生素、抗病毒或抗真菌药物
- 对症支持疗法 物理降温或对乙酰氨基酚0.5g prn（体温≥38.5℃时），降颅压等
- 收入院

病情分析

一、基本诊断

1. 细菌性脑膜炎 急性起病，高热、头痛、呕吐、意识障碍、抽搐以及脑膜刺激征，脑脊液以中性粒细胞增多为主的炎性变化即可考虑本病；细菌涂片检出病原菌和细菌培养阳性即可确定诊断。

2. 病毒性脑膜炎 ①特定病毒感染症状；②急性或亚急性起病，可有发热；③以脑膜刺激症状为主的临床表现，如头痛、呕吐、颈项强直等；④脑脊液炎性改变、蛋白含量轻度增高，糖和氯化物含量正常；⑤从脑脊液中分离出病毒。

3. 结核性脑膜炎 ①密切的结核接触史或身体其他部位结核病史；②结核中毒症状；③颅内压增高和脑膜刺激症状；④脑实质损害，如意识障碍、抽搐、癫痫持续状态、偏瘫等；⑤脑神经损害，最常见为动眼神经、展神经、面神经和视神经；⑥在脑脊液培养或涂片中发现结核杆菌即可确诊。

4. 真菌性脑膜炎 ①亚急性或慢性起病，患者头痛，伴有低热、恶心、呕吐和脑膜刺激征表现；②腰椎穿刺检查提示有颅内压增高、脑脊液常规生化检查呈明显的“三高一低”（即压力增高、以淋巴细胞增高为主的细胞数增高、蛋白含量增高而糖含量降低）；③病原学检查发现真菌及相关抗体；④影像学发现有脑膜增强反应和脑实质内的局限性炎性病灶。

二、临床类型/临床分期

根据不同致病原主要主要分为以下4种类型：

1. 细菌性脑膜炎；

2. 病毒性脑膜炎；

3. 真菌性脑膜炎；

4. 结核性脑膜炎。

三、鉴别诊断

1. 细菌性脑膜炎 主要依据脑脊液检查。细菌性脑膜炎脑脊液中白细胞较高，多大于1000×10^6/L，且蛋白含量高，糖含量很低，而其他脑膜炎多无此严重变化。

2. 病毒性脑膜炎 常有特定病毒感染的表现，脑脊液中主要以单个核细胞为主，蛋白轻度增高，糖和氯化物大致正常，脑脊液分离出相应病毒可鉴别。

3. 真菌性脑膜炎 亚急性或慢性起病，起病隐袭、病程迁延，进展缓慢，剧烈头痛、视力下降为主，脑脊液压力增高、以淋巴细胞增高为主的细胞数增高、蛋白含量增高而糖含量降低，脑脊液涂片或培养可见真菌。

4. 结核性脑膜炎 为慢性脑膜炎，亚急性起病，病程常常延续数月，常有结核中毒症状，脑脊液以淋巴细胞为主，糖和氯化物含量降低，脑脊液涂片可找到抗酸杆菌，PCR病原学可资鉴别。

四、并发症

1. 硬膜下积液；

2. 脑积水；

3. 脑室膜炎；

4. 各种神经功能障碍（失听、视力减退、智低、瘫痪、癫痫等）。

治疗计划

一、治疗原则

脑膜炎的治疗原则以抗感染为主的综合性治疗。

二、治疗办法

（一）对症和支持治疗

降温、抗癫痫、镇静和脱水降颅压治疗。对昏迷患者应保持呼吸道通畅，并维持水电解质平衡，给予营养代谢支持治疗，加强口腔和皮肤护理，防止褥疮、下呼吸道感染和泌尿系感染等。

（二）抗感染治疗

即根据脑脊液培养和药敏试验结果选用适当的抗生素。

1. 抗菌治疗

（1）肺炎链球菌　首选青霉素 G，剂量要大，每日 800～1200 万 U，分 4～6 次静脉注射。对于青霉素过敏或耐药者可选用能够透过血脑屏障的第三代头孢菌素等。

（2）流感嗜血杆菌　首选氨苄西林，成人每日 8～12g，分 4～6 次静脉注射。耐药者可选用氯霉素或第三代头孢菌素，氯霉素成人每日 2～4g，分 2 次静脉注射，疗程不少于 10 日或至少至退热后 7 日。

（3）革兰阴性杆菌　大肠埃希菌最常见，其次为肺炎杆菌、铜绿假单胞菌。首选氨苄西林或头孢菌素，可联合氨基糖苷类。

（4）脑膜炎奈瑟菌　首选磺胺类药物，首次剂量 50～100mg/kg，静脉注射，以后每日 80～160mg/kg，分 4 次静脉注射，治疗 48 小时临床症状仍无改善者，及时更换抗菌药。暴发型脑脊髓膜炎，宜用大剂量青霉素或氯霉素治疗。

2. 抗病毒治疗

（1）阿昔洛韦　10～15mg/kg，每日 2～3 次静脉滴注，连用 10～21 天。

（2）喷昔洛韦和泛昔洛韦　喷昔洛韦口服吸收较差，泛昔洛韦 250～500mg 每日 3 次口服，7 天为 1 个疗程。

（3）更昔洛韦　5～10mg/（kg・d），每 12 小时 1 次，疗程 10～14 天。

（4）阿糖腺苷　5～10mg/（kg・d），每次静脉滴注时间不少于 12 小时，疗程 10 天。

3. 抗真菌治疗

（1）两性霉素 B　是治疗隐球菌脑膜炎的首选药物。静脉注射首次成人 0.02～0.1mg/kg，每日或隔日用药 1 次，每次增加 5mg。逐渐达到 0.5～0.7mg/kg 的治疗量，疗程 3～6 个月；鞘内注射首次剂量 0.05～0.1mg，以后每次增加 0.1mg，直至每次

0.5～1mg，每周2～3次，总剂量15mg。

(2) 5一氟胞嘧啶　副作用较两性霉素B少，联用可提高疗效，口服和静脉给药每日50～150mg/kg，分3～4次口服、2～3次静脉点滴。

(3) 氟康唑　为广谱抗真菌药，首次剂量400mg，以后每日200～400mg，分2次静脉滴注，脑脊液培养转阴后继续治疗8～10周。

3. 抗结核治疗

异烟肼、利福平、吡嗪酰胺、链霉素、乙胺丁醇是最有效的一线抗结核药物，二线药物为对氨基水杨酸、丁胺卡那，三线药物为氨硫脲与环丝氨酸等。疗程1～1.5年，或脑脊液正常后不少于半年。

4. 肾上腺皮质类固醇

能控制炎症反应和减轻水肿，多采用早期、大量和短程给药原则。

(1) 地塞米松　临床多用10～20mg/d，每日1次，静脉滴注，连用10～14天，而后改为口服泼尼松30～50mg，每日1次，病情稳定后每3天减5～10mg，直至停止。

(2) 甲泼尼龙　严重时可采用冲击治疗，500～1000mg，静脉注射，每日1次，连续3天，而后改为口服泼尼松30～50mg，每日1次，以后3～5天减5～10mg，直至停止。

三、住院医嘱示范

(一) 长期医嘱

+ 内科常规护理
+ 一级护理
+ 病重（或病危）
+ 吸氧（必要时）
+ 普食（或静脉营养）
+ 抗生素 iv gtt（或抗病毒、抗真菌、抗结核药物）

(二) 临时医嘱

+ 血常规＋ESR＋CRP
+ 尿常规

- 便常规
- 心肌酶
- 血生化（肝、肾功能，电解质等）
- 血气
- 血培养＋药敏（T≥38℃）
- 脑脊液常规
- 脑脊液生化
- 脑脊液涂片
- 脑脊液培养＋药敏
- 痰找抗酸杆菌
- 脑脊液找抗酸杆菌
- 脑脊液病毒 PCR
- 脑脊液病毒抗体检测
- 脑脊液墨汁染色
- X 线胸片
- 头颅 CT
- 头颅 MRI（病情允许时）

病程观察

一、病情观察

1. 症状和体征的改变　主要观察患者体温、意识、脑膜刺激征、局灶神经体征等的变化情况。

2. 辅助检查结果的变化　血常规 WBC、GR%；脑脊液常规、生化、涂片、培养等；头颅 CT 或 MRI 的变化。

二、疗效分析及处理

1. 病情好转　体温逐渐恢复正常、意识、脑膜刺激征、局灶神经系统体征等好转，血 WBC 下降或恢复正常，脑脊液压力、常规、生化、涂片、培养等恢复正常，头颅 CT 或 MRI 示病变较前吸收。应继续目前治疗。

2. 病情无变化　仍有发热，意识、脑膜刺激征、局灶神经系统体征等无明显好转，血 WBC 仍升高或降低，脑脊液压力、常规、生化、涂片、培养等仍有异常，头颅 CT 或 MRI 示病变无吸收。下一步：①诊断是否正确？②根据病原学或药敏调整抗生素、抗真菌药物或抗结核药物。

3. 病情反复　患者体温正常后又出现发热，意识、脑膜刺激征、局灶神经系统体征等症状好转后又加重，血 WBC 下降或恢复正常后又升高或降低，脑脊液压力、常规、生化、涂片、培养等恢复正常后再次出现异常，头颅 CT 或 MRI 示病变较前吸收后又加重或在不同部位出现病灶。下一步：①原发病反复？合并其他感染？积极寻找病原学证据；②调整抗生素、抗真菌药物或抗结核药物。

4. 病情恶化　体温继续升高，或出现低体温，意识障碍、神经系统局灶体征加重，血 WBC 继续升高或低于正常值，脑脊液压力进一步升高，头颅 CT 或 MRI 示病变扩大或出现脑脓肿、脑炎表现。下一步：①调整抗生素、抗真菌药物或抗结核药物；②积极处理并发症；③必要时行脑室穿刺引流。

住院小结

一、确定诊断

有发热及头痛、恶心、呕吐等颅内压增高的临床表现，严重者出现意识障碍，有脑膜刺激征如颈项强直、克氏征、布氏征阳性，脑脊液检查有异常发现，病原学检查结果确定为细菌性脑膜炎或结核性、真菌性、病毒性脑膜炎。

二、预后评估

1. 病毒性脑膜炎属于良性感染性疾病，病程短、无后遗症、预后好。

2. 化脓性脑膜炎病死率 15％。化脓性脑膜炎预后与病原菌、机体情况和及早有效的抗生素治疗密切相关，少数化脓性脑膜炎病后可遗留智力减低、癫痫、脑积水等后遗症。

3. 结核性脑膜炎预后决定于病情的轻重，治疗是否及时和治疗彻底与否，婴幼儿和老年人一般预后较差。

4. 真菌性脑膜炎预后差，病死率高。

三、出院医嘱

- 明日出院
- 出院带药
- 按时服药，2 周后门诊复查

病例教学

病历摘要

青年男性，35岁，急性起病。既往无结核病史及接触史，否认冶游史。现病史：主要表现为发热、头痛、呕吐，发热以下午为著（最高达38.5℃），精神差，消瘦，无面颊潮红、咳嗽，无肢体抽搐、意识障碍。入院查体：T 38℃，神清，语利，双瞳等大等圆，光反应好，视乳头未见明显水肿，颅神经检查无阳性发现。颈抵抗两横指，四肢肌力5级，肌张力、腱反射对称适中，未引出病理征。深浅感觉未见异常。Kernig征阴性。辅助检查：血常规（3次）：正常，红细胞沉降率4mm/h；PPD试验（+）；血病原体检测：军团菌抗体（—），HSV—1（—），EBV（—），COXb（—）。CSF病原体检测：HSV—1（—），EBV（—），COXb（—），囊虫酶标（1次阴性，1次阳性），革兰细菌、抗酸杆菌、墨汁染色（2次阴性），TB—Ab（—），ADA 7.8 /10.1U/L（正常8～10）。腹部B超：正常；X线胸片：未见异常；头CT：未见异常；MRI：右侧环池变窄，可见一点状长T2信号，右侧小脑幕可见2个小片状均匀强化。CSF检查：压力285mmH_2O，细胞总数1100×10^6/L，中性38%，单核62%，蛋白80mg/dl，糖2.2mmol/L，氯化物115mmol/L。

问题

1. 初步诊断是什么？

2. 应与什么疾病鉴别诊断？

3. 下一步的治疗是什么？

答案

1. 学习目的　明确结核性脑膜炎的诊断依据。

（1）诊断　结核性脑膜炎

（2）诊断依据

①早期表现发热、头痛、呕吐，发热以下午为著（最高达38.5℃），精神差，消瘦（体重减轻）；

②查体　38.5℃，颈抵抗两横指；

③辅助检查　PPD试验（+），脑脊液压力升高，细胞总数升高，以单核为主，蛋白增多，糖、氯化物降低，MRI：右侧环

池变窄，可见一点状长 T2 信号，右侧小脑幕可见 2 个小片状均匀强化。

综合以上症状、体征及辅助检查分析诊断：结核性脑膜炎成立。

2. 学习目的　了解应与结核性脑膜炎进行鉴别诊断的常见疾病。

(1) 隐球菌脑膜炎　临床经过、表现和脑脊液改变极为相似，应尽量寻找新型隐球菌感染实验室证据，可通过脑脊液涂片找抗酸杆菌、培养、墨汁染色、血清学及细胞学检查等鉴别。

(2) 脑囊虫病　突然或缓慢出现偏瘫、感觉缺失、偏盲和失语等，脑脊液压力增高，ELISA 检测血清囊虫抗体阳性。头部 CT 平扫示包囊为小透明区，可见单个或多个脑实质钙化，增强 CT 或 MRI 可见对比剂强化的占位性病变伴周围水肿，以及脑积水及阻塞部位。

3. 学习目的　了解结核性脑膜炎的治疗原则。

(1) 抗结核治疗　异烟肼 (INF)、利福平 (RFP)、吡嗪先胺 (PZA) 或乙胺丁醇 EMB、链霉素 (SM) 是结核性脑膜炎最有效的联合用药方案。WHO 建议应至少选择三种药物联合治疗，常用：异烟肼 (INF)、利福平 (RFP)、吡嗪先胺 (PZA)。

(2) 皮质类固醇　用于脑水肿引起颅内压增高者。

（廖　玲）

第9章

肝 脓 肿

概述

肝脓肿（liver abscess）是指肝实质内单发或多发的脓性物积聚。肝的非病毒性感染可分为细菌性、原虫性、真菌/真菌性或寄生虫性感染。它们中的一些可导致占位性脓性腔或脓肿。脓肿形成的始因在于感染因子释放进入无菌区域，而此时宿主防御机制无法清除感染微生物。最常见的肝脓肿是阿米巴肝脓肿、化脓性肝脓肿或混合性肝脓肿。病程可分为急性、亚急性或慢性。宿主对致病因子的免疫反应影响着整个病程与预后。

入院评估

一、病史询问要点

1. 起病因素

（1）细菌性肝脓肿　多先有原发病的表现，起源于血行者可有疖肿、软组织化脓、痔感染、阑尾炎、门静脉炎、肠道感染、肺炎、上呼吸道感染、败血症等先驱病变。起源于胆道病变者可先有胆管结石、狭窄、蛔虫钻入等先驱病变。

（2）阿米巴肝脓肿　溶组织阿米巴滋养体从肠道病变处经血流进入肝，使肝发生坏死。本病大多数继发于肠阿米巴病（阿米巴痢疾），但也可无肠阿米巴病的临床表现而单独发生。

2. 主要症状　寒战、高热，体温可高达39～40℃，热型多为弛张热，伴有大量出汗。因肝内化脓、肝大、被膜膨胀、肝区常有持续性钝痛。当脓肿向肝顶部发展时，刺激右侧膈肌，疼痛向右肩部反射。脓肿位于右肝下部时可出现右上腹痛或腰痛，位于肝后面的脓肿常无疼痛，直至穿破后腹壁向下蔓延至肾周围才出现类似肾周围脓肿症状。浅表部位肝脓肿进展迅速对肝包膜侵袭明显时，则疼痛剧烈而夜不能眠，并可向腹腔穿破引起腹膜炎。

二、体格检查要点

1. 腹部体征　肝有不同程度的肿大，多在右肋缘下3～5cm，少数可达 10cm 以上。肿大的肝表面多柔软光滑，但也有的质地较硬且表面不平而酷似肝癌。可有轻重不等的压痛。如果脓肿无破溃，则多无反跳痛。如病灶位于左叶，剑突下可及肿块。

2. 其他体征　少数患者由于脓肿压迫胆小管或较大的肝内胆管或肝组织受损范围过大而可出现黄疸，但多为隐性或轻度黄疸。肝脓肿近体表者则可见到皮肤红肿，且有凹陷性水肿。并发胸膜炎者可闻及胸膜摩擦音，胸腔积液多时可有呼吸困难，并发肺部脓肿者可有肺部叩诊实音，呼吸音低，可闻及啰音。

三、门诊资料分析

1. 血常规　外周血白细胞总数及中性粒细胞相对值均增高，可伴有核左移及中毒颗粒。病程较长者白细胞总数近于正常。可有轻、中度贫血。

2. 红细胞沉降率增快。

3. 便常规　部分阿米巴肝脓肿患者粪便中可找到阿米巴滋养体或包囊。

4. 肝功能　大部分有轻度肝受损表现，如白蛋白下降，血清转氨酶、碱性磷酸酶、γ一谷氨酰转肽酶升高。

四、继续检查项目

1. 腹部 B 超；

2. 腹部 CT；

3. X 线胸片；

4. 血培养；

5. 诊断性穿刺；

6. 磁共振成像（MRI）；

7. 选择性肝动脉造影；

8. 血清学检查　阿米巴抗体；

9. 胆管造影。

五、门诊医嘱示范

+ 氨苄西林
+ 头孢他啶
+ 甲硝唑
+ 物理降温或对乙酰氨基酚 1 片 prn（体温≥38.5℃时）

病情分析

（一）基本诊断

根据病史，临床上的寒战、高热、肝区疼痛、肝大，以及B型超声和X线检查即可诊断本病。必要时可在肝区压痛最剧处或超声探测导引下施行诊断性穿刺，抽出脓液即可证实本病。

（二）临床分类（表9-1）

1. 细菌性肝脓肿　是指化脓性细菌引起的肝内化脓性感染。中老年多发，男、女发病率相同。无地区或种族间差异。病原菌常经外伤或胆道系统、门脉系统、肝动脉、淋巴系统及临近脏器组织直接蔓延、穿透、外伤等途径进入肝，引起本病。目前，仍以胆道感染为主要原因，常见的细菌为金黄色葡萄球菌和大肠埃希菌，有些可为混合感染，其中细菌感染并发厌氧菌感染并不少见。不常见的致病菌有沙门菌、嗜血杆菌和耶尔森菌、结核杆菌、放线菌和类鼻疽杆菌。以上致病菌尤其多见于免疫缺陷病人，如器官移植后。

原发病后突然寒战、高热、肝区疼痛及压痛、肝大，白细胞总数及中性粒细胞明显增多等，就应高度怀疑肝脓肿，有必要做进一步的检查。

2. 阿米巴肝脓肿　是由于溶组织阿米巴滋养体从肠道病变处经血流进入肝，使肝发生坏死而形成的脓肿。阿米巴肝脓肿为侵袭性阿米巴病的常见并发症，主要发生在热带和亚热带地区。以20～40岁男性多发，性别间差异明显，男女比约为4∶1。半数患者有阿米巴痢疾的病史，是阿米巴肠病最常见的并发症，以长期发热，右上腹或右下胸痛、全身消耗及肝大压痛、血白细胞增多等为主要临床表现，且易导致胸部并发症。脓肿多见于肝右叶，常为单发，可穿破横膈进入胸腔而形成脓胸。穿破肺及支气管而形成支气管胸膜瘘，也可累及心包致阿米巴性心包炎。

发热，尤其是长期发热原因不明者，伴有右上腹痛和/或肝大伴压痛、局部叩痛，病前曾有腹泻或大便不规则史，必须考虑本病之可能。抗生素治疗无效时更应考虑本病。虽然既往有肠阿米巴病有助于诊断，但无此病史者也不能否定本病。

表 9-1 肝脓肿分类

诊断	细菌性肝脓肿	阿米巴性肝脓肿
病史	继发于胆道感染或其他化脓性疾病	继发于阿米巴痢疾后
症状	病情急骤严重，全身脓毒症，症状明显，有寒战、高热	起病较缓慢，病程较长，可有高热，或不规则发热、盗汗
血液化验	白细胞计数及中性粒细胞可明显增加。血液细菌培养可阳性	白细胞计数可增加，如无继发细菌感染，血液细菌培养阴性。血清阿米巴抗体检测阳性
粪便检查	无特殊表现	部分病人可找到阿米巴滋养体或结肠溃疡面（乙状结肠镜检）黏液或刮取涂片可找到阿米巴滋养体或包囊
脓液	多为黄白色脓液，涂片和培养可发现细菌	大多为棕褐色脓液，无臭味，镜检有时可找到阿米巴滋养体。若无混合感染，涂片和培养无细菌
诊断性治疗	抗阿米巴药物治疗无效	抗阿米巴药物治疗有效
脓肿	较小，常为多发性	较大，多为单发，多见于肝右叶

（三）鉴别诊断

1. 膈下脓肿　常发生于腹腔化脓性感染或阑尾穿孔、溃疡穿孔或腹部手术后。全身中毒症状和局部体征不如肝脓肿明显。胸痛，深呼吸时加重。右下季肋部有叩痛，B超示膈下有暗区，穿刺有脓液。X线胸片发现肋膈角模糊多为膈下脓肿。右侧膈肌升高，运动受限。

2. 原发性肝癌　巨块型肝癌中心区液化坏死并继发感染时常与肝脓肿相混淆；炎症型肝癌因畏寒、发热和肝区疼痛，有时与多发性肝脓肿相似。但肝癌患者的病史，发病经过与体征与肝脓肿多有不同，结合B超、AFP及各项化验检查，必要时可穿刺活检，一般不难鉴别。

3. 右下肺炎　有时也可与肝脓肿混淆，其寒战、发热、右侧胸痛、呼吸急促、咳嗽，肺部可闻及湿性啰音，胸部X线检查发现肺内病变有助于鉴别。

4. 肝囊肿继发感染　肝囊肿多见于女性，大多数为先天性。因生长缓慢可长期或终身无症状，若并发感染可出现发热、肝区疼痛等。有助于囊肿诊断的依据有：有囊肿病史，部分患者并发多囊肾，B超、CT检查示囊壁菲薄，边缘整齐光滑。

5. 胆道感染　除寒战、高热外，多有右上腹绞痛和黄疸，疼痛可放射至右背或肩胛部，胆囊区有压痛，常能触及肿大的胆囊，肝大及肝压痛不明显，X线检查膈肌不升高，运动正常，B超检查肝无液性暗区。

（四）并发症

1. 脓肿破溃

（1）脓肿破入胸腔，造成肝支气管瘘（咳出物呈鱼酱样脓液）、肺脓肿、阿米巴脓胸。

（2）脓肿破入心包，造成心力衰竭、心包炎、心包填塞（常常是致命的，继而引发缩窄性心包炎）。

（3）脓肿破入腹腔，造成腹膜炎、腹水。

（4）少数可穿入胰、脾、胃肠道或腹壁。

2. 血行播散

（1）其他器官脓肿；

（2）败血症。

3. 继发感染（常源于医生的诊断性穿刺）。

4. 其他罕见的并发症　暴发性肝衰竭、胆道出血、下腔静脉阻塞。

治疗计划

一、治疗原则

早期诊断，早期治疗；积极治疗急性胆道和腹部感染、充分引流腹腔内感染性积液；足量、足疗程且有效的抗生素应用；超声或CT引导下的脓液穿刺及引流；积极的支持治疗。注意休息，加强营养，病情重者，应注意加强支持治疗，纠正水、电解质紊乱。

二、治疗办法

（一）细菌性肝脓肿

1. 一般治疗 注意休息，给予充分的营养支持，如输血、补充蛋白等。维持水、电解质平衡。必要时多次小量输血和血浆以增强机体抵抗力。

2. 抗生素治疗 先根据经验治疗，参考感染途径，选用主要针对金黄色葡萄球菌为主的革兰阳性菌或大肠埃希菌为主的革兰阴性菌的抗生素或两者兼顾，还应包括抗厌氧菌的药物。联合用药举例：大剂量青霉素（1200万～2000万U）或哌拉西林＋阿米卡星＋甲硝唑，或克林霉素＋阿米卡星或庆大霉素＋甲硝唑。以后可根据疗效和细菌药敏结果调整用药。第三代头孢菌素（如头孢他啶、头孢哌酮等）或喹诺酮类（诺氟沙星、环丙沙星等）亦可酌情选用，是否作为第一线药物使用，视病情而定。胆源性肝脓肿应注意药物在胆汁中的有效浓度，青霉素类、头孢菌素类在胆汁中可达到较高浓度，氨基糖苷类及氯霉素则否。亚胺培南及其复方制剂亚胺培南－西司他丁钠抗菌谱广，对革兰阳性和阴性菌、需氧菌和厌氧菌、产β－内酰胺酶菌株及多重耐药菌株均有抗菌活性，适用于重度感染，特别是病因未明的重度感染和危重院内感染，不宜作为第一线药物广泛使用。

3. 介入治疗 介入方法的不断改进，加之有强效抗生素作后盾，使得目前多数细菌性肝脓肿已能经B超引导下穿刺抽脓或置管引流治愈。置管引流后的第2日或数日起，可用等渗盐水冲洗脓腔，然后注入抗生素。治疗后液化的肝脓肿可闭合，通常引流时间不超过3周，小的脓腔常在72小时获彻底引流。

4. 手术疗法 适用于较大脓肿，估计有穿破可能或已穿破胸腔或腹腔，胆源性肝脓肿，位于肝左叶外脓肿，穿刺易污染腹腔以及慢性肝脓肿。

（1）脓肿切开引流术；

（2）脓肿切开引流后带蒂大网膜脓腔填塞；

（3）肝叶切除术。

5. 肝动脉或门静脉插管灌注抗生素　适用于位于第二肝门、肝实质深部、病灶呈蜂窝状的肝脓肿或脓肿未液化或多发时。此法需一定技术条件，不宜作为常规治疗手段。

6. 中医中药治疗　上述各种治疗方法均可配合中医中药治疗。治则为活血化瘀、泻火解毒、托里透脓。

三、阿米巴肝脓肿

1. 抗阿米巴药物治疗

抗阿米巴药按其作用分为三类：①组织内杀阿米巴药：对侵入组织的阿米巴滋养体有杀灭作用，如依米丁、氯喹；②肠内抗阿米巴药：对肠腔内阿米巴有作用，主要对包囊有杀灭作用，如双碘喹啉、安痢平等；③硝基咪唑类：如甲硝唑、替硝唑，对肠内和组织内阿米巴滋养体均有杀灭作用。

首选甲硝唑，推荐的口服剂量是成人1g，每日2次，服用10～15天。如为静脉给药，成人是500mg，6个小时1次。喹诺酮类（常用第三代药，如诺氟沙星）抗阿米巴作用不亚于甲硝唑，且兼有广谱抗菌作用，对甲硝唑疗效不佳者或阿米巴肝脓肿合并细菌感染者可用喹诺酮类。依米丁按常规使用可避免心脏及神经等严重不良反应，如无禁忌证，可用于甲硝唑疗效不佳者，尤其脓腔较大，有穿破危险需紧急控制病情者。抗阿米巴药物不宜同时应用，以免增加不良反应，但可轮换使用。肠内阿米巴是肝内感染的来源，故应同时进行抗肠内阿米巴治疗。

2. 穿刺抽脓　对阿米巴肝脓肿进行穿刺抽脓，可明确诊断、迅速改善症状、降低脓腔内压力、减少穿破危险、了解有无继发感染等。适用于：①直径3cm以上、脓肿浅表、局部疼痛及压痛明显，有穿破危险者；②经恰当药物治疗5～7天，但临床症状无改善者；③脓肿巨大，直径5～10cm以上，脓液难于吸收，或有继发细菌感染者。穿刺部位应选压痛最明显处，或在B超、CT探查定位下进行。

3. 外科治疗　适用于①肝脓肿穿破至腹腔引起弥漫性腹膜炎时需紧急手术处理，排净腹腔脓液，并行腹腔引流；②脓肿位置较深（距离体表超过8cm）；③合并细菌感染，脓液黏稠不易吸出者。

4. 抗生素治疗 对有继发细菌性感染者应选对致病菌敏感的抗菌药物进行治疗。

三、住院医嘱示范

(一) 长期医嘱

+ 内科常规护理
+ 二级护理
+ 普食，严重者可高营养饮食
+ 抗生素 iv gtt

(二) 临时医嘱

+ 血常规＋ESR＋CRP
+ 尿常规
+ 便常规
+ 血培养
+ 心肌酶
+ 血生化（肝、肾功能，电解质等）
+ 胸部X线片
+ 心电图
+ 腹部B超
+ 腹部CT
+ 肿瘤标志物
+ 肝穿刺

病程观察

一、病情观察

1. 症状和体征的改变 主要观察患者体温、恶心、呕吐、肝区疼痛等变化情况以及肝大、触痛、黄疸的变化情况。

2. 辅助检查结果的变化

(1) 血常规 白细胞总数和中性粒细胞比例的变化；

(2) 肝功能变化 各种酶学指标的变化情况；

(3) 腹部B超检查 脓腔的部位和大小变化情况。

二、疗效分析及处理

1. 病情好转 体温下降或恢复正常，肝区疼痛好转，触诊肝较前有所减小。外周血白细胞总数下降或恢复正常。红细胞沉降率恢复正常。腹部B超示脓腔较前有所吸收、消退。应继续目前治疗计划。

2. 病情无变化　仍有发热、肝区疼痛，触诊肝大，有压痛。血白细胞总数仍升高或降低，红细胞沉降率仍增快。腹部B超示肝区病变无变化。下一步：①考虑诊断是否正确、全面；②在B超或CT引导下行肝穿抽取脓液作细菌培养及药物敏感试验，根据结果调整抗生素的种类及剂量。

3. 病情反复　患者体温正常后又出现发热，肝区疼痛、肩背部放射痛等症状好转后又加重，外周血白细胞总数下降或恢复正常后又升高或降低，腹部B超示脓腔缩小后又增大或数目增多。下一步：①原发病反复？积极治疗原发病的同时寻找病原学依据；②调整抗生素，穿刺抽取脓液或外科切开引流。

4. 病情恶化　寒战、高热、肝区疼痛、肝大、触痛等症状体征加重，心率加快，四肢湿冷，甚至出现意识障碍，血白细胞继续升高或低于正常值，腹部B超示病变扩大。下一步：①积极治疗原发病，加强对症支持治疗；②合并其他感染灶？及时行外科治疗；③注意重要脏器功能的监测与支持。

住院小结

一、确定诊断

根据患者症状、体征，血常规、便常规、肝功能、腹部B超或CT、阿米巴抗体检查，肝穿刺抽脓后脓液培养明确肝脓肿的诊断。

二、预后评估

未发现或未治疗的肝脓肿死亡率95%～100%，早期因为未能有效地控制并发症和出现败血症使死亡率高达80%。目前由于大量抗生素的应用以及影像学、引流术的开展，死亡率已明显降低。以下因素对肝脓肿的预后仍有预测作用：①脓肿的部位、细菌的种类和毒性；②多发性脓肿的死亡率高于单发性脓肿；③婴幼儿、老年人等预后较差；④有并发症者预后差。

三、出院医嘱

✦ 明日出院

+ 出院带药
+ 按时服药，门诊复查
+ 注意休息，避免过度劳累

病例教学

病历摘要

女性患者，62 岁，因乏力、发热 2 周，加重伴气促 2 天入院。患者于 2 周前出现乏力、发热，未予重视。5 天前去当地医院就诊，体温 38.4℃。给予输液治疗（具体不详）。2 天前出现高热，体温 39.3℃，伴寒战、气促，血氧饱和度下降到 60%。给予气管插管，呼吸机辅助呼吸，为进一步治疗转入我院。既往糖尿病病史 1 年，服用格列齐特，血糖控制尚可。入院时体格检查：体温 39℃，呼吸 28 次/分，脉搏 98 次/分。血压 90/50mm Hg（多巴胺 6μg/（kg·min）维持，1 mm Hg=0.133 kPa），意识清楚，急性面容，两肺呼吸音偏低，可闻及少许湿啰音。心率 98 次/分，律齐，腹软，右上腹轻压痛，无反跳痛，肝脾肋下未触及，移动性浊音（—），双下肢无水肿。实验室检查：血常规：白细胞（WBC）15.6×10^9/L，血红蛋白（Hb）78 g/L，中性粒细胞（N）76.3%，血小板计数（PLT）263×10^9/L；生化：尿素氮（BUN）11 mmol/L，肌酐（Cr）83 mmol/L；ALT38 U/L，AST 57 U/L；C 一反应蛋白（CRP）163 mg/L；X 线胸片示：两肺纹理增多增粗，未见明显实质性病灶；腹部 B 超：肝右叶 8.5 cm×9.5 cm 低密度灶，内见大量气体密度影。

问题

1. 最可能的诊断是什么？诊断依据？
2. 需要跟哪些疾病进行鉴别？
3. 还需要哪些实验室检查？
4. 初步治疗计划？

答案

1. 学习目的　明确细菌性肝脓肿的诊断依据。

（1）诊断　细菌性肝脓肿；
感染性休克；
2 型糖尿病。

(2) 诊断依据　患者乏力、发热、寒战；既往糖尿病病史1年；右上腹轻压痛，无反跳痛；血常规白细胞及中性粒细胞升高；C反应蛋白升高；腹部B超：肝右叶8.5 cm×9.5 cm低密度灶，内见大量气体密度影。

2. 学习目的　了解应与细菌性肝脓肿进行鉴别诊断的常见疾病。

(一) 阿米巴肝脓肿；

(二) 膈下脓肿；

(三) 原发性肝癌；

(四) 肝囊肿继发感染。

3. 学习目的　了解诊断肝脓肿适当的检查。

(1) 便常规；

(2) 血培养；

(3) 腹部CT；

(4) 肿瘤标志物；

(5) 肝穿刺。

4. 学习目的　了解细菌性肝脓肿治疗原则。

(1) 根据致病菌对药物的敏感性选用有效抗生素；

(2) 尽早彻底排净脓液，恢复肝功能；

(3) 治疗基础病；

(4) 全身支持治疗，补充营养、维生素，注意水、电解质平衡。

(李　丹　任爱民)

第 10 章

肝 结 核

概述

肝结核临床上少见，是结核杆菌侵入肝所致的肝结核病变。分为两种，一种肝结核是为全身结核的一部分，临床以肝外结核（主要是肺结核和肠道结核）为主要表现。另一种肝结核是因结核杆菌经血流进入肝而形成肝内结核病灶，并以肝内结核病变为主要表现，临床所指的肝结核一般指后一种。

入院评估

一、病史询问要点

1. 病因　是否有肝外结核病或结核病史。

2. 主要症状　右上腹痛，食欲缺乏、恶心、呕吐、腹胀等，同时可伴有全身结核中毒症状如消瘦、乏力、盗汗、不明原因发热等。

二、体格检查要点

1. 腹部检查　肝常明显肿大，边缘圆钝，呈中等硬度，有轻度或中度压痛；如肝内有结核性脓肿形成则肝的压痛更为明显；如肝内结核脓肿穿破入胸腔，则可出现胸腔积液的症状与体征；如肝内结核性脓肿穿破入腹腔可出现腹腔炎的症状和体征。

2. 其他体征　如黄疸。

三、分析门诊资料

1. 血常规　白细胞正常或偏低，轻中度贫血。

2. 红细胞沉降率　增快。

3. 肝功能　肝功能检查结果不稳定。ALT 常为正常，血清白蛋白可降低，α 及 β 球蛋白常增高，但是非特异性的，只供临床诊断参考。肝内结核病变广泛时，AKP 可增高。

4. PPD 试验　如强阳性对诊断也有一定的临床意义。

5. 腹部 B 超　可发现结节性的病灶，但不能定性，只能供临床参考。

6. 腹部 X 线　在右上腹可见钙化点。

7. 腹部 CT　多为低密度占位性病变或含液性脓肿样病灶，有的伴高密度点状钙化病灶，周边可有增强。

四、继续检查项目

1. B 超或 CT 引导下经皮肝穿刺活检。

2. 腹腔镜。

五、门诊医嘱示范

✦ 异烟肼　0.3 qd po

✦ 利福平　0.45 qd po

✦ 乙胺丁醇　0.75 qd po

✦ 肝太乐 0.2 tid　po

病情分析

一、基本诊断

临床诊断困难，多数病例通过肝穿刺活检，腹腔镜检查或剖腹探查后做出诊断。肝结核的诊断线索：①长期不明原因的发热，尤其是年轻人，有活动性肝外结核病或结核病史；②右上腹痛，食欲缺乏、消瘦、乏力、盗汗。③肝大，或伴肝区压痛，或有脾大；④轻中度贫血，白细胞正常或偏低，红细胞沉降率快，结核菌素试验阳性，肝功能异常；⑤抗结核治疗效果好。对可疑患者可行肝穿刺活检，腹腔镜检查或剖腹探查，结核杆菌培养等明确诊断。

二、临床类型/临床分期

临床可见下列类型：

1. 肝炎型　肝区胀痛，食欲减退，伴低热。肝轻中度增大，肝表面光滑，有轻度触痛。约 1/4 的病人有转氨酶升高，白、球蛋白比例倒置。黄疸病例血胆红素升高。此型病人约一半无肺结核证据，腹腔镜下肝活检可确诊。

2. 粟粒结核型　结核病误治并滥用激素后使结核菌扩散为全身粟粒型结核及肝结核。病人结核中毒症状明显，伴有肺结核或多发性浆膜炎及肝脾大。

3. 肝脓肿型　以肝区疼痛，寒战、高热，肝大，触痛明显为特点。B 超检查肝内呈现肿块性病变或为脓肿性液性暗区。肝穿刺可抽取脓液，脓液细菌培养多为阴性。

4. 结节型 以肝大明显，肝区疼痛为主要表现，伴有低热。肝表面不平，有时可触及结节，可有触痛，临床上酷似肝癌，多经腹腔镜活检或剖腹探查病理证实。

5. 脓毒血症型 临床上高热为主要表现，呈稽留热或弛张热，尤以下午为重。肝、脾增大明显。血象呈轻度贫血，白细胞总数和中性粒细胞增多，甚至呈类白血病反应，血结核菌培养不易获得阳性结果。

6. 其他 还有肝外结核型、黄疸型等，均少见。

三、鉴别诊断

1. 局限性肝结核瘤有时与肝癌难以鉴别，而粟粒性肝结核有时易与弥漫型肝癌混淆但后者病情严重、病程发展较快、AFP 阳性，结合慢性肝病史一般可以鉴别。

2. 肝结核形成脓肿后应与阿米巴性或细菌性肝脓肿相鉴别。细菌性肝脓肿多继发于胆道感染，全身中毒症状严重，有寒战、高热；而阿米巴性肝脓肿多有脓血便史，脓肿一般比较大，脓液呈巧克力色，一般不难鉴别。

3. 对具有黄疸的病例，慎勿误诊为病毒性肝炎、肝硬化、钩端螺旋体病、败血症等，尤其当患者有结核病史或治疗无效而日渐恶化时，应警惕本病的可能并做相关检查。

4. 肝大、脾大 、高热、黄疸、贫血、恶病质，应与淋巴瘤、急性白血病、恶性组织细胞增多症相鉴别，可查骨髓象和淋巴结活检。

四、并发症

1. 肝硬化 肝表面多为中等硬度，且一般光滑，少数有明显结节。肝可有压痛。肝硬化的原因，主要有结核性肝脓肿、结核瘤、结核性肉芽肿以及结核引起的肝非特异性反应等导致肝小叶结构紊乱、再生结节等病理改变。

2. 脾大 约见于半数病例，肿大比较显著，多在肋下 0.5～9cm，亦可逾脐。主要是由于结核肉芽肿的浸润和脾髓网状细胞的增殖。脾大常伴脾功能亢进，三种血液有形成分都有不同程度的减少。

3. 腹部肿块　主要由于结核性腹膜炎和腹腔淋巴结结核所致。

治疗计划

一、治疗原则

内科治疗原则同血行播散型结核病的治疗。少数患者在内科治疗的基础上可选择手术治疗。

二、治疗办法

1. 一般治疗　适当休息，加强营养及护肝治疗。

2. 抗结核治疗　原则同血行播散型结核病的治疗。治疗前后应充分了解肝功能情况，注意药物对肝功能的影响。抗结核药物治疗对多数患者可以控制或治愈。常用抗结核药物：异烟肼(INH)、利福平（RFP)、吡嗪酰胺（PZA)、链霉素（SM）和乙胺丁醇（EMB)，常用治疗方案：3SHRZ/6HR 或 3SHRZ/6H_3R_3 或 3$S_3H_3R_3Z_3$/6H_3R_3（下角阿拉伯数字表示每周服药次数)。

3. 手术治疗　有以下情况的少数患者在内科治疗的基础上可选择手术治疗：①较大的孤立性结核瘤，抗结核药物较难进入病灶内；有肝脓肿形成可行穿刺抽脓或手术清除脓肿；②病灶压迫肝门部引起梗阻性黄疸；③并发门脉高压食管静脉曲张破裂出血，有脾功能亢进者；④并发胆道大出血者；⑤诊断不明不能排除恶性病变者。

三、住院医嘱示范

(一）长期医嘱

+ 内科常规护理
+ 二级护理
+ 普食
+ 肝太乐
+ 3SHRZ/6HR 或 3SHRZ/6H_3R_3 或 3$S_3H_3R_3Z_3$/6H_3R_3

(二）临时医嘱

+ 血常规＋ESR＋CRP
+ 尿常规
+ 便常规
+ 红细胞沉降率

- 心肌酶
- 血生化（肝、肾功能，电解质等）
- PPD试验
- 抗结核抗体
- X线胸部正、侧位片
- 腹部B超
- 腹部CT
- 肝穿刺活检（必要时）
- 腹腔镜检查（必要时）

病程观察

一、病情观察

1. 症状和体征的改变　主要观察患者体温、肝区疼痛、黄疸等变化。

2. 辅助检查结果的变化　红细胞沉降率及肝功能的变化。

3. 腹部B超或CT监测肝结核病灶的大小。

二、疗效分析及处理

1. 病情好转　体温恢复正常、肝区疼痛消失、黄疸消退。肝功能恢复正常，红细胞沉降率降低，肝病灶缩小。下一步：继续当前治疗。

2. 病情无变化　仍有发热、肝区疼痛、黄疸。肝功能无降低，红细胞沉降率无下降，肝病灶无变化。分析原因：①诊断是否正确？②结核菌耐药？③下一步积极寻找其它可能病因；调整治疗方案，加强监护，积极防止病情进展。

3. 病情反复　患者体温正常后又出现发热，肝区疼痛及黄疸消退后又出现，肝功能正常后又升高。分析原因：①抗结核治疗疗程过短或者药量不够？②原病复发？或者结核药导致肝损伤？③下一步监测红细胞沉降率，复查腹部CT观察原发病灶有无变化或者肝内有无新发病灶。如为原病复发，应继续给予抗结核治疗，调整剂量或疗程。如为药物导致肝损伤，应加强保肝治疗。

4. 病情恶化　发热、肝区疼痛及黄疸加重，肝功能损伤加重甚至出现肝衰竭，病情严重时可出现多脏器功能衰竭。下一步：①调整抗结核治疗方案；②加强保肝治疗。③监测各脏器功能，加强各脏器支持治疗，积极处理并发症。

住院小结

一、确定诊断

对临床上长期不明原因的发热，尤其是年轻人，有活动性肝外结核病或结核病史的患者；并伴有右上腹痛，食欲缺乏、消瘦、乏力、盗汗、肝大，或伴肝区压痛，红细胞沉降率快，结核菌素试验阳性，肝功能异常的患者应怀疑本病。对可疑患者可行肝穿刺活检，腹腔镜检查或剖腹探查，结核杆菌培养等明确诊断。

二、预后评估

肝结核如能及时诊断和治疗，可以痊愈。肉芽肿病变愈合后通常不会引起肝硬化。干酪样坏死病灶小的可纤维化和钙化而愈合，大的干酪样坏死病灶或脓肿，则需手术治疗。

三、出院医嘱

- 明日出院
- 出院带药
- 按时服药，2 周后门诊复查
- 注意休息

病例教学

病历摘要

患者，男，29 岁，未婚。入院前 1 个月余无明诱因出现发热，T38.5℃左右，夜间或午后明显，伴乏力、食欲缺乏、腹胀，无畏寒、咳嗽、胸痛，无腹痛、腹泻，无盗汗，以感冒治疗无缓解。20 余天前出现皮肤、眼结膜黄染，无皮肤瘙痒，无陶土样大便，在外院诊断为重型肝炎，予以保肝等治疗后复查肝功总胆红素下降，发热、乏力、腹胀无缓解。查体：T 39℃，皮肤、巩膜轻度黄染，肝肋下 3cm，质硬，缘锐，有触痛，脾肋下 4cm，质中，缘锐，移动性浊音阳性，肝区叩痛阳性。B 超：肝、脾大，腹腔积液。X 线胸片：心肺未见异常。肝功能：总蛋白 59.9 g/L，白蛋白 24.1g/L，球蛋白 35.8g/L，TBIL 83.9 mol/L，DBIL 68.7 mol/L，IBIL 15.2mol/L，ALT 50 U/L，AST 220 U/L，AKP1 568 U/L，r—GT 718 U/L。甲、乙、丙、丁、戊肝血清标志物阴性。血常规：WBC3.47×10^9/L，N68.6%，L26.2%，RBC 3.05×10^{12}/L，Hb96g/L，PLT 128×10^9/L。

问题

1. 患者问诊时应注意什么？
2. 还应该做哪些检查项目？
3. 该患者诊疗过程中应注意与哪些疾病鉴别？
4. 应该采用哪些恰当的治疗？

答案

1. 学习目的　问诊时注意询问有无结核病史。

问诊时应注意询问有无活动性肝外结核病或结核病史。

2. 学习目的　列出肝结核诊断的实验室检查项目。

PPD试验：如强阳性对诊断有一定的临床意义。

血抗结核抗体：阳性

腹水穿刺检查腹水性质，腹水常表现为黄绿色渗出液，李凡他试验阳性，细胞以单核细胞为主，腹水LDH和ADA明显增高。还可做腹水涂片找抗酸杆菌和结核菌培养。

腹部CT：多为低密度占位性病变或含液性脓肿样病灶，有的伴高密度点状钙化病灶，周边可有增强。

确诊需要B超或CT引导下经皮肝穿刺活检。

3. 学习目的　列出肝结核的鉴别诊断。

患者有肝、脾增大，黄疸、腹水，应与病毒性肝炎、肝硬化、钩端螺旋体病、败血症等鉴别。同时患者又有发热、贫血，应注意与淋巴瘤、急性白血病、恶性组织细胞增多症相鉴别，可查骨髓象和淋巴结活检以鉴别。

4. 学习目的　掌握肝结核常规治疗方法。

治疗分强化治疗及巩固治疗两阶段：强化期2～3个月，给予3种以上杀菌药物，常用异烟肼、利福平、链霉素和吡嗪酰胺等以尽快杀死结核菌。继之采用包括异烟肼、利福平在内的2～3种药物巩固治疗，总疗程以9～12个月为宜。

（苏艳丽）

第11章

胆 囊 炎

概述

胆囊炎（cholecystitis）是胆道感染的一种。急性胆囊炎（acute cholecystitis）系一种常见急腹症，女性居多，是胆囊结石最常见的并发症。其病因主要有：①胆囊管梗阻、胆汁排出受阻，其中80%由胆囊结石引起。②致病菌入侵引起。致病菌多从胆道逆行进入胆囊、或循血循环或淋巴途径进入胆囊，在胆汁流出不畅时造成感染。致病菌主要是革兰阴性杆菌、厌氧菌等。慢性胆囊炎（chronic cholecystitis）是急性胆囊炎反复多次发作或长期存在胆囊结石的后果，致使胆囊萎缩，囊壁增厚，内含胆结石。

入院评估

一、病史询问要点

1. 起病因素　常有饱餐、进脂肪餐等诱因，起病急。

2. 主要症状　右上腹剧烈绞痛或胀痛，夜间发作常见，疼痛常放射到右肩或右背部，伴恶心、呕吐等消化道症状。病人常有发热，部分患者有黄疸。

二、体格检查要点

1. 腹部体征　右上腹胆囊区域可有压痛，炎症波及浆膜时可有腹肌紧张及反跳痛，Murphy征阳性。有些病人可触及肿大胆囊并有触痛。如胆囊被大网膜包裹，则形成边界不清、固定压痛的肿块；如发生坏疽、穿孔则出现弥漫性腹膜炎表现。

2. 其他体征　可呈急性病容，呼吸表浅而不规则，部分患者可有黄疸。严重者高热、烦躁、甚而血压下降等。

三、门诊资料分析

1. 血常规　外周血白细胞总数常轻度升高，严重病例可出现血白细胞总数明显增高及核左移。

2. 血生化　血清转氨酶和血清总胆红素可能升高。

3. B型超声波检查　可见胆囊增大、囊壁增厚，明显水肿时见“双边征”，囊内结石显示强回声、其后有声影。

4. CT可协助诊断。

四、继续检查项目

1. B型超声波检查　如果门诊未做，则入院后尽早补做，病情变化也应该复查；

2. 血气及血生化分析；

3. 血常规　随病情变化复查；

4. 血培养；

5. 血淀粉酶；

6. 腹部X线平片，胆系造影及CT检查据病情情况选做。

五、门诊医嘱示范

✦ 低脂饮食，必要时禁食

✦ 左氧氟沙星 0.2 iv gtt bid

✦ 甲硝唑 0.5 iv gtt bid

✦ 消炎利胆片 4片 tid

病情分析

一、基本诊断

1. 诱因　饱餐或进食脂肪餐等；

2. 症状　发热，右上腹剧烈绞痛或胀痛，伴恶心、呕吐等消化道症状，部分患者有黄疸；

3. 查体　右上腹胆囊区域压痛，Murphy征阳性；

4. 血常规　可有 WBC>10×10^9/L，伴或不伴核左移；

5. B型超声波检查　可见胆囊增大、囊壁增厚，囊内结石显示强回声、其后有声影，急性胆囊炎确诊多无困难。

二、临床类型/临床分期

根据病理改变，急性胆囊炎可分为：

1. 急性单纯型胆囊炎　腹痛，伴恶心、呕吐，可有发热、轻度黄疸。查体右上腹胆囊区域压痛，Murphy征阳性。

2. 急性化脓性胆囊炎　病情往往较重，寒战、高热及烦躁、谵妄等，严重者可发生感染性休克。腹痛剧烈，腹部可触及肿大的胆囊，压痛明显，伴胆囊积脓或胆囊周围脓肿者于右上腹可扪及包块。

3. 急性坏疽型胆囊炎 病情较重，可发生穿孔，发生较急时会导致胆汁性腹膜炎。

三、鉴别诊断

1. 消化性溃疡急性穿孔 既往有溃疡病史，突发上腹部剧烈疼痛并迅速扩展为全腹疼痛，伴腹膜刺激征等上消化道穿孔的特征性的临床表现，结合 X 线检查腹部发现膈下游离气体，诊断性腹腔穿刺抽出液含胆汁或食物残渣，不难作出正确诊断。

2. 急性胰腺炎 常与过度饮食或过量饮酒有关，腹痛多位于上腹部偏左并向背部放射。腹痛有一个由轻转重的过程，肌紧张程度相对较轻。血清、尿液和腹腔穿刺液淀粉酶明显升高。CT、B 超提示胰腺肿胀，渗出等。

3. 其他腹部疾病 应与急性阑尾炎、急性病毒性肝炎、肝脓肿、胆囊癌等鉴别。

4. 胸部疾病 右侧肺炎、胸膜炎等，可累及膈胸膜，出现腹痛，应予以鉴别。

四、并发症

1. 气肿性胆囊炎 30％发生于糖尿病患者，50％患者不存在结石。病原菌大多数是梭状芽孢杆菌，其次是大肠埃希菌、链球菌等，病情严重，应及时手术治疗。

2. 胆囊穿孔 病程中腹痛加重、胆囊显著增大、高热和血白细胞计数明显增高。游离穿孔可出现弥漫性腹膜炎，局限穿孔可形成胆囊周围脓肿或进入其他脏器形成瘘管。

3. 结石性肠梗阻 胆囊内大结石通过瘘管进入肠腔，当结石直径＞2.5cm 时，可引起肠梗阻，常发生于回肠末端，出现小肠梗阻的体征。

治疗计划

一、治疗原则

急性单纯性胆囊炎病情有缓解趋势者，可采用禁食、解痉、营养支持、抗感染等综合治疗，待病情缓解后择期手术。如病情无缓解，或者已诊断为化脓性或坏疽穿孔性胆囊炎，需尽早手术治疗。

二、治疗办法

（一）内科治疗

1. 对症和支持治疗　卧床休息、禁食，输液、营养支持、补充维生素、纠正水电解质及酸碱代谢失衡。可予以解痉、止痛、消炎利胆药物。对老年病人，应监测血糖及心、肺、肾等器官功能，治疗并存疾病。治疗期间应密切注意病情变化，随时调整治疗方案。大多数病人经非手术治疗能控制病情发展，待日后行择期手术。

2. 抗感染治疗　胆囊炎常见病原体为：大肠埃希菌、厌氧菌及其他革兰阴性杆菌。

经验性治疗：要针对最可能的病原菌如大肠埃希菌等，通常建议覆盖厌氧菌，特别是在那些临床条件不好的病人，比如高龄。

抗生素选择：①氨基糖苷类或第二代或第三代头孢菌素加上甲硝唑或克林霉素联合用药。注意氨基糖苷类的耳、肾毒性，有阻塞性黄疸的病人肾毒性的危险性更高。②广谱青霉素、第三和第四代头孢菌素。③广谱青霉素和β一内酰胺酶抑制剂联合应用。④联合应用喹诺酮类药物（如环丙沙星、左氧氟沙星）和林可霉素或甲硝唑。一些喹诺酮类药物，例如莫西沙星、加替沙星等，具有抗厌氧菌活性，可以作为单一用药治疗。

（二）手术治疗

手术指征：①急性胆囊炎有并发症者；②慢性胆囊炎反复急性发作，诊断明确者；③经非手术治疗无效或病情恶化者；④无手术禁忌证，且能耐受手术者。

某些高危病人或局部粘连解剖不清者，可先行造口术减压引流，3 个月后再行胆囊切除。而病情危重又不宜手术的化脓性胆囊炎病人，可行胆囊穿刺引流术以减低胆囊内压，急性期过后再择期手术。

（三）并发症的治疗

有急性胆囊炎并发症者应及时手术治疗。

三、住院医嘱示范

（一）长期医嘱

✦ 内科常规护理

- 二级护理
- 吸氧（必要时）
- 禁食
- 抗生素 iv gtt
- 输液营养支持
- 解痉止痛药

（二）临时医嘱

- 血常规
- 尿常规
- 便常规
- 血生化（肝、肾功能，电解质等）
- 血气分析
- 血内毒素
- 血淀粉酶
- 血培养＋药敏（T≥38℃）
- X 线胸部正、侧位片
- 腹部 B 超
- X 线腹部平片（必要时）
- 腹部 CT 或 MRI（必要时）

病程观察

一、病情观察

1. 症状和体征的改变　主要观察患者体温、精神状态、腹痛程度、黄疸情况、尿色改变，腹部体征如腹膜炎等的变化情况。

2. 辅助检查结果的变化　①血常规：WBC、中性粒细胞百分比的变化；②血培养；③血气分析：血氧分压、二氧化碳分压等的变化情况；④腹部 B 超：胆囊及胆管等的改变情况；⑤血淀粉酶判断有无并发急性胰腺炎。

二、疗效分析及处理

1. 病情好转　体温逐渐恢复正常，腹痛好转，腹部体征减轻，血 WBC 下降或恢复正常。应继续目前抗生素治疗。

2. 病情无变化　仍有发热，腹痛无明显减轻，血 WBC 仍升高，腹部 B 超示胆囊增大无缓解。下一步：①考虑诊断是否正确？②考虑是否有根据病原学或药敏调整抗生素。

3. 病情反复　患者体温正常后又出现发热，腹痛等症状好转后又加重，血 WBC 下降或恢复正常后又升高。下一步：①原发病反复？合并其他部位感染？积极寻找病原学证据；②调整抗生素。

4. 病情恶化　高热，腹痛加重或出现意识障碍，腹部体征加重，血 WBC 继续升高，腹部 B 超示胆囊增大，胆囊周围脓肿。下一步：①调整抗生素；②积极处理并发症；③必要时手术治疗。

住院小结

一、确定诊断

根据诱因、典型症状、体征，结合血常规、B 超检查，急性胆囊炎确诊多无困难。据病情确定为急性单纯性或急性化脓性/急性坏疽性胆囊炎，判断有无胆囊结石、胆管炎症等。除外有无并发急性胰腺炎等。

二、预后评估

青壮年、无基础疾病及并发症者预后较好，而老年人有严重的并发症，如糖尿病和心肺严重疾患者，死亡率较高。并发胆囊局限性穿孔预后尚好；如胆囊穿孔，引起弥漫性腹膜炎时，预后较差。

三、出院医嘱

- 明日出院
- 出院带药
- 按时服药，1 周后门诊复查
- 低脂饮食

病例教学

病历摘要

患者，女性，59 岁，2 天前进食油腻饮食后出现右上腹局限性疼痛，发热 38.2℃，伴寒战，恶心，曾呕吐 3 次胃内容物。查体 T 38.2℃，急性病容，腹部检查示右上腹部稍膨胀，胆囊区有腹肌紧张、压痛、反跳痛，Murphy 征阳性。实验室检查如下：血白细胞：9×10^9/L（正常值：（4～10）$\times10^9$/L），中性粒细胞

83%；腹部B超示胆囊肿大，胆囊内可见结石影。

问题

1. 患者诊断急性胆囊炎的依据是什么？还应注意什么信息？

2. 患者感染的可能病原菌是什么？

3. 应该采用那些恰当的经验治疗？

4. 入院2天后持续发热达到38.9℃，腹痛无缓解，白细胞计数升高，应该如何处理？

答案

1. 学习目的　明确急性胆囊炎的诊断标准。

诊断依据：急性起病，进食油腻饮食后出现右上腹痛，发热，伴寒战，恶心、呕吐。查体T 38.2℃，胆囊区有腹肌紧张、压痛、反跳痛，Murphy征阳性。腹部B超示胆囊肿大，胆囊内可见结石影。

注意患者有无黄疸，肝功能和血淀粉酶的情况，腹部B超显示有无胆总管改变如增宽等，以明确有无并发急性胆管炎或急性胰腺炎等。

2. 学习目的　列出急性胆囊炎患者感染的可能病原菌。

大肠埃希菌，肺炎杆菌，厌氧菌，其他革兰阴性杆菌。

3. 学习目的　根据临床表现选择合适的抗生素治疗。

联合应用喹诺酮类药物（如环丙沙星、左氧氟沙星）和林可霉素或甲硝唑抗感染治疗。

4. 学习目的　认识急性胆囊炎治疗的过程。

注意患者临床表现及实验室检查结果，复查腹部B超，必要时MRI检查，判断有无病情持续加重及并发症的出现，更换广谱、有力的抗生素，必要时予以手术治疗。

（齐文杰）

第12章

急性梗阻性化脓性胆管炎

概述

急性梗阻性化脓性胆管炎（acute obstructive suppurative cholangitis，AOSC）是急性胆管炎的严重阶段，也称急性重症胆管炎（acute cholangitis of severe type，ACST）。本病的发病基础是胆道梗阻及细菌感染。当急性胆管炎时，如胆道梗阻未解除，胆管内细菌引起的感染没有得到控制，逐渐发展至AOSC并威胁病人生命。病因在我国最常见的原因是肝内胆管结石，其次为胆道寄生虫和胆管狭窄。在国外，恶性肿瘤、胆道良性病变引起狭窄、先天性胆道解剖异常、原发性硬化性胆管炎等较常见。近年随着手术及介入治疗的增加，由胆肠吻合口狭窄、经皮肝穿刺胆管造影（PTC）、内镜逆行胰胆管造影（ERCP）、置放内支架等引起者逐渐增多。

入院评估

一、病史询问要点

1. 起病因素　询问有无反复发作的胆道病史，起病急。

2. 主要症状　发病急骤，病情迅速发展。可分为肝外梗阻和肝内梗阻两种，肝外梗阻腹痛、寒战、高热、黄疸均较明显，肝内梗阻则主要表现为寒战、高热，可有腹痛，黄疸较轻。常伴有恶心、呕吐等消化道症状。神经系统症状主要表现为神情淡漠、嗜睡、神志不清，甚至昏迷；合并休克可表现为烦躁不安、谵妄等。

二、体格检查要点

1. 腹部体征　剑突下或右上腹有压痛，或可有腹膜刺激征。常肝大并有压痛和叩击痛。肝外梗阻可触及肿大的胆囊。

2. 其他体征　体温常呈弛张热或持续升高达39～40℃以上，脉搏快而弱，血压降低。嘴唇发绀，指甲床青紫，全身皮肤可能有出血点和皮下瘀斑。

三、门诊资料分析

1. 血常规　白细胞计数升高，可超过20×10^9/L，中性粒细胞比例升高。

2. 尿常规　尿胆红素阳性。

3. 血生化　血胆红素升高，尤其直接胆红素升高，肝功能有不同程度的损害。

4. 动脉血气分析　可有 PaO_2 下降、氧饱和度降低。常见有代谢性酸中毒。

5. 血培养　寒战时做血培养多有细菌生长。

6. B 型超声波检查　可见肝内、外胆管扩张，胆总管或肝内胆管结石，胆管壁增厚，胆囊增大。

7. CT 或 MRCP 检查可协助诊断。

四、继续检查项目

1. B 型超声波检查　如果门诊未做，则入院后尽早补做，病情变化也应该复查。

2. 血气及血生化分析。

3. 血常规　随病情变化复查。

4. 血培养。

5. CT 或 MRCP 检查据病情情况选做

五、门诊医嘱示范

- 一旦确诊，治疗原则是立即解除胆道梗阻并引流，同时输液、抗感染、抗休克等
- 头孢哌酮/舒巴坦 2.0 iv gtt q8h
- 甲硝唑 0.5 iv gtt bid
- 输液，纠正水电解质紊乱及抗休克

病情分析

一、基本诊断

1. 病史　多数病人有较长胆道感染病史和急诊或择期胆道手术史；

2. 症状　急性胆管炎的 Charcot 三联症（腹痛、寒战高热和黄疸）外，还有休克、中枢神经系统受抑制表现，具备五联征即可诊断；

3. 超声波检查　可进一步确诊；

4. 急性梗阻性肝内胆管炎　临床表现不典型，疼痛不重，可

无黄疸或黄疸很轻，无腹膜刺激征，而以全身感染和肝区叩痛为主要表现，诊断时注意。

二、临床类型/临床分期

根据患者胆管梗阻的水平不同，临床可分为：

1. 肝内胆管炎　腹痛轻微，一般无黄疸，以高热寒战为主要临床表现。可无腹膜刺激征，常表现肝大，患侧肝区叩痛和压痛。重症肝内胆管炎时也可出现感染性休克等症状。

2. 肝外胆管梗阻合并感染　典型急性胆管炎的 Charcot 三联症（上腹部剧烈疼痛、寒战高热和黄疸）外，病情加重还可出现感染性休克、中枢神经系统受抑制表现，统称为 AOSC 的五联征（Reynolds pentad）。

三、鉴别诊断

1. 消化性溃疡急性穿孔　既往有溃疡病史，突发上腹部剧烈疼痛并迅速扩展为全腹疼痛伴腹膜刺激征等上消化道穿孔的特征性的临床表现，结合 X 线检查腹部发现膈下游离气体，诊断性腹腔穿刺抽出液含胆汁或食物残渣，不难作出正确诊断。

2. 急性胰腺炎　常与过度饮食或过量饮酒有关，腹痛多位于上腹部偏左并向背部放射。腹痛有一个由轻转重的过程，肌紧张程度相对较轻。血清、尿液和腹腔穿刺液淀粉酶明显升高。CT、B 超提示胰腺肿胀、渗出等。

3. 急性化脓性或坏疽性胆囊炎　病情往往较重，寒战、高热及烦躁、谵妄等，严重者可发生感染性休克。腹痛剧烈，腹部可触及肿大的胆囊，压痛明显，伴胆囊积脓或胆囊周围脓肿者于右上腹可扪及包快。若发生穿孔，会导致胆汁性腹膜炎。鉴别时影像学检查很重要，注意胆管有无梗阻增宽。

4. 其他腹部疾病　应与急性阑尾炎，肝脓肿等鉴别。

四、并发症

1. 脓毒症休克　可出现血压降低、四肢厥冷、多汗、发绀、心动过速、心率失常等。

2. 胆源性细菌性肝脓肿　发热、肝区疼痛、压痛明显，肿大肝表面平滑无结节。白细胞计数和中性粒细胞升高。多次超声检查可发现脓肿的液性暗区。

3. 胆管穿孔 病程中腹痛加重、高热和血白细胞计数明显增高。穿孔过程急可出现弥漫性胆汁性腹膜炎，局限穿孔可形成周围脓肿，或进入其他脏器形成瘘管。

治疗计划

一、治疗原则

立即解除胆道梗阻并通畅引流胆道。当胆管内压降低后，病人情况常常能暂时改善，有利于争取时间继续进一步治疗。

二、治疗办法

（一）非手术治疗

既是治疗手段，又可作为手术前准备。主要包括：

1. 维持有效的输液通道，尽快恢复血容量，除用晶体液扩容外，应加入胶体液。

2. 抗感染治疗 常见病原体为：大肠埃希菌，肺炎克雷伯杆菌，厌氧菌，及其他革兰阴性杆菌。

经验性治疗：要针对最可能的病原菌如大肠埃希菌，肺炎克雷伯杆菌等，建议覆盖厌氧菌，特别是在那些临床条件不好的病人，比如高龄。肠球菌比较少见，除非病人有脓毒症的临床表现，经验性用药一般不覆盖肠球菌。

抗生素选择：①氨基糖苷类或第二代或第三代头孢菌素加上甲硝唑或克林霉素联合用药。注意氨基糖苷类的耳、肾毒性，有阻塞性黄疸的病人肾毒性的危险性更高。②广谱青霉素、第三和第四代头孢菌素。③广谱青霉素和β—内酰胺酶抑制剂联合应用。④联合应用喹诺酮类药物（如环丙沙星、左氧氟沙星）和林可霉素或甲硝唑。一些喹诺酮药物，例如莫西沙星、加替沙星等，具有抗厌氧菌活性，可以作为单一用药治疗。

3. 纠正水、电解质紊乱和酸碱失衡，常见为等渗或低渗性缺水及代谢性酸中毒。

4. 对症治疗如降温、使用维生素和支持治疗。

5. 经短时间治疗后病人仍不好转，应考虑应用血管活性药物以提高血压、肾上腺皮质激素保护细胞膜和对抗细菌毒素，应用抑制炎症反应药物，吸氧纠正低氧状态。

6. 以上治疗后病情仍未改善，应在边抗休克的同时行紧急胆道引流治疗。

（二）手术治疗

以切开胆总管减压并引流胆管为主要目的。

三、住院医嘱示范

（一）长期医嘱

+ 内科常规护理
+ 一级护理
+ 吸氧（必要时）
+ 禁食
+ 降温对症
+ 抗生素 iv gtt
+ 输液营养支持
+ 血管活性药使用（必要时）

（二）临时医嘱

+ 血常规
+ 尿常规
+ 便常规
+ 血生化（肝、肾功能，电解质等）
+ 血气分析
+ 血内毒素
+ 血淀粉酶
+ DIC 全套
+ 血培养＋药敏（T≥38℃）
+ X 线胸部正、侧位片
+ 腹部 B 超
+ 腹部 CT 或 MRI（必要时）

病程观察

一、病情观察

1. 症状和体征的改变　主要观察患者体温、精神状态、腹痛程度、黄疸情况、尿色改变，腹部体征如肝区叩痛、腹膜炎等的变化情况。

2. 辅助检查结果的变化　①血常规：WBC、GR％的变化；

②血培养；③血气分析：血氧分压、酸碱平衡等的变化情况；④凝血功能情况；⑤腹部B超：胆囊及胆管等的改变情况。

二、疗效分析及处理

1. 病情好转　体温逐渐恢复正常，腹痛好转，黄疸减轻，腹部体征减轻，血WBC下降或恢复正常。应继续目前支持及抗生素治疗。

2. 病情无变化　仍有发热，腹痛及黄疸无明显减轻，血WBC仍升高，腹部B超示胆总管增宽无缓解。下一步：①考虑胆道引流是否通畅；②考虑是否有根据病原学或药敏调整抗生素。

3. 病情反复　患者体温正常后又出现发热，腹痛等症状好转后又加重，血WBC下降或恢复正常后又升高。下一步：①原发病反复？合并其他部位感染？积极寻找病原学证据；②调整抗生素。

4. 病情恶化　高热，腹痛加重或出现意识障碍，腹部体征加重，血WBC继续升高。下一步：①调整抗生素；②积极处理并发症；③胆道引流是否通畅？必要时手术介入。

住院小结

一、确定诊断

根据病史，典型Charcot三联症及休克、中枢神经系统受抑制表现，确定急性胆管炎或急性重症胆管炎的诊断。明确并发症如感染性休克的诊断。

二、预后评估

如未予及时有效的治疗，病情恶化，发生休克、多器官功能衰竭等，严重者可在短期内死亡。青壮年、无基础疾病及并发症者预后相对较好，而老年人有严重的并发症，如糖尿病和心肺严重疾患者，死亡率较高。

三、出院医嘱

- 明日出院
- 出院带药
- 按时服药，1周后门诊复查
- 低脂饮食

病例教学

病历摘要

女性，55 岁，突发上腹部疼痛 8 小时，伴高热，最高达 39.2℃，皮肤巩膜黄染。既往胆总管结石 2 年。查体：一般情况弱，体温 39.4℃，血压 10.7/5.4kPa（60/40mmHg），脉弱，心率 124 次/分，四肢湿冷，皮肤发花，心肺（－），腹软，右上腹部压痛（＋），反跳痛（＋），肌紧张（＋），Murphy（＋），叩诊鼓音，肠鸣弱。WBC 28×10^9/L（28000/cm^3），中性 80%，淋巴 15%，可见中毒颗粒。

问题

1. 患者最可能的诊断是什么？依据？
2. 还需要其他哪些信息？
3. 患者感染可能的病原菌是什么？
4. 应该采用那些恰当的治疗？

答案

1. 学习目的　明确急性化脓性胆管炎的诊断标准及并发症的诊断。

诊断：急性梗阻性化脓性胆管炎，感染中毒性休克，胆总管结石

诊断依据：既往胆总管结石病史，急性起病，腹痛、高热、黄疸、血压下降等休克表现，血白细胞升高。

2. 学习目的　列出疑似胆管炎患者的适当检查。

血尿便常规；肝、肾功能检查；血气分析及电解质；腹部 B 超；ERCP 或 MRCP；血尿淀粉酶。

3. 学习目的　列出引起急性化脓性胆管炎的病原体。

大肠埃希菌，肺炎克雷伯杆菌，厌氧菌，其他革兰阴性杆菌。

4. 学习目的　认识胆管炎的治疗原则。

抗休克治疗同时急诊行胆总管取石及引流术。联合应用头孢哌酮/舒巴坦和甲硝唑抗感染治疗；输液支持、容量复苏等。

（齐文杰）

第 13 章

腹 膜 炎

概述

腹膜炎（peritonitis）是指腹腔脏腹膜和壁腹膜的炎症，可由细菌感染、化学性或物理性损伤等引起。按照病因分为细菌性和非细菌性 2 类；按照临床经过可分为急性、亚急性和慢性 3 类；按照发病机制可分为原发性和继发性 2 类；按照累及范围可分为弥漫性和局限性 2 类。

入院评估

一、病史询问要点

1. 起病因素　腹腔内空腔脏器穿孔、外伤引起的腹壁或内脏破裂，是急性继发性化脓性腹膜炎最常见的原因。如胃十二指肠溃疡急性穿孔；急性胆囊炎；外伤造成肠管、膀胱破裂；其他如腹部手术中的腹腔感染。引起继发性腹膜炎的细菌以大肠埃希菌最为多见。原发性腹膜炎又称为自发性腹膜炎，腹腔内无原发性病灶。致病菌多为溶血性链球菌、肺炎双球菌或大肠埃希菌。

2. 主要症状　腹痛是最主要的临床表现。疼痛一般都很剧烈，难以忍受，呈持续性。深呼吸、咳嗽、转动身体时疼痛加剧。腹膜受到刺激，可引起反射性恶心、呕吐，呕吐物多是胃内容物。

二、体格检查要点

1. 腹部体征　腹胀，腹式呼吸减弱或消失。腹部压痛、腹肌紧张和反跳痛是腹膜炎的标志性体征，尤以原发病灶所在部位最为明显。胃肠或胆囊穿孔可引起强烈的腹肌紧张，甚至呈“木板样”强直。幼儿、老人或极度衰弱的病人腹肌紧张不明显，易被忽视。腹部叩诊可因胃肠胀气而呈鼓音。胃十二指肠穿孔时，肝浊音界缩小或消失。腹腔内积液较多时可叩出移动性浊音。听诊时肠鸣音减弱，肠麻痹时肠鸣音可能完全消失。

2. 其他体征　直肠指诊：直肠前窝饱满及触痛，表示盆腔已有感染或脓肿。可呈急性病容，心率增快，少数可有上腹压痛。严重者呼吸急促、发绀、血压下降等。

三、门诊资料分析

1. 血常规 白细胞计数及中性粒细胞比例增高。病情危重或机体反应能力低下的病人，白细胞计数不增高，仅中性粒细胞比例增高，甚至有中毒颗粒出现。

2. X线片 小肠普遍胀气并有多个液气平面是肠麻痹征象。胃肠穿孔时可见膈下游离气体。

3. B超 B超检查能显示出腹腔内有不等量的液体，但不能鉴别液体的性质。B超引导下穿刺抽液或腹腔灌洗可帮助诊断。抽出液可为透明、浑浊、脓性、血性、含食物残渣或粪便等几种情况。结核性腹膜炎为草绿色透明腹水。胃十二指肠急性穿孔时抽出液呈黄色、浑浊、含胆汁、无臭味。饱食后穿孔时抽出液可含有食物残渣。急性重症胰腺炎时抽出液为血性、胰淀粉酶含量高。急性阑尾炎穿孔时抽出液为稀薄脓性略有臭味。绞窄性肠梗阻时抽出液为血性、臭味重。如抽出液为不凝血，应想到有腹腔内出血；如抽出液为全血且放置后凝固，需排除是否刺入血管。抽出液还可以做涂片镜检及细菌培养。

四、继续检查项目

1. 腹平片 如果门诊未摄，则入院后应该补拍，病情变化也应该复查；

2. 血气及血生化分析；

3. B超引导下穿刺抽液或腹腔灌洗可帮助诊断；

4. 抽出液化验淀粉酶、涂片镜检及细菌培养。

病情分析

一、基本诊断

根据患者①病史；②腹痛；③发热；④白细胞计数及分类；⑤腹部X线检查；⑥B超或CT检查结果等。综合分析，腹膜炎的诊断一般是比较容易的。腹腔穿刺抽液或腹腔灌洗可帮助明确诊断并鉴别病因。但儿童在上呼吸道感染期间突然腹痛、呕吐，出现明显的腹部体征时，应仔细分析是原发性腹膜炎，还是肺部炎症刺激肋间神经所引起的。

二、临床类型/临床分期

1. 继发性腹膜炎　引起继发性腹膜炎的细菌主要是胃肠道内的常驻菌群，其中以大肠埃希菌最为多见；其次为厌氧拟杆菌、链球菌、变形杆菌等。

（1）最常见的原因是腹腔内空腔脏器穿孔、外伤引起的腹壁或内脏破裂。如胃十二指肠溃疡急性穿孔；急性胆囊炎，胆囊壁坏死穿孔，造成极为严重的胆汁性腹膜炎；外伤造成的肠管、膀胱破裂，腹腔污染及腹壁伤口进入细菌，可很快形成腹膜炎。

（2）腹腔内脏器炎症扩散也是急性继发性腹膜炎的常见原因，如急性阑尾炎、急性胰腺炎、女性生殖器官化脓性感染等。

（3）其他如腹部手术中的腹腔污染，胃肠道、胆管、胰腺吻合口渗漏；腹前、后壁的严重感染也可以引起腹膜炎。

2. 原发性腹膜炎　又称为自发性腹膜炎，腹腔内无原发性病灶。致病菌多为溶血性链球菌、肺炎链球菌或大肠埃希菌。细菌进入腹腔的途径一般为：

（1）血行播散　致病菌如肺炎链球菌从呼吸道或泌尿系的感染灶，通过血行播散到腹膜。婴儿和儿童的原发性腹膜炎大多数属于这一类。

（2）上行性感染　来自女性生殖道的细菌，通过输卵管直接向上扩散到腹腔，如淋病奈瑟菌性腹膜炎。

（3）直接扩散　如泌尿系感染时，细菌可通过腹膜层直接扩散到腹膜腔。

（4）透壁性感染　正常情况下，腹腔内细菌是不能透过肠壁的。但在某些情况下，如肝硬化并发腹水、肾病、猩红热或营养不良等机体抵抗力低下时，肠腔内细菌即有可能通过肠壁进入腹膜腔，引起腹膜炎。

3. 结核性腹膜炎　结核性腹膜炎是由结核杆菌感染腹膜引起的慢性弥漫性腹膜炎症，临床表现主要为倦怠、发热、腹痛与腹胀等，可引起肠梗阻、肠穿孔和形成瘘管等并发症。主要继发于肺结核或体内其他部位结核病，相当部分本病患者可同时发现结核原发病灶。症状有发热、乏力、食欲缺乏、盗汗、消瘦、贫血和水肿；腹痛、腹胀、腹泻、便秘或腹泻便秘交替出现；腹部包块、压痛、膨隆及腹水征阳性、腹壁柔韧感；直肠指检在直肠膀胱凹处可有结节状物。还可以有其他部位结核及并发症的相应表现。

三、鉴别诊断

1. 胸膜炎、肺炎等可有发热、上腹痛。

2. 急性心肌梗死可有上腹剧痛甚至伴有恶心、呕吐，但无真正的腹部压痛。

3. 急性胰腺炎、肾周围脓肿甚至带状疱疹等也都可有发热、腹痛等，但根据病史、体征及相应的检查不难鉴别。

4. 腹腔内血管阻塞　如缺血性肠病，夹层腹主动脉瘤和门静脉血栓形成。

5. 脏器扭转或破裂　如肠扭转，卵巢扭转，异位妊娠破裂等。

6. 全身疾病导致的腹痛　如腹型过敏性紫癜，糖尿病酸中毒等。

四、并发症

1. 膈下脓肿　可以出现明显的全身及局部症状。全身症状主要为发热，脓肿形成后主要表现为持续高热。逐渐出现乏力、衰弱、盗汗、厌食、白细胞计数升高、中性粒细胞比例增高。局部症状可有持续的钝痛，深呼吸时加重。疼痛常位于近中线的肋缘下或剑突下。脓肿刺激可引起呃逆。

2. 盆腔脓肿　急性腹膜炎治疗过程中、阑尾穿孔或结直肠术后，出现体温升高、典型的直肠或膀胱刺激症状，如里急后重、大便频而量少、有黏液便、尿频、排尿困难等，应想到可能有盆腔脓肿形成。腹部体检多无阳性发现。直肠指检可发现肛管括约肌松弛，在直肠前壁可触及向直肠腔内膨起、有触痛、有时有波动感的肿物。

3. 肠间脓肿　是指脓液被包围在肠管、肠系膜与网膜之间的脓肿。脓肿可能是单发，也可能是多个大小不等的脓肿。病人出现化脓感染的症状，并有腹胀、腹痛、腹部压痛或扪及包块。腹部立位X线片可见肠壁间距增宽及局部肠管积气，也可见小肠液气平面。

治疗计划

一、治疗原则

分为手术治疗和非手术治疗。

二、治疗方法

（一）非手术治疗

对病情较轻，或病程较长超过 24 小时，且腹部体征已减轻或有减轻趋势者，或伴有严重心肺等脏器疾患不能耐受手术者，可行非手术治疗。

1. 体位　一般取半卧位，以促使腹腔内渗出液流向盆腔，减少吸收和减轻中毒症状，有利于局限和引流；且可促使腹内脏器下移，腹肌松弛，减轻因腹胀挤压膈肌而影响呼吸和循环。

2. 禁食、胃肠减压　胃肠道穿孔的病人必须禁食，并留置胃管持续减压，抽出胃肠道内容和气体，以减少消化道内容物继续流入腹腔，减轻胃肠内积气，改善胃壁的血运，有利于炎症的局限和吸收，促进胃肠道恢复蠕动。

3. 纠正水、电解质紊乱　由于禁食、病情严重的应多输血浆、白蛋白或全血，注意监测脉搏、血压、尿量、中心静脉压、心电图、血细胞比容、肌酐以及血气分析等，以调整输液的成分和速度，维持尿量每小时 30～50ml。急性腹膜炎中毒症状重且有休克时，如输液、输血仍未能改善病人状况，可予一定剂量的激素，对减轻中毒症状、缓解病情有一定帮助。

4. 抗感染　继发性腹膜炎大多为混合性感染，致病菌主要为大肠埃希菌、肠球菌和厌氧菌。选择抗生素时，应考虑致病菌的种类。第三代头孢菌素足以杀死大肠埃希菌而无耐药性。严格地说，根据细菌培养出的菌种及药敏结果选用抗生素比较合理。结核性腹膜炎患者应予抗结核药物治疗。

5. 补充热量和营养支持　急性腹膜炎的代谢率约为正常人的 140%，每日需要的热量达到 12550～16740kJ（3000～4000kal）。当在长期不能进食的病人应尽早给予肠外营养。

镇静、止痛、吸氧　可减轻病人的痛苦与恐惧心理。

（二）手术治疗

大多数继发性腹膜炎需要及时手术治疗

手术适应证：①经过上述非手术治疗 6～8 小时后，腹膜炎症状及体征不缓解反而加重者；②腹腔内原发病严重，如胃肠道穿孔或胆囊坏疽、绞窄性肠梗阻、腹腔内脏器损伤破裂、胃肠道手术后短期内吻合口漏所致的腹膜炎；③腹腔内炎症较重，有大量积液，出现严重的肠麻痹或中毒症状，尤其是有休克表现者；④腹膜炎病因不明确，且无局限趋势者。

三、住院医嘱示范

（一）长期医嘱

- 外科常规护理
- 一级护理
- 吸氧（必要时）
- 禁食
- 持续胃肠减压
- 补液
- 抗生素 iv gtt

（二）临时医嘱

- 血常规＋ESR＋CRP
- 尿常规
- 便常规
- 心肌酶
- 血生化（肝、肾功能，电解质等）
- 中性粒细胞碱性磷酸酶积分
- 血培养＋药敏（T≥38℃）
- X 线立位腹平片
- 腹部 B 超
- 腹部 CT（必要时）
- 腹水常规
- 腹水生化
- 腹水 LDH、ADA
- 腹水肿瘤标志物
- 腹水涂片找细菌
- 腹水找抗酸杆菌

- 腹水培养及药敏
- 腹水病理找瘤细胞

病程观察

一、病情观察

1. 症状和体征的改变　主要观察患者体温、腹部体征的变化情况。

2. 辅助检查结果的变化　血常规：WBC、GR%的变化；腹水常规、生化、培养的变化。

二、疗效分析及处理

1. 病情好转　体温逐渐恢复正常、腹痛好转，恢复排气排便，血 WBC 恢复正常，腹水常规、生化恢复正常，培养转阴，继续目前治疗。

2. 病情无变化　仍有发热，血 WBC 仍升高，腹痛无好转，甚至出现血压下降，脏器功能损伤。下一步：①考虑诊断是否正确？②根据病原学或药敏调整抗生素。③手术治疗。

3. 病情反复　患者体温正常后又出现发热，血 WBC 正常后又升高或降低，腹痛再次加剧。下一步：①原发病反复？合并感染？积极寻找病原学证据；②调整抗生素。

4. 病情恶化　体温继续升高，或出现低体温，血 WBC 继续升高或低于正常值，患者出现休克，少尿等脏器功能不全症状下一步：①调整抗生素；②积极处理并发症。③手术治疗清除病灶。

住院小结

一、确定诊断

根据患者①病史；②发热、腹痛；③白细胞计数及分类；④腹水检查；⑤腹部 X 线检查；⑥腹部 B 超及⑦腹部 CT 检查结果等，综合分析，腹膜炎的诊断一般是比较容易的。

二、预后评估

经过积极手术和对症治疗，腹膜炎的预后已较过去改善。但病死率仍在 5%～10%左右。发生在肝硬化腹水基础上的原发性腹膜炎甚至高达 40%。继发性腹膜炎的预后较差，死亡率可超过 50%。

三、出院医嘱

+ 明日出院
+ 出院带药
+ 继续口服抗生素治疗
+ 门诊监测血常规、C反应蛋白、红细胞沉降率等变化
+ 2周后门诊复查
+ 避免受凉、过劳及饮食过度

病例教学

病历摘要

患者，男性，48岁，主诉1天前开始出现腹痛，伴腹胀，并停止排气，排便。体温最高38.5℃。既往胃溃疡病史10余年。查体全腹压痛，反跳痛，肠鸣音消失。

问题

1. 最可能的诊断是什么？
2. 还需要其他哪些信息？

答案

1. 学习目的　腹膜炎病因。

腹腔内空腔脏器穿孔、外伤引起的腹壁或内脏破裂，是急性继发性化脓性腹膜炎最常见的原因。如胃十二指肠溃疡急性穿孔。根据患者病史，症状，体征等，首先考虑溃疡穿孔所至的急性腹膜炎。

2. 学习目的　列出腹膜炎的适当检查。

检查生命体征、脉搏、血常规、X线腹平片、腹部B超、血培养、腹水常规检查、生化检查、腹水涂片、找抗酸杆菌及培养等。

（胡　岚）

第14章

化脓性关节炎

概述

化脓性关节炎（septic arthritis）为关节内化脓性感染。多见于儿童，好发于髋、膝关节。病因最常见的致病菌为金黄色葡萄球菌，其次为β溶血性链球菌及革兰阴性杆菌。细菌进入关节内的途径有：①血源性传播：身体其他部位的化脓性病灶内细菌通过血液循环传播至关节内；②邻近关节附近的化脓性病灶直接蔓延至关节腔内；③开放性关节损伤发生感染；④医源性：关节手术后感染和关节内注射皮质类固醇后发生感染。

入院评估

一、病史询问要点

1. 起病因素　常有外伤病史，身体其他部位的感染性病灶，如疖、痈，假体置换，开放性创伤，局部封闭治疗等。

2. 主要症状　起病急骤，寒战、高热，甚至出现谵妄与昏迷，小儿惊厥多见。病变关节迅速出现疼痛与功能障碍，患者因剧痛往往拒作任何检查。有时脓液穿透至软组织内，则可形成蜂窝织炎表现。

二、体格检查要点

1. 局部体征　浅表的关节，如膝、肘和踝关节，局部红、肿、热、痛明显，关节常处于半屈曲位；深部的关节，如髋关节，局部红、肿、热不明显，关节往往处于屈曲、外旋、外展位；关节腔内积液在膝部最为明显，可见髌上囊明显隆起，浮髌试验可为阳性。

2. 其他体征　急性期可呈急性病容，心率增快，体温增高等。

三、门诊资料分析

1. 血常规　外周血白细胞总数及中性粒细胞比例增加。

2. 红细胞沉降率及血中C反应蛋白（CRP）升高。

3. 血培养 当全身中毒症状严重时，70%以上病人阳性。

4. 关节穿刺检查 关节液外观可为浆液性（清的），纤维蛋白性（混的）或脓性（黄白色）。镜检可见多量脓细胞，或涂片作革兰染色，可见成堆阳性球菌。

5. X线片 早期只可见关节周围软组织肿胀的阴影，膝部侧位片可见明显的髌上囊肿胀，儿童病例可见关节间隙增宽。出现骨骼改变的第一个征象为骨质疏松；接着因关节软骨破坏而出现关节间隙进行性变窄；软骨下骨质破坏使骨面毛糙，并有虫蚀状骨质破坏。一旦出现骨质破坏，进展迅速并有骨质增生使病灶周围骨质变为浓白。至后期可出现关节挛缩畸形，关节间隙狭窄，甚至有骨小梁通过成为骨性强直。邻近骨骼也可出现骨髓炎改变。

四、继续检查项目

1. X线片 如果门诊未摄，则入院后补拍，病程中定期复查
2. 血气及血生化分析
3. 红细胞沉降率及CRP
4. 血培养＋药敏
5. 关节穿刺检查 同时行细菌培养及药敏试验
6. 放射性核素扫描（必要时）
7. CT及MRI（必要时）

五、门诊医嘱示范

- 万古霉素，1g/次，每12小时1次
- 局部治疗

病情分析

一、基本诊断

根据全身与局部症状和体征，一般诊断不难。X线表现出现较迟，不能作为诊断依据。关节穿刺和关节液检查对早期诊断很有价值，应作细胞计数，分类，涂片革兰染色找病原菌，抽出物应作细菌培养和药物敏感试验。

二、临床类型/临床分期

临床上，化脓性关节炎根据病理改变大致可分为三期，但无明显的界限。

1. 浆液性渗出期　细菌进入关节腔后，滑膜明显充血、水肿，有白细胞浸润和浆液性渗出物。渗出物中含多量白细胞。本期关节软骨没有破坏，如治疗及时，渗出物可以完全被吸收而不会遗留任何关节功能障碍。本期病理改变为可逆性。

2. 浆液纤维素性渗出期　病变继续发展，渗出物变为混浊，数量增多，细胞亦增加。滑膜炎症因滑液中出现了酶类物质而加重，使血管的通透性明显增加。多量的纤维蛋白出现在关节液中。纤维蛋白沉积在关节软骨上可以影响软骨的代谢。白细胞释放出大量溶酶体，可以协同对软骨基质进行破坏，使软骨出现崩溃、断裂与塌陷。修复后必然会出现关节粘连与功能障碍。本期出现了不同程度的关节软骨损毁，部分病理已成为不可逆性。

3. 脓性渗出期　炎症已侵犯至软骨下骨质，滑膜和关节软骨都已破坏，关节周围亦有蜂窝织炎。渗出物已转为明显的脓性。修复后关节重度粘连甚至纤维性或骨性强直，病变为不可逆性，后遗有重度关节功能障碍。

三、鉴别诊断

1. 急性血源性骨髓炎　可以从下列几方面进行鉴别：①部位不同：急性骨髓炎好发于干骺端；②体征不同：急性骨髓炎疼痛剧烈，但压痛部位深，表面红肿不明显，出现症状与体征分离现象。而化脓性关节炎病变关节迅速出现疼痛与功能障碍，关节腔内可有积液；③X线检查，关节穿刺检查可以有助于鉴别。

2. 儿童类风湿性关节炎　可有高热，儿童类风湿关节炎发热常与一过性斑丘疹和多形红斑同时发生和消退，且肝、脾、淋巴结多肿大。

3. 关节结核　起病缓慢，有低热、乏力、盗汗、消瘦、食欲缺乏及贫血等症状；也有起病急骤，有高热及毒血症状，一般多见于儿童患者。病变部位大多为单发性，病变部位有疼痛，关节常处于半屈状态以缓解疼痛；至后期，肌萎缩，关节呈梭形肿胀。可形成“冷脓肿”或“寒性脓肿”。结合实验室检查及影像学资料可助鉴别。

4. 骨关节炎　一种以关节软骨退行性变和继发性骨质增生为特征的慢性关节疾病。起病缓慢，多见于中老年人。好发于负重较大的膝关节、髋关节、脊柱及远侧指间关节等部位。疼痛逐步加剧，关节活动不灵活，晚期多伴有明显滑膜炎症，表现为疼痛加重、关节肿胀、关节积液、活动受限。X线检查、关节穿刺检查可以有助于鉴别。

四、并发症

1. 脓毒症休克　严重病例可出现血压降低、四肢厥冷、多汗、发绀、心动过速、心率失常等。

2. 急性骨髓炎　化脓性关节炎时，病情发展，炎症可侵入骨端松质骨，形成骨髓炎，病情加重。

治疗计划

一、治疗原则

1. 全身支持治疗；

2. 抗感染治疗；

3. 消除局部感染病灶。

二、治疗办法

1. 全身对症和支持治疗　保证休息，进食高蛋白、维生素饮食。高热时降温，补充液体，维持水、电解质和酸碱平衡及纠正酸中毒。提高机体免疫力，可少量多次输新鲜血或球蛋白。

2. 抗感染治疗　在未知感染菌种和药敏结果之前，采用大剂量联合广谱抗生素治疗。根据细菌培养和药敏试验结果再选用适当的抗菌药物。原则同急性血源性骨髓炎治疗。

明确可能的病原菌时，必须考虑到患者的年龄。在成年人和大于两岁的儿童中，金黄色葡萄球菌是细菌性关节炎最常见的病因。小于30岁的成年人中，淋病奈瑟菌也较常见（初始治疗推荐使用头孢曲松，每次1g肌内注射或静脉注射，每24小时1次）。在两岁以下的儿童，细菌性关节炎常由B型流感嗜血杆菌引起。链球菌，如A族β—溶血性链球菌，在儿童和成人中都可以引起感染。其他病原菌，如B族链球菌，厌氧性链球菌，及革兰阴性菌也可引起感染，革兰阴性菌感染大约占15%，并常常感染多个关节。这些病原菌引起的感染常常与一些易患因素相关，如骨髓炎或使用海洛因。化脓性关节炎患者，有静脉滥用药物史的，其感染最常见的病原菌是铜绿假单胞菌。

3. 局部治疗　按照病理的不同阶段，采取相适应的处理：①重复关节穿刺减压术：适用于浆液性渗出期；②经关节镜灌洗；③关节镜下手术：适用于浆液纤维性渗出期；④关节切开：适用于浆液纤维性渗出期或脓性渗出期。

4. 患肢制动　用石膏或皮牵引固定关节于功能位，以减轻疼痛，控制感染扩散，预防畸形。

5. 并发症的治疗　严重病例可发生一些并发症，如感染中毒性休克，除了给予积极的抗菌治疗和氧疗外，应给予抗休克、各器官功能支持等治疗。

三、住院医嘱示范

(一) 长期医嘱

✦ 外科常规护理
✦ 二级护理
✦ 吸氧（必要时）
✦ 高蛋白饮食
✦ 输液营养支持
✦ 抗生素 iv gtt

(二) 临时医嘱

✦ 血常规＋ESR＋CRP
✦ 尿常规
✦ 便常规
✦ 心肌酶
✦ 血生化（肝、肾功能，电解质等）
✦ 血气分析
✦ 血培养＋药敏（T≥38℃）
✦ 穿刺液培养＋药敏
✦ 穿刺液涂片检查
✦ 内毒素
✦ X 线检查
✦ 放射核素扫描
✦ CT 或 MRI（必要时）

病程观察

一、病情观察

1. 症状和体征的改变 主要观察患者全身及局部症状，如体温、局部红、肿、热、痛及压痛等。

2. 辅助检查结果的变化

（1）血常规 WBC、GR%的变化；

（2）红细胞沉降率、CRP 的变化；

（3）X 线变化；

（4）血气分析 血氧分压、酸碱平衡等的变化情况。

二、疗效分析及处理

1. 病情好转 体温逐渐恢复正常，受感染的关节疼痛缓解，红细胞沉降率下降。关节液穿刺示关节液白细胞计数减少及培养阴性。应继续目前抗感染等治疗，直至关节积液消失，体温正常。

2. 病情无变化 仍有发热，受感染的关节疼痛无缓解，活动受限，局部体征无减轻，血 WBC 仍升高，关节穿刺液示关节液白细胞计数无减少及培养仍然阳性。下一步：①考虑是否有必要行其他有创性的外科治疗来保护关节功能；②考虑是否有根据病原学或药敏调整抗生素。

3. 病情反复 患者体温正常后又出现发热，受感染的关节疼痛等症状及体征好转后又加重，血 WBC、红细胞沉降率下降或恢复正常后又升高。关节穿刺液示关节液白细胞计数无减少及培养仍然阳性。下一步：①原发病反复？合并感染？积极寻找病原学证据；②调整抗生素；③考虑是否行其他有创性的外科治疗。

4. 病情恶化 高热，关节局部症状及全身中毒症状加重如出现意识障碍等，局部体征加重，关节活动受限，关节穿刺抽出液变得更为混浊甚至成为脓性。下一步：①调整抗生素；②积极处理并发症；③外科局部治疗应改为灌洗或切开引流。

住院小结

一、确定诊断

根据全身与局部症状和体征，一般诊断不难。关节穿刺和关节液检查对早期诊断很有价值。病原学检查结果确定为金黄色葡萄球菌/流感嗜血杆菌/化脓性链球菌/铜绿假单胞菌及淋病奈瑟菌性化脓性关节炎。除外急性骨髓炎、少年类风湿性关节炎、关节结核等。

二、预后评估

早期积极治疗，感染控制有效，预后尚可，但若治疗不及时，或原有心、肺等基础疾患者，并发感染性休克等严重并发症时预后较差。

三、出院医嘱

✦ 明日出院
✦ 出院带药
✦ 按时服药，1周后门诊复查
✦ 注意休息，关节功能锻炼

病例教学

病历摘要

40岁男性，右膝关节肿胀、疼痛4天，不能屈曲。发热，体温达38.8℃。体检时发现关节渗出，行穿刺查细胞总数，革兰染色及培养。6个月前曾患蜂窝织炎。化验示血WBC计数是$12.0\times10^9/L$，ESR 40mm/h。右膝关节滑膜液包含WBC 80000个/mm^3，中性粒细胞占90%，革兰染色示革兰阳性球菌。

问题

1. 该患者哪些表现与化脓性关节炎相吻合？
2. 最可能引起患者症状的微生物是什么？
3. 应该采用何种抗生素来开始经验性治疗？
4. 患者抗感染治疗疗程？

答案

1. **学习目的** 列出化脓性关节炎的诊断依据。

急性起病，表现为单侧关节疼痛和肿胀，伴活动范围受限及发热。体检时发现关节渗出。化验血白细胞升高，红细胞沉降率增快，右膝关节穿刺液中的白细胞计数及中性粒细胞明显增高，涂片示革兰阳性球菌。

2. **学习目的** 列出引起化脓性关节炎可能的病原体。

根据关节穿刺液涂片结果，金黄色葡萄球菌或者链球菌引起可能性大。

3. 学习目的 根据临床表现选择合适的抗生素治疗。

应用针对金黄色葡萄球菌和链球菌敏感的抗生素。如耐青霉素酶的青霉素（如苯唑西林或新青霉素Ⅲ）或予以万古霉素/头孢唑啉。如果培养出耐苯唑西林金黄色葡萄球菌，则要用万古霉素。

4. 学习目的 认识抗生素使用的疗程及用药方法。

目前推荐的疗程是2～3周。由金黄色葡萄球菌或革兰阴性菌引起的，建议疗程应延长至4周。当患者热退，关节液培养阴性，红细胞沉降率正常，及关节疼痛减轻，活动度增加时，可考虑更换口服抗生素治疗。

（齐文杰）

第 15 章

化脓性骨髓炎

概述

化脓性骨髓炎（pyogenic osteomyelitis ）是由化脓性细菌感染引起的骨组织炎症。感染途径有：①血源性感染，来自远处感染灶细菌的血行播散，称为血源性骨髓炎，大多数儿童骨髓炎为血源性；②来自邻近或相连部位感染源的骨骼的直接感染，如邻近软组织感染、开放性骨折发生了感染等；③血运不足引起的骨骼感染，如糖尿病。各种类型骨髓炎的发病机制不同，治疗方法也有差别。

按病情发展，化脓性骨髓炎分为急性和慢性两种类型，急性化脓性骨髓炎反复发作或病程超过 10 天开始进入慢性化脓性骨髓炎阶段。金黄色葡萄球菌仍然是目前最常见的致病微生物，但革兰阴性菌及厌氧菌感染发病率正在增加。

入院评估

一、病史询问要点

1. 起病因素　常有外伤病史；身体其他部位的感染性病灶，如疖、痈，影响病人的系统和局部免疫状态的并发症等。

2. 主要症状　在儿童，感染多表现为突起高热、寒战、局部疼痛、触痛和肿胀，早期患区剧痛，肢体半屈曲状，周围肌痉挛，活动受限。成年人中全身症状不常见，患有脊椎骨髓炎的患者可表现为起病隐袭的局部背痛和触痛。慢性阶段急性发作时可有全身中毒症状，有疼痛，局部红、肿、热及压痛，患侧可见闭塞的窦道口开放，排脓，有时掉出死骨。骨失去原有形态、变形。

二、体格检查要点

1. 局部体征　早期压痛不一定严重。可有患区剧痛，肢体半屈曲状，因疼痛抗拒作主动与被动运动。局部皮温增高，有局限性压痛。形成骨膜下脓肿后局部压痛更为明显。脓肿穿破后成为软组织深部脓肿，此时疼痛反可减轻，但局部红、肿、热、压痛都更为明显。长期多次发作使骨骼扭曲畸形，增粗，皮肤色素沉着，因肌挛缩出现邻近关节畸形。儿童往往会有肢体缩短畸形。偶有发生病理性骨折。

2. 其他体征　急性期可呈急性病容、心率增快、发热等。

三、门诊资料分析

1. 血常规　外周血白细胞总数及中性粒细胞比例增加。

2. 红细胞沉降率及血中C反应蛋白（CRP）升高。

3. X线片　早期X线检查往往无异常发现。发病7～14天平片显示可有骨破坏，此前仅表现为软组织肿胀和脂肪消减，以后可见干骺端模糊阴影，骨纹理不清；2周后逐渐出现松质骨散在性虫蛀样骨破坏，骨膜反应、新骨形成等；病变继续发展，可见分层骨膜增生，游离致密的死骨，围绕骨干形成的骨包壳，是转为慢性骨髓炎的表现。

四、继续检查项目

1. X线片　如果门诊未摄，则入院后补拍，病程中定期复查；

2. 血气及血生化分析；

3. 红细胞沉降率及CRP；

4. 血培养；

5. 局部脓肿分层穿刺　对早期诊断有重要价值；

6. 放射核素扫描；

7. CT及MRI。

五、门诊医嘱示范

+ 苯唑西林，150mg/kg/d，每6小时1次（≥3岁儿童）
+ 必要时局部处理，引流

病情分析

一、基本诊断

诊断为综合性诊断，凡有下列表现均应想到有急性骨髓炎的可能：①急骤的高热与毒血症表现；②长骨干骺端疼痛剧烈而不愿活动肢体；③该部位有一个明显的压痛区；④白细胞计数和中性粒细胞增高。MRI检查具有早期诊断价值。

病因诊断在于获得致病菌。血培养与分层穿刺液培养具有很大的价值，为了提高阳性率，需反复做血培养。

慢性骨髓炎诊断根据病史和临床表现，诊断不难。特别是有经窦道排出过死骨，诊断更易。摄 X 线片可以证实有无死骨，了解形状、数量、大小和部位，以及附近包壳生长情况。一般病例不需要作 CT 检查。

二、临床类型/临床分期

感染途径不同，不同类型的骨髓炎临床特点不同（表 15 - 1）。

表 15 - 1 不同类型骨髓炎的临床特点

临床特点	血源性感染	邻近部位感染灶	血运不足
发病年龄（岁）	1～20；50	50	50
感染部位	长骨，脊椎	股骨，胫骨，颅骨，下颌骨	足
危险因素	菌血症	外科手术，创伤，蜂窝织炎；关节假体	糖尿病，外周血管性疾病
常见细菌	金黄色葡萄球菌，革兰阴性菌；常为一种致病菌	金黄色葡萄球菌，革兰阴性菌；厌氧菌；常为混合感染	金黄色葡萄球菌；凝固酶阴性的葡萄球菌，革兰阴性及厌氧菌；常为混合感染
临床表现			
首发症状	发热，寒战，局部触痛，肿胀，活动受限	发热，局部温度高，肿胀；关节不稳定	疼痛，肿胀，脓液流出，溃疡形成
复发症状	脓液流出	脓液流出，窦道	同上

三、鉴别诊断

1. 蜂窝织炎和深部脓肿　早期急性血源性骨髓炎与蜂窝织炎

和深部脓肿不易鉴别。可以从下列几方面进行鉴别：①全身症状不同：急性骨髓炎毒血症症状重；②部位不同：急性骨髓炎好发于干骺端，而蜂窝织炎与脓肿则不常见于此处；③体征不同：急性骨髓炎疼痛剧烈，但压痛部位深，表面红肿不明显，出现症状与体征分离现象。而软组织感染则局部炎性表现明显，如果鉴别困难，可作MRI检查。

2. 化脓性关节炎　多见于儿童，好发于髋、膝关节。单关节受累见于90%的化脓性关节炎患者。患者发热，局部症状包括疼痛，受累关节的活动受限及肿胀。关节渗出液穿刺检查提示以中性粒细胞为主，可证实此诊断。

3. 风湿病特别是儿童类风湿关节炎　可有高热，儿童类风湿关节炎发热常与一过性斑丘疹和多形红斑同时发生和消退，且肝、脾、淋巴结多肿大。

4. 骨肉瘤和尤文肉瘤　部分恶性骨肿瘤也可以有肿瘤性发热。但起病不会急骤，部位以骨干居多数，特别是尤文肉瘤，早期不会妨碍邻近关节活动，表面有曲张的血管并可摸到肿块。部分病例与不典型的骨髓炎混淆不清，必要时需作活组织检查。

5. 其他疾病　恶性神经母细胞瘤、急性白血病、嗜酸性肉芽肿等。

四、并发症

1. 脓毒症休克　严重病例可出现血压降低、四肢厥冷、多汗、发绀、心动过速、心率失常等。

2. 病理性骨折　骨髓炎所致骨质破坏，受轻微外力即发生骨折。

3. 化脓性关节炎　急性骨髓炎时如果干骺端脓肿位于关节内，如股骨或肱骨近端，脓液可积存于干骺端并进入关节内，并发化脓性关节炎。出现局部疼痛，受累关节的活动受限及肿胀。

治疗计划

一、治疗原则

急性化脓性骨髓炎：①全身支持治疗；②合理选用抗生素；③局部处理；④肢体制动。

慢性化脓性骨髓炎：清除死骨，消灭骨死腔，切除窦道，根治感染源。

二、治疗办法

1. 全身对症和支持治疗　保证休息，进食高蛋白、维生素饮食。补充液体，维持水、电解质和酸碱平衡。提高机体免疫力，可少量多次输新鲜血或球蛋白。

2. 抗感染治疗　应立即开始足量抗生素治疗。获得细菌培养及药敏检测结果后，再予以调整抗生素。开始治疗可予以静脉注射耐青霉素酶的青霉素（如苯唑西林或新青霉素Ⅲ）或予以头孢唑啉。如果培养出耐苯唑西林的金黄色葡萄球菌（oxacillin-resistant *S. aureus*，ORSA)，则要用万古霉素，克林霉素或利奈唑胺可用于万古霉素不耐受的病人。其他可以引起骨髓炎的致病菌包括表皮葡萄球菌，化脓性链球菌，肺炎链球菌，流感嗜血杆菌及铜绿假单胞菌。金黄色葡萄球菌或革兰阴性杆菌引起的感染至少要治疗 3 周，直到体温正常，局部红、肿、热、痛等减轻。停止使用抗生素前，实验室检查必须显示红细胞沉降率及 CRP 正常或明显下降。

慢性骨髓炎往往是多种细菌混合感染，应选择针对多数致病菌有效的广谱抗生素。经验治疗见表 15－2。

3. 局部处理　急性骨髓炎早期行骨开窗减压、引流，防止炎症扩散及死骨形成，而转变为慢性骨髓炎。

4. 肢体制动　患侧用石膏托或皮牵引制动，利于炎症消散及减轻疼痛，防止病理性骨折和关节挛缩。

5. 并发症的治疗　严重的急性骨髓炎有时可发生一些并发症，如感染中毒性休克，除了给予积极的抗菌治疗和氧疗外，应根据不同的并发症，给予抗休克、各器官功能支持等治疗。

6. 慢性骨髓炎的手术指征　①有死骨形成；②有骨死腔及流脓窦道。

7. 手术禁忌证　①急性发作期；②有大块死骨但包壳形成不充分。

表 15－2 儿童急性骨髓炎抗生素经验性治疗

患者	可能的病因	抗生素	剂量	
			mg/（kg・d）	剂量/天
新生儿	金黄色葡萄球菌	新青霉素Ⅲ＋	100	4
	B族链球菌	头孢噻肟或	150	3
	革兰阴性菌	新青霉素Ⅲ＋	100	4
		庆大霉素	5～7.5	3
＜3岁	金黄色葡萄球菌	头孢呋辛或	150	4
	流感嗜血杆菌	头孢曲松或	50	2
	b型	新青霉素Ⅲ＋	150	4
		头孢噻肟	100	4
≥3岁	金黄色葡萄球菌	新青霉素Ⅲ或	150	4
		苯唑西林或	150	4
		头孢唑啉或	100	3
		克林霉素	30～40	3
患镰状细胞性	铜绿假单胞菌	头孢拉定	150	3
疾病儿童隔鞋	沙门菌属	新青霉素Ⅲ＋	150	4
穿刺伤后	金黄色葡萄球菌	头孢噻肟	100	4

三、住院医嘱示范

（一）长期医嘱

- 外科常规护理
- 一级护理
- 吸氧（必要时）
- 高蛋白饮食
- 输液营养支持
- 抗生素 iv gtt

（二）临时医嘱

- 血常规＋ESR＋CRP
- 尿常规

- 便常规
- 心肌酶
- 血生化（肝、肾功能，电解质等）
- 血气分析
- 血培养＋药敏（T≥38℃）
- 穿刺液培养＋药敏
- 穿刺液涂片检查
- 内毒素
- X 线检查
- 放射核素扫描
- CT 或 MRI（必要时）

病程观察

一、病情观察

1. 症状和体征的改变　主要观察患者全身及局部症状，如体温、局部红、肿、热、痛及压痛等。

2. 辅助检查结果的变化

（1）血常规　WBC、GR%的变化；

（2）细胞沉降率、CRP 的变化；

（3）X 线变化；

（4）血气分析　血氧分压、酸碱平衡等的变化情况。

二、疗效分析及处理

急性骨髓炎经抗生素治疗后将会出现如下结果：

（1）在 X 线片改变出现前全身及局部症状均消失。这是最好的结果，说明骨脓肿形成以前炎症已经控制。继续目前抗生素治疗

（2）在出现 X 线片改变后全身及局部症状消失，说明骨脓肿已被控制，有被吸收掉的可能。上述两种情况均不需要手术治疗，但抗生素仍宜连续应用 3～6 周。

（3）全身症状消退，但局部症状加剧，说明抗生素不能消灭骨脓肿，需要手术引流。

（4）全身症状和局部症状均不消退，病情加重。说明①致病菌对所用抗生素具有耐药性；②有骨脓肿形成；③产生迁徙性脓

肿。下一步：①为了保全生命切开引流很有必要；②根据病原学或药敏调整抗生素。

住院小结

一、确定诊断

病原学检查结果确定为金黄色葡萄球菌/表皮葡萄球菌/化脓性链球菌/肺炎链球菌/流感嗜血杆菌及铜绿假单胞菌骨髓炎。据病史及病情发展确定为急性血源性化脓性骨髓炎/继发性骨髓炎/慢性化脓性骨髓炎等。除外急性蜂窝织炎、化脓性关节炎、骨肉瘤等。

二、预后评估

早期积极治疗，感染控制有效，预后尚可，但若治疗不及时，或原有心、肺等基础疾患者，并发感染性休克等严重并发症时预后较差。若发展为慢性骨髓炎，则病情反复、经久不愈、软组织挛缩，患侧关节畸形等。

三、出院医嘱

- 明日出院
- 出院带药
- 按时服药，1 周后门诊复查
- 注意休息

病例教学

病历摘要

患儿，女，12 岁，左膝摔伤后 4 天，发热伴左膝痛 2 天，经大量抗生素治疗效果不明显。体格检查：体温 39.5℃，P120 次/分，左膝下前内侧稍肿，热，不红，局限性深压痛，左下肢拒动。辅助检查：X 线片，肺（—），左下肢（—）；化验：血 WBC：19.0×10^9/L；ESR：76mm/h

问题

1. 最可能引起患者症状的微生物是什么？
2. 予抗生素治疗前，还需要哪些检查及信息？
3. 应该采用何种抗生素来开始经验性治疗？
4. 病变部位穿刺为何采用局部分层穿刺？
5. 患者抗感染治疗是否需要持续静脉用药？能否更换口服方

法？何时更换？

答案

1. 学习目的 列出引起急性骨髓炎的病原体。

患儿血白细胞明显增高，考虑革兰阳性球菌感染可能性大，金黄色葡萄球菌和链球菌属感染常见。而患儿感染为院外获得性的，感染耐苯唑西林的金黄色葡萄球菌（oxacillin-resistant *S. aureus*，ORSA）的可能性比较小。

2. 学习目的 列出骨髓炎患者的适当检查及与治疗有关的信息。

询问药物过敏史，尤其青霉素过敏史。血培养和局部分层穿刺液培养，复查 X 线片，放射核素骨扫描。

3. 学习目的 根据临床表现选择合适的抗生素治疗。

应用针对金黄色葡萄球菌和链球菌敏感的抗生素。如耐青霉素酶的青霉素（如苯唑西林或新青霉素Ⅲ）或予以头孢唑啉。如果培养出 ORSA，则要用万古霉素。

4. 学习目的 认识骨髓炎患者正确诊疗方法。

应采用病变部位（脓肿）分层穿刺的方法，以避免 1 次穿入骨内，可能将单纯软组织脓肿细菌带入骨内。

5. 学习目的 认识抗生素使用的疗程及用药方法。

病人在发热，疼痛减轻及 CRP 小于 2.0mg/dl 后可更换为口服抗感染药物治疗，静脉注射和口服治疗总的时间应该持续 3～6 周。

（齐文杰）

第16章

骨关节结核

概述

骨与关节结核（tuberculosis of bone and joint）是最常见的肺外继发性结核，好发于儿童与青少年，而在发达国家，主要受累人群为老年人。原发病灶多为肺结核或消化道结核。我国以原发于肺结核的占绝大多数。骨关节结核可以出现在原发性结核的活动期，但多数在原发病灶已静止，甚至痊愈多年后才发病。骨与关节结核的好发部位是脊柱，其次是膝关节、髋关节与肘关节。

入院评估

一、病史询问要点

1. 起病因素　曾有结核感染史，高危人群包括糖尿病或慢性肾衰者、吸收不良或营养不良者、嗜酒和使用免疫抑制剂、艾滋病患者，青少年患者起病前往往有关节外伤病史。

2. 主要症状　起病缓慢，有低热、乏力、盗汗、消瘦、食欲缺乏及贫血等症状；部分患者起病急骤，有高热及毒血症状，一般多见于儿童。病变部位大多为单发性，少数为多发性，但对称性发生者罕见。病变部位疼痛于活动后加剧。儿童患者常有“夜啼”。部分患者因病灶内脓液突然破向关节腔、或单纯骨结核者髓腔内压力高，脓液积聚过多时疼痛剧烈。浅表关节肿胀与积液明显，并有压痛，关节常处于半屈状态以缓解疼痛；至后期，肌肉萎缩，关节呈梭形肿胀。发展至全关节结核时，出现“冷脓肿”或“寒性脓肿”，脓肿可以向体表溃破成窦道，冷脓肿溃破若引流不畅可有高热，重度混合感染甚至可导致肝、肾衰竭而致死。脊柱结核有可能出现截瘫。

二、体格检查要点

1. 局部体征　浅表关节肿胀与积液明显，并有压痛，关节常处于半屈状态；至后期，肌肉萎缩，关节呈梭形肿胀。脓肿向体表溃破可形成窦道。不同部位骨关节结核体征不同：① 脊柱结核：背痛、脊椎周围肌肉痉挛、脊柱运动障碍、局部压痛、驼背，脊髓受压时可出现下肢震颤、步行无力；②周围关节结核：髋关节结核：早期症状不明显，可仅有髋部不适，后期可出现腹股沟区压痛、肿胀、触及肿块、肌肉萎缩；膝关节结核：早期症状为局部隐痛、肿胀、跛行；手/腕关节结核：腕关节综合征、关节肿胀、窦道形成。

2. 其他体征　发热、贫血等。

三、门诊资料分析

1. 血常规　外周血白细胞总数计数一般正常，有混合感染时白细胞计数增高，血红蛋白可轻度下降。

2. 红细胞沉降率　活动期明显增快，静止期一般正常。

3. 结核菌素试验　骨关节结核病人免疫力低下，该试验常为阴性。

4. 脓肿穿刺或病变部位的组织学检查　结核杆菌培养阳性率约 70 %，但混合性感染时结核杆菌培养阳性率极低。

5. X线片　X线摄片检查对诊断骨与关节结核十分重要，但不能作出早期诊断，一般在起病 6～8 周后方有 X 线片改变。其特征性表现为区域性骨质疏松和周围存在少量钙化的破坏性病灶；病灶周围有软组织肿胀影。随着病变发展，可出现边界清楚的囊性变并伴有明显硬化反应和骨膜炎。可出现死骨和病理性骨折。若发现脓肿壁有萎缩或钙化的倾向，则高度提示结核。

四、继续检查项目

1. X线片　如果门诊未摄，则入院后补拍，病程中定期复查；

2. 血气及血生化分析；

3. 脓肿穿刺或病变部位的组织学检查　同时行细菌培养及药敏试验；

4. CT 及 MRI（必要时）；

5. 超声波检查（必要时）；

6. 关节镜检查（必要时）。

五、门诊医嘱示范

✦ 异烟肼 0.3 qd po

✦ 利福平 0.45 qd po

+ 乙胺丁醇 0.75 qd po
+ 维生素 C 0.2 tid po
+ 局部治疗

病情分析

一、基本诊断

根据全身与局部症状和体征，结合辅助检查，一般诊断不难。脓肿穿刺或病变部位的组织学检查是结核感染确诊的重要途径，红细胞沉降率可以用来检测病变是否静止和有无复发。X线表现出现较迟，不能作为早期的诊断依据。CT 检查可以发现普通 X 线片不能发现的问题，特别是显示病灶周围的冷脓肿，死骨与病骨都可以清晰地显露。MRI 检查可以在炎性浸润阶段时显示出异常信号，具有早期诊断的价值。关节镜检查及滑膜活检对诊断滑膜结核很有价值。

二、临床类型/临床分期

病变关节的部位不同，临床表现不同：

1. 脊柱结核　脊柱结核占全身关节结核的首位，腰椎结核发生率最高，以儿童患者多见。病理椎体结核可分为中心型和边缘型两种：①中心型椎体结核多见于 10 岁以下的儿童，好发于胸椎。病变进展快，整个椎体被压缩成楔形。一般只侵犯一个椎体，也有穿透椎间盘而累及邻近椎体。②边缘型椎体结核多见于成人，腰椎为好发部位。病变局限于椎体的上下缘，很快侵犯至椎间盘及相邻的椎体。椎间盘破坏是本病的特征，因而椎间隙很窄。椎体破坏后形成的寒性脓肿可以有两种表现：①椎旁脓肿；②流注脓肿。

临床表现常见背痛、脊椎周围肌肉痉挛、脊柱运动障碍、局部压痛、驼背，脊髓受压时可出现下肢震颤、步行无力，脊柱结核可以合并瘫痪。

2. 髋关节结核　早期症状不明显，可仅有髋部不适，后期可出现腹股沟区压痛、肿胀、触及肿块、肌肉萎缩。股骨头破坏明显时会形成病理性脱位，通常为后脱位。愈合后会遗留各种畸形，以髋关节屈曲内收内旋畸形、髋关节强直与下肢不等长最为常见。

3. 膝关节结核　发病率仅次于脊柱结核，早期症状为局部隐痛、肿胀、跛行。膝关节位置表浅，因此肿胀和积液十分明显。检查时发现膝眼饱满，髌上囊肿大，浮髌试验阳性。较晚期的膝关节结核，滑膜可以显著肿胀和增厚。早期膝关节穿刺可获得比较清亮的液体，随着病程进展，抽出液逐渐变浑，有纤维素混杂在内，最终变为脓性。关节持续的积液和废用性肌萎缩，使膝部呈梭形肿胀。由于疼痛、膝关节半屈曲状，日久即发生屈曲挛缩。至后期寒性脓肿形成，溃破后成慢性窦道，经久不愈合或因韧带的毁损而产生病理性脱位。病变静止或愈合后成为纤维性强直；骨生长受到抑制，造成两下肢不等长。

三、鉴别诊断

（一）脊柱结核需与下列疾病作鉴别

1. 强直性脊柱炎　本病均有骶髂关节炎症，没有全身中毒症状，X 线检查看不到骨破坏与死骨，胸椎受累后会出现胸廓扩张受限等临床表现足以鉴别。

2. 化脓性脊柱炎　发病急，有高热及明显疼痛，进展很快，早期血培养可检出致病菌。X 线表现进展快。

3. 腰椎间盘突出　无全身症状，有下肢神经根受压症状，红细胞沉降率不快。X 线片上无骨质破坏，CT 检查可发现突出的髓核。

4. 脊柱肿瘤　多见于老人，疼痛逐日加重，X 线片可见骨破坏累及椎弓根，椎间隙高度正常，一般没有椎旁软组织块影。

5. 嗜酸性肉芽肿　多见于胸椎，患者年龄通常不满 12 岁，整个椎体均匀性压扁成线条状，上下椎间隙完全正常。没有发热等全身症状。

6. 退行性脊椎骨关节病　为老年性疾病，普遍性椎间隙变窄，邻近椎体上、下缘硬化发白，有骨桥形成，没有骨质破坏与全身症状。

（二）髋关节结核需与下列疾病作鉴别

1. 暂时性滑膜炎　多为一过性。7 岁以下儿童多见，有过度活动的病史，表现为髋部疼痛和跛行。X 线片未见异常。卧床休息 2 周即愈，没有后遗症。

2. 儿童股骨头骨软骨病　本病X线表现特殊，初期关节间隙增宽，接着骨化中心变为扁平和破碎以及囊性改变。红细胞沉降率正常。但早期滑膜结核确与儿童股骨头骨软骨病难以区别。

3. 类风湿关节炎　儿童型类风湿关节炎也有发热、红细胞沉降率增高，尤其是初发时为单关节性时很难区别。但本病的特征为多发性和对称性，经过短期观察不难区别。

4. 化脓性关节炎　发病急骤，有高热。急性期有脓毒症表现，血液和关节液中可检出化脓性致病菌。X线表现破坏迅速，并有增生性改变，后期会发生骨性强直。

（三）膝关节结核需与下列疾病作鉴别

1. 化脓性关节炎　发病急骤，有高热。急性期有脓毒症表现，血液和关节液中可检出化脓性致病菌。X线表现破坏迅速，并有增生性改变，后期会发生骨性强直。

2. 类风湿关节炎　儿童型类风湿关节炎也有发热、红细胞沉降率增高，尤其是初发时为单关节性时很难区别。但本病的特征为多发性和对称性，经过短期观察不难区别。

3. 骨关节炎　一种以关节软骨退行性变和继发性骨质增生为特征的慢性关节疾病。起病缓慢，多见于中老年人。好发于负重较大的膝关节、髋关节、脊柱及远侧指间关节等部位。疼痛逐步加剧，关节活动不灵活，晚期多伴有明显滑膜炎症，表现为疼痛加重、关节肿胀、关节积液、活动受限。X线检查、关节穿刺检查可以有助于鉴别。

4. 急性血源性骨髓炎　可以从下列几方面进行鉴别：①部位不同：急性骨髓炎好发于干骺端；②体征不同：急性骨髓炎疼痛剧烈，但压痛部位深，表面红肿不明显，出现症状与体征分离现象。而膝关节结核早期症状为局部隐痛，肿胀，跛行；膝关节位置表浅，因此肿胀和积液十分明显；③X线检查，关节穿刺检查可以有助于鉴别。

四、并发症

1. 脊柱结核合并瘫痪　脊柱结核的冷脓肿会压迫脊髓而产生肢体瘫痪。以胸椎结核发生截瘫最多见，脊椎附件结核少见，一旦发病，容易发生截瘫。发病机制可分为早期瘫痪和迟发性瘫痪两种。早期瘫痪发生于病灶处于活动期，随着脓液、结核性肉芽组织、干酪样坏死物质和死骨进入椎管内压迫了脊髓。如果及时清除压迫物质，截瘫完全可以恢复。有时脓液进入椎管前半部，使脊髓前动脉发生栓塞导致脊髓永久性损害。迟发性瘫痪发生于病变已静止的后期，甚至已愈合后多年。致瘫的原因主要是瘢痕组织形成对脊髓产生环形压迫。愈合很多年后出现的瘫痪大都有脊柱后凸畸形或陈旧性病理性脱位，椎管前方所形成的骨岭是主要的致压因素，可称为骨病变静止型截瘫。迟发性瘫痪也可源于脊髓血管的栓塞。

2. 病理性脱位与病理性骨折。

3. 全身性感染　冷脓肿溃破后必然会有混合性感染。引流不畅时会有高热。局部急性炎症反应也加重。重度混合感染的结果是慢性消耗、贫血、中毒症状明显，甚至因肝、肾衰竭而致死。

治疗计划

一、治疗原则

1. 全身支持治疗；

2. 抗结核药物治疗；

3. 局部治疗。

二、治疗办法

（一）全身对症和支持治疗

注意休息、营养，每日摄入足够的蛋白质和维生素。平时多卧床休息，纠正贫血，混合感染的急性期可给予抗生素治疗。

（二）抗结核药物治疗

遵循原则：早期、联合、适量、规律、全程。

常用抗结核药物：异烟肼（INH）、利福平（RFP）、吡嗪酰胺（PZA）、链霉素（SM）和乙胺丁醇（EMB），使用时注意副作用。主张联合应用，目前趋向于短疗程化疗 8～12 个月，在原发耐药率较低的地区，强化期可用三药联用，方案如 2HRZ/6HR；在原发耐药率较高的地区，强化期应四药联用，方案如 2HRZS/6HR。

经过抗结核药物治疗后，全身症状与局部症状都会逐渐减轻。治愈的标准为：①全身情况良好，体温正常，食欲良好；

②局部症状消失，无疼痛，窦道闭合；③X线表现脓肿缩小乃至消失，或已经钙化；无死骨，病灶边缘轮廓清晰；④ 3 次红细胞沉降率都正常；⑤起床活动已 1 年，仍能保持上述 4 项指标。符合标准的可以停止抗结核药物治疗，但仍需定期复查。

（三）局部治疗

1. 局部制动　有石膏固定与牵引。保证病变部位的休息，减轻疼痛。固定时间一般 1～3 个月。

2. 局部注射　局部注射抗结核药物具有药量小，局部药物浓度高和全身反应小的优点。最适用于早期单纯性滑膜结核病例。常用药物为异烟肼，剂量为 100～200 mg，每周注射 1～2 次，视关节积液的多少而定。每次穿刺时如果发现积液逐渐减少，液体转清，说明有效果，可以继续穿刺抽液及注射抗结核药物；如果未见好转，应及时更换治疗方法。不主张对冷脓肿进行反复抽脓与注入抗结核药物，多次操作会诱发混合性感染和穿刺针孔处形成窦道。

3. 手术治疗

（1）切开排脓。

（2）病灶清除术　病灶清除术的指征是：①骨与关节结核有明显的死骨及大脓肿形成；②窦道流脓经久不愈者；③脊柱结核有脊髓受压表现者。禁忌证有：①病人有其他脏器结核性病变尚处于活动期；②有混合性感染，体温高，中毒症状明显者；③病人合并有其他重要疾病难以耐受手术者。为提高手术的安全性，术前要应用抗结核药物 2～4 周。

（3）其他手术治疗　①关节融合术；②截骨融合术；③关节置换术。

三、住院医嘱示范

（一）长期医嘱

✦ 外科常规护理

✦ 一级护理

✦ 吸氧（必要时）

✦ 高蛋白饮食

✦ 输液营养支持

+ 抗结核药物口服
+ 保肝药物
+ 局部制动

（二）临时医嘱

+ 血常规＋ESR＋CRP
+ 尿常规
+ 便常规
+ 心肌酶
+ 血生化（肝、肾功能，电解质等）
+ 血气分析
+ 血培养＋药敏（T≥38℃）
+ 穿刺液培养＋药敏
+ 穿刺液涂片检查
+ 结核菌素试验
+ X 线检查
+ B 型超声波
+ CT 或 MRI（必要时）
+ 关节镜检查（必要时）

病程观察

一、病情观察

1. 症状和体征的改变　主要观察患者全身及局部症状，如体温、局部红、肿、热、痛、及压痛等，食欲有无好转。

2. 辅助检查结果的变化

（1）红细胞沉降率的变化；

（2）X 线变化。

治愈的标准为：①全身情况良好，体温正常，食欲良好；②局部症状消失，无疼痛，窦道闭合；③ X 线表现脓肿缩小乃至消失，或已经钙化；无死骨，病灶边缘轮廓清晰；④ 3 次红细胞沉降率都正常；⑤起床活动已 1 年，仍能保持上述 4 项指标。符合标准的可以停止抗结核药物治疗，但仍需定期复查。

二、疗效分析及处理

1. 病情好转　全身情况良好，体温下降，食欲好转；局部症状减轻；X线表现脓肿缩小，红细胞沉降率下降。应继续目前抗结核等治疗。

2. 病情无变化　仍有发热，病变关节疼痛无缓解，活动受限，局部体征无减轻，红细胞沉降率仍快，X线表现脓肿无缩小。下一步：①考虑是否有必要行其他有创性的外科治疗；②考虑是否需要调整抗结核药。

3. 病情反复　患者体温正常后又出现发热，受感染的关节疼痛等症状及体征好转后又加重，红细胞沉降率下降或恢复正常后又升高。下一步：①原发病反复？合并全身性感染？积极寻找病原学，行相关药敏试验；②调整抗结核药物；③考虑外科局部治疗是否适当。

4. 病情恶化　体温高，关节局部症状及全身中毒症状加重，形成脓肿或脓肿破溃形成全身性感染，下一步：①积极处理并发症；②考虑是否需要调整抗结核药；③外科手术治疗。

住院小结

一、确定诊断

根据全身与局部症状和体征，结合辅助检查，一般诊断不难。脓肿穿刺或病变部位的组织学检查是结核感染确诊的重要途径。CT检查可以发现普通X线片不能发现的问题，特别是显示病灶周围的冷脓肿，死骨与病骨都可以清晰地显露。MRI检查可以在炎性浸润阶段时显示出异常信号，具有早期诊断的价值。关节镜检查及滑膜活检对诊断滑膜结核很有价值。另需除外强直性脊柱炎、化脓性关节炎、脊柱肿瘤等。

二、预后评估

早期阶段，结核病便被很好地控制住，则关节功能不受影响。如果病变进一步发展至全关节结核，则必定会后遗各种关节功能障碍。若治疗不及时或原有心、肺等基础疾患者，并发全身性感染等时预后较差。

三、出院医嘱

- 明日出院
- 出院带药
- 按时服药，1周后门诊复查

+ 注意休息

病例教学

病历摘要

患儿，女性，12 岁，背痛 3 个月，无明显外伤史，母亲有“肺结核”史。检查：消瘦体型，T10 后凸，压痛叩痛（+），并向腹前放射，双下肢活动好，腱反射正常，未引出病理反射，拾物实验（—）。X 线片：T10/11 椎体破坏，间隙变窄，T10 呈楔形变（不超过 1/4），其两侧有梭形阴影。化验：ESR：116mm/h。

问题

1. 该患者哪些表现与脊柱结核相吻合?

2. 需要和哪些疾病鉴别?

3. 应给予哪些治疗?

答案

1. 学习目的　列出脊柱结核的诊断依据。

有结核病人接触史，背痛、脊柱后突畸形，压、叩痛（+），ESR 增快，X 线片 T10/11 椎体破坏，间隙变窄，T10 呈楔形变，两侧有梭形阴影。

2. 学习目的　列出脊柱结核的鉴别诊断。

应与强直性脊柱炎、骨肿瘤、化脓性脊柱炎等疾病鉴别。

3. 学习目的　列出脊柱结核的治疗方法。

全身营养支持，抗结核治疗，病灶的彻底清除，并发症的治疗、肢体制动等。

（齐文杰）

第17章

下尿路感染

概述

下尿路感染是指膀胱和尿道由细菌感染引发的炎症病变。又有膀胱炎、尿道炎之称。膀胱炎又分为急性膀胱炎和复发性膀胱炎。下尿路感染几乎全部为继发于泌尿系及泌尿系外的病变，而绝大多数是由革兰阴性菌引致，女性发生率是男性的10倍。

入院评估

一、病史询问要点

1. 起病因素　常有受凉、游泳、性行为、疲劳等诱因，起病急。

2. 主要症状　典型症状有排尿烧灼感或疼痛，尿急和尿频，耻骨区痛，脓尿或血尿。全身症状主要为发热、乏力。如伴有腰背痛、恶寒、发热、恶心呕吐等全身中毒症状，表明为有肾盂肾炎的可能。

二、体格检查要点

主要是局部体征：输尿管点压痛，双肾区叩击痛，膀胱区压痛等。

三、门诊资料分析

1. 血常规　大多数下尿路感染外周血白细胞总数及中性粒细胞比例增加，严重病例可出现核左移和中毒颗粒。严重患者或年老体弱、机体反应差者血白细胞计数可不增高，反而降低。

2. 尿常规检查　以白细胞增多（＞5个/HP）为主，可伴有血尿或少量蛋白。

四、继续检查项目

1. 血气及血生化分析

2. 12小时尿Addis计数

3. 中段尿细菌培养和真菌培养

4. 血培养（体温大于38.5℃时）

5. 尿支原体和沙眼衣原体培养（必要时）

6. 泌尿系超声检查

7. 泌尿系增强 CT 或三维重建（必要时）

五、门诊医嘱示范

✦ 左氧氟沙星 0.2 iv gtt bid

✦ 尿感宁 2 袋 tid

病情分析

一、基本诊断

根据典型症状有排尿烧灼感或疼痛，尿急和尿频，耻骨区痛，脓尿或血尿。全身症状主要为发热、乏力。配合尿常规和血常规检查结果，基本可以明确诊断。

二、临床类型/临床分期

下尿路感染分为复杂性尿路感染和单纯性尿路感染。

复杂性尿路感染是指：①尿路有器质性或功能性异常，引起尿路梗阻，尿流不畅；②尿路有异物，如结石、留置导尿管等；③肾内有梗阻，如在慢性肾实质疾病基础上发生的尿路感染，多数为肾盂肾炎，可引起肾组织损害。长期反复感染或治疗不彻底，可进展为慢性肾衰竭。

单纯性尿路感染则无上述情况，不经治疗其症状及菌尿可自行消失，或成为无症状性菌尿。

根据病史，下尿路感染又分为初发和再发，后者又分为复发和再感染。初发性尿路感染即第 1 次发作；复发是指治疗不彻底，常在停药后 6 周内再次发作，与原初感染的细菌同株同血清型，多见于肾盂肾炎；再感染是指原初感染已治愈，由不同菌株再次感染，常发生在原初治疗停药 6 周之后，多见于膀胱炎。再发频繁者必须寻找原因。

三、鉴别诊断

本病主要应与尿道综合征、肾结核、肾小球疾病、前列腺炎、尿路结石、发热性疾病、腹部器官炎症等鉴别。

（1）发热性疾病　有部分急性尿路感染的病人以发热为主症，尿路刺激症状不明显，易与发热性疾病，如流感、上呼吸道感染、疟疾、败血症等混淆。但若能详细询问病情，不疏漏尿路感染的局部症状，并及时查尿沉渣，甚至作尿细菌学检查，则鉴别诊断不难。

（2）腹部器官炎症　有些尿路感染病例主要表现为腹痛、恶心、呕吐、发热、血白细胞数增高，易误诊为急性胃肠炎、阑尾炎、附件炎等，若能及时查尿常规，易于鉴别。

（3）尿道综合征　在有尿道症状的妇女中，约70%的患者有脓尿和细菌尿，为真性尿路感染，而另外30%的患者，不是真正的尿路感染，而属于尿道综合征。这类病例在临床上常常容易被误诊为尿路感染。

四、病因分析

病原体通常经两个途径之一侵入尿路。迄今为止，最常见的途径为经尿路下端——男性的阴茎端开口或女性外阴的尿道开口，结果是经尿道向上扩散的上行性感染；另一可能的途径是经血源性途径直接感染肾。细菌、病毒、真菌或很多寄生虫均可引起尿路感染。其感染的途径有上行感染、血行感染、淋巴道感染和直接感染四种方式。

（1）上行感染　绝大多数尿感是由上行感染引起的。正常情况下，尿道口及其周围是有细菌寄生的，但一般不引起感染。当机体抵抗力下降或尿道黏膜有轻微损伤时，或者细菌的毒力大，黏附尿道黏膜和上行的能力强，容易侵袭膀胱和肾，造成感染。由于女性尿道口靠近肛门，且女性尿道远较男性为短而宽，女婴的尿道口常被粪便污染，故更易致病。

（2）血行感染　细菌从身体内的感染灶（如扁桃体炎、鼻窦炎、龋齿或皮肤感染等）侵入血流，到达肾，先在肾皮质引起多发性小脓疡，然后，沿肾小管向下扩散至肾乳头和肾盏、肾盂黏膜，但炎症亦可从肾乳头部有轻微损伤的乳头集合管（如尿中的结晶损伤）开始，然后向上向下扩散。血行感染途径较为少见，不及10%。血行感染比较多见于新生儿，或金黄色葡萄球菌败血症患者的血行性肾感染。

（3）淋巴道感染　下腹部和盆腔器官的淋巴管与肾周围的淋巴管有多数交通支，升结肠与右肾之间也有淋巴管沟通。当盆腔器官炎症、阑尾炎和结肠炎时，细菌也可从淋巴道感染肾。这种感染途径更为少见，甚至于这种感染途径是否存在，目前也有争论。

（4）直接感染　外伤或邻近肾的脏器有感染时，细菌可直接侵入肾引起感染，但是，这种情况临床上是十分罕见的。

五、并发症

革兰阴性杆菌败血症：下尿路感染是革兰阴性杆菌败血症的主要原因之一，多发生于急性症状性尿路感染，特别是使用膀胱镜检查或使用导尿管后。严重的复杂性肾盂肾炎，特别是并发急性肾乳头坏死者也易发生革兰阴性杆菌败血症。偶可见于严重的非复杂性肾盂肾炎。革兰阴性杆菌败血症来势凶险，突然的寒战、高热，常引起感染中毒性休克或重度脓毒症，预后严重，死亡率高达 50%。

治疗计划

一、治疗原则

本病治疗原则与肾盂肾炎类似，均以抗感染为主的综合性治疗。

二、治疗办法

1. 对症和支持治疗　嘱患者多饮水，注意个人卫生，保证休息，禁止性生活，补充液体，维持水、电解质和酸碱平衡。

2. 抗感染治疗　最佳治疗为目标治疗：即根据细菌培养和药敏试验结果选用适当的抗菌药物。一般均应用敏感的窄谱抗菌药物。给药方法应根据病情轻重及不同对象进行。若暂时缺少细菌培养和药敏结果，可以采取经验性治疗，即可以选择对于大肠埃希菌积极有效的三代头孢菌素、广谱青霉素＋酶抑制剂、氨基糖苷类、氟喹诺酮类、碳氢酶烯类等。

目标治疗可以根据细菌培养和药敏试验结果选用适当的抗菌药物。

（1）大肠埃希菌属　可根据药敏结果选择三代头孢菌素、广谱青霉素＋酶抑制剂、氨基糖苷类、氟喹诺酮类、碳氢酶烯类等

（2）肠球菌属　可根据药敏结果选择广谱青霉素＋酶抑制剂、万古霉素、去甲万古霉素、替考拉宁、利奈唑胺等。

（3）真菌　可根据药敏结果选择氟康唑、伏立康唑、伊曲康

唑等。

3. 并发症的治疗　革兰阴性杆菌败血症：下尿路感染是革兰阴性杆菌败血症的主要原因之一，多发生于急性症状性尿路感染，革兰阴性杆菌败血症来势凶险，突然的寒战、高热，常引起感染中毒性休克或重度脓毒症，预后严重，死亡率高达50%。治疗以抗感染＋脏器功能支持为原则，本章节不做详解。

三、住院医嘱示范

（一）长期医嘱

✦ 内科常规护理

✦ 二级护理

✦ 普食

✦ 抗生素 iv gtt

✦ 补液

✦ 利尿通淋类中成药口服（尿感宁、三金片等）

（二）临时医嘱

✦ 血常规＋ESR＋CRP

✦ 尿常规

✦ 便常规

✦ 心肌酶

✦ 血生化（肝、肾功能，电解质等）

✦ 血气分析

✦ 12小时尿 Addis 计数

✦ 中段尿细菌培养和真菌培养

✦ 尿L型菌培养

✦ 血培养（体温大于38.5℃时）

✦ 尿支原体和沙眼衣原体培养（必要时）

✦ 泌尿系超声检查

✦ 泌尿系增强 CT 或三维重建（必要时）

病程观察

一、病情观察

1. 症状和体征的改变　主要观察患者体温，尿道刺激症状的缓解程度的变化情况。

2. 辅助检查结果的变化：血常规：WBC、GR%的变化，尿常规白细胞的变化，尿培养+药敏的结果。

二、疗效分析及处理

1. 病情好转　体温逐渐恢复正常、尿道刺激症状缓解，血 WBC 下降或恢复正常，尿常规白细胞数下降，应继续目前抗生素治疗。

2. 病情无变化　仍有发热、尿频、尿急、尿痛等无明显减轻，血 WBC 仍升高，尿常规中白细胞数无明显变化，下一步：①考虑诊断是否正确？②完善或重复尿培养+药敏结果，并及时根据病原学或药敏调整抗生素。

3. 病情反复　患者体温正常后又出现发热、尿道刺激症状好转后又加重，血 WBC 下降或恢复正常后又升高或降低，尿中白细胞又升高。下一步：①原发病反复？合并其他感染？积极寻找病原学证据，尤其注意有无合并真菌、结核杆菌、支原体等感染的可能，并要除外有无泌尿道畸形、梗阻等外科问题；②调整抗生素。

4. 病情恶化　体温继续升高，并出现血压下降、尿量减少、呼吸困难等重度脓毒症的表现，下一步：①调整抗生素；②积极脏器功能支持治疗，必要时由普通病房转往中心 ICU 治疗。

住院小结

一、确定诊断

根据典型症状有排尿烧灼感或疼痛，尿急和尿频，耻骨区痛，脓尿或血尿。全身症状主要为发热、乏力。配合尿常规和血常规检查结果，基本可以明确诊断。

二、预后评估

青壮年、无基础疾病及并发症者预后较好，而老年人、原有心、肺、肝、肾及代谢疾病基础者、合并脓毒症等严重并发症者预后较差。

三、出院医嘱

- 明日出院
- 出院带药
- 按时服药，2 周后门诊复查

- 避免过劳、注意个人卫生、注意房事生活等

病例教学

病历摘要

患者，女性，68 岁，主诉两天前劳累后后开始出现尿频、尿急、尿痛，伴发热，体温最高 38.9℃，查体 T 38.9℃，HR 80 次/分，BP 120/60mmHg，R 32 次/分，血常规白细胞 13.58×10^{9}/L，中性粒细胞 89.3%，尿常规白细胞 13～15 个/HP。

问题

1. 最可能引起患者症状的微生物是什么？
2. 还需要其他那些信息？
3. 应该采用那些恰当的经验治疗？

答案

1. 学习目的　列出下尿路感染的常见病原体。

引起尿路感染的致病菌以肠道细菌为最，大肠埃希菌约占60%～80%，其次以副大肠埃希菌、变形杆菌、葡萄球菌、粪链球菌、产碱杆菌、铜绿假单胞菌等，偶见厌氧菌、真菌、真菌、病毒和原虫感染。铜绿假单胞菌、葡萄球菌感染多见于有尿路器械检查史或长期留置导尿管的患者。糖尿病和免疫功能低下时常伴发尿路真菌感染。

2. 学习目的　列出下尿路感染患者的适当检查。

检查生命体征、完善生化和血气分析、尿细菌培养＋药敏、尿真菌培养＋药敏，尿L型菌培养、尿 Addis 计数、泌尿系超声。

3. 学习目的　根据临床表现选择合适的抗生素治疗。

最佳治疗为目标治疗：即根据细菌培养和药敏试验结果选用适当的抗菌药物。一般均应用敏感的窄谱抗菌药物。给药方法应根据病情轻重及不同对象进行。若暂时缺少细菌培养和药敏结果，可以采取经验性治疗，即可以选择对于大肠埃希菌积极有效的三代头孢菌素、广谱青霉素＋酶抑制剂、氨基糖苷类、氟喹诺酮类、碳氢酶烯类等。

（杜　琨）

第18章

肾盂肾炎

概述

肾盂肾炎（pyelonephritis）是指肾盂的炎症，大都由细菌感染引起，一般伴下尿道炎症，临床上不易严格区分。根据临床病程及疾病，肾盂肾炎可分为急性及慢性两期，慢性肾盂肾炎是导致慢性肾功能不全的重要原因。

入院评估

一、病史询问要点

1. 起病因素　急性肾盂肾炎起病常有受凉、游泳、性行为、疲劳、外伤等诱因，起病急。慢性肾盂肾炎起病比较复杂。

2. 主要症状

急性肾盂肾炎

（1）一般症状　高热、寒战，体温多在38～39℃，也可高达40℃。热型不一，一般呈弛张型，也可呈间歇或稽留型。伴头痛、全身酸痛，热退时可有大汗等。

（2）泌尿系症状　患者有腰痛，多为钝痛或酸痛，程度不一，少数有腹部绞痛，沿输尿管向膀胱方向放射，体检时在上输尿管点（腹直肌外缘与脐平线交叉点）或肋腰点（腰大肌外缘与十二肋交叉点）有压痛，肾叩痛阳性。患者常有尿频、尿急、尿痛等膀胱刺激症状，在上行性感染时，可先于全身症状出现。

（3）胃肠道症状　可有食欲缺乏、恶心、呕吐，个别患者可有中上腹或全腹疼痛。

慢性肾盂肾炎

症状较急性期轻，有时可表现为无症状性菌尿。半数以上患者有急性肾盂肾炎既往史，其后有乏力、低热、厌食及腰酸腰痛等症状，并伴有尿频、尿急、尿痛等下尿路刺激症状。急性发作表现也时有出现。以往将病程超过半年或1年者称为慢性肾盂肾炎，近年来提出肾盂肾盏有瘢痕形成，静脉肾盂造影见到肾盂肾盏变形、积水、肾外形不光滑或两肾大小不等才称慢性肾盂肾炎。可有肾小管功能损害，如浓缩功能减退，低渗、低比重尿，夜尿增多及肾小管性酸中毒等。至晚期，可出现肾小球功能损害，氮质血症直至尿毒症。肾性高血压很多由慢性肾盂肾炎引起，一般认为患者高肾素血症及一些缩血管多肽的释放和血管硬化、狭窄等病变有关。少数患者切除一侧病肾后，高血压得以改善。

二、体格检查要点

急性肾盂肾炎查体要点主要是局部体征：输尿管点压痛，双肾区叩击痛等。慢性肾盂肾炎要注意全身查体情况，注意有无血压升高、全身贫血貌、心脏扩大、双下肢水肿等等。

三、门诊资料分析

1. 尿常规　表现为脓尿（每高倍视野≥5 个白细胞）为其特征性改变，尿中白细胞也可间歇性出现。红细胞数目多少不一，常提示合并其他肾疾患的可能。如发现白细胞管型。特别是粘有细菌者，尤有诊断意义。

2. 尿的细菌学检查　尿细菌培养及菌落计数是确诊的重要指标。目前多采用新鲜清洁中段尿培养法，尿细菌培养阳性，菌落计数$>1\times10^8$/L（10 万/ml），即有诊断价值。

3. 急性肾盂肾炎　一般不出现肾功能损害情况。

4. 肾盂造影或泌尿系超声检查　可了解尿路系统有无结石、梗阻、畸形、肾下垂等情况。

四、继续检查项目

1. 血气及血生化分析；

2. 12 小时尿 Addis 计数；

3. 中段尿细菌培养和真菌培养；

4. 血培养（体温大于 38.5℃时）；

5. 血尿肌酐清除率检查；

6. 24 小时尿蛋白定量；

7. 尿蛋白四项；

8. 静脉肾盂造影检查；

9. 泌尿系超声检查；

10. 泌尿系增强 CT 或三维重建（必要时）。

五、门诊医嘱示范

- 左氧氟沙星 0.2 iv gtt bid 或头孢哌酮舒巴坦钠 3.0g iv gtt bid
- 尿感宁 2 袋 tid 或三金片 4 片 tid

病情分析

一、基本诊断

急性肾盂肾炎根据典型症状、配合尿常规和血常规检查结果，基本可以明确诊断，慢性肾盂肾炎可根据患者肾盂肾炎病程时间，配合肾功能检查、泌尿系超声或静脉肾盂造影等亦可诊断。

二、临床类型/临床分期

肾盂肾炎又称上尿路感染，可分为急性肾盂肾炎与慢性肾盂肾炎两种。急性肾盂肾炎多发生于生育年龄的女性，病人常有腰痛、肾区压痛、叩痛、伴寒战、发热、头痛、恶心呕吐等全身症状，以及尿频尿急和尿痛等膀胱刺激征，验血可见白细胞增高。一般无高血压或氮质血症。病人尿液混浊，可有肉眼血尿，尿常规镜检有多量白细胞或脓细胞，可有少许红细胞及管型，蛋白少许至中等量。慢性肾盂肾炎多系急性肾盂肾炎治疗不及时、不彻底而引起，一般认为病程超过 6 个月以上即慢性。若为尿路梗阻引起者，诱发因素未及时纠正、消除，炎症长期不消退，可逐渐转为慢性，最终导致尿毒症。

三、鉴别诊断

急性肾盂明炎一般有典型症状和尿液异常发现，诊断不难。如仅有高热而尿路症状不明显者，应与各种发热疾病相鉴别。腹痛、腰痛明显者要与胆囊炎、阑尾炎、盆腔炎、肾周脓肿等鉴别，一般经多次小便检查后即能明确诊断。慢性肾盂肾炎的泌尿道症状不明显，尿常规无明显改变或尿液异常间歇出现，易被误诊。在女性，凡有不明原因发热、腰酸、乏力、轻度泌尿道症状者应考虑本病的可能性。须反复检查尿常规及培养寻找证据，伴高血压的慢性肾盂肾炎需与高血压病鉴别。此外，尚需与下列诸病鉴别。

1. 肾结核　泌尿、生殖道结核常同时伴发，是最常见的肺外结核，多系血行性感染，急性期有发热（低热），盗汗乏力，腰痛，尿频，尿急，尿痛，血尿等症状，约20%病例可无临床表现，数年后肾实质破坏，结核性肉芽肿、干酪样变先累及髓质、乳头区，继而乳头坏死，肾盂肾盏变形，皮质变薄，偶可累及肾周围组织，后期肾功能受损，膀胱挛缩。肺部X线检查，前列腺，附睾，盆腔结核的检出有助于此病的诊断。尿液检查有血尿（镜下血尿或肉眼血尿）、脓尿，PPD试验阳性，尿结核菌培养检出率高达90%以上，而静脉肾盂造影仅能发现较晚期的病例，近年来多聚酶联反应（PCR）法检测尿结核杆菌的脱氧核糖核酸已广泛应用于诊断中，其特异性，阳性率高达95%。

2. 慢性肾小球肾炎　如有水肿、大量蛋白尿则鉴别不难。肾盂肾炎的尿蛋白量一般在1～2g/d以下，若大于3g则多属肾小球病变。但本病与隐匿性肾炎较难鉴别，后者尿常规中有较多红细胞，而肾盂肾炎则以白细胞为主。此外，尿培养，长期观察患者有无低热、尿频等症状亦有助鉴别。晚期肾炎继发泌尿道感染，鉴别困难，此时可详细询问病史，结合临床特点加以分析。

3. 前列腺炎　50岁以上的男性因有前列腺增生，肥大，放置导尿道管、膀胱镜检查等易得此病。急性前列腺炎除畏寒发热，血白细胞总数升高外，腰骶和会阴部疼痛，以致坐立不安，尿频、尿痛，尿液检查有脓细胞，与急性膀胱炎易相混淆。慢性前列腺炎除尿检异常外临床症状多不明显。前列腺按摩得到的前列腺液检查，白细胞数>10个/HP，前列腺B超有助于鉴别诊断。

四、病因分析

肾盂肾炎是由各种致病微生物直接侵袭所引起的肾盂肾盏黏膜和肾小管肾间质感染性炎症。近年来发现在一些肾盂肾炎患者的肾瘢痕组织中存在病菌抗原，表明在肾盂肾炎的发病机制中免疫性肾组织损害也可以是炎症的原因之一，大肠埃希菌为主要致病菌。肾盂肾炎的易感因素是多方面的，主要因素与感染有关。

（1）由于女性尿道短，细菌容易侵入，感染机会多，故女性发病率比男性高8～10倍。

（2）女性尿道口有大肠埃希菌存在，性交往往是引起感染的重要原因。

(3) 妊娠妇女雌激素分泌增多，输尿管张力降低，蠕动减弱，导致尿路不畅，尿液反流的发生率较高，故妊娠期的尿路感染，多数为肾盂肾炎。肾盂肾炎多由膀胱炎上行感染所致，尤其膀胱一输尿管反流，是上行感染的重要原因。

(4) 膀胱炎如未能及时或充分的治疗，有 30%～50%可上行引起肾盂肾炎。

(5) 尿路梗阻，如尿路结石、肿瘤、狭窄、前列腺肥大及神经源性膀胱等，致使尿流不畅，局部抗菌能力降低，有利于感染及压力增高，是肾盂肾炎的重要诱因。尿路梗阻者约 60%并发肾盂肾炎。

(6) 肾实质病变，如肾小球肾炎、肾囊肿、肾肿瘤及慢性肾小管间质性疾病。可使肾局部抗菌能力减退，易并发肾盂肾炎。

(7) 全身性因素，如糖尿病、高血压、长期低血钾、心力衰竭及许多慢性消耗性疾病易并发肾盂肾炎。有学者认为，除上行性感染外，肾盂肾炎还可经血液和淋巴道及附近脏器直接感染，与免疫也有一定关系。

五、并发症

急性肾盂肾炎有并发重度脓毒症（多器官功能不全综合征）的可能，慢性肾盂肾炎亦有并发肾功能不全的可能，请参考“下尿路感染”等相关章节的内容。

治疗计划

一、治疗原则

本病治疗原则为以抗感染、全身支持、对症为主的综合性治疗。

二、治疗办法

（一）一般治疗

目的在于缓解症状，防止复发，减少肾实质的损害。

通常应鼓励患者多饮水、勤排尿，以降低髓质渗透压，提高机体吞噬细胞功能。有发热等全身感染症状应卧床休息。服用碳酸氢钠 1g，每日 3 次，可碱化尿液，减轻膀胱刺激刺激症状，并对氨基糖苷类抗生素、青霉素、红霉素及磺胺等有增强疗效作用，但可使四环素、呋喃妥因的药效下降。有诱发因素者应治疗，如肾结石、输尿管畸形等。抗感染治疗最好在尿细菌培养及药物敏感试验下进行。

（二）抗感染治疗

1. 急性肾盂肾炎　引起感染的主要细菌是革兰阴性杆菌，其中以大肠埃希菌为主。最佳治疗为目标治疗：即根据细菌培养和药敏试验结果选用适当的抗菌药物。一般均应用敏感的窄谱抗菌药物。给药方法应根据病情轻重及不同对象进行。若暂时缺少细菌培养和药敏结果，可以采取经验性治疗，即可以选择对于大肠埃希菌积极有效的三代头孢菌素、广谱青霉素＋酶抑制剂、氨基糖苷类、氟喹诺酮类、碳氢酶烯类等。

目标治疗可以根据细菌培养和药敏试验结果选用适当的抗菌药物。

(1) 大肠埃希菌属　可根据药敏结果选择三代头孢菌素、广谱青霉素＋酶抑制剂、氨基糖苷类、氟喹诺酮类、碳氢酶烯类等。

(2) 肠球菌属　可根据药敏结果选择广谱青霉素＋酶抑制剂、万古霉素、去甲万古霉素、替考拉宁、利奈唑胺等。

(3) 真菌　可根据药敏结果选择氟康唑、伏立康唑、伊曲康唑等。

2. 慢性肾盂肾炎　急性发作者按急性肾盂肾炎治疗，反复发作作者应通过尿细菌培养并确定菌型，明确此次再发是复发或重新感染。

(1) 复发　指治疗后菌株转阴性，但在停药后的6周内再发，且致病菌和先前感染的完全相同。复发的常见原因有①尿路解剖上或功能上异常，引起尿流不畅。可通过静脉肾盂造影或逆行肾盂造影以明确之，如有明显解剖异常情况存在，需手术加以纠正。如果梗阻因素难以解除，则根据药敏选用恰当抗菌药治疗6周。②抗菌药选用不当或剂量和疗程不足，常易复发，可按药敏选择用药，治疗4周。③由于病变部位瘢痕形成，血流量差，病灶内抗菌药浓度不足。

(2) 再感染　指菌尿转阴后，另一种与先前不同的致病菌侵入尿路引起的感染，一般在菌尿转阴 6 周后再发。妇女的尿感再发，85%是重新感染，可按首次发作的治疗方法处理，并嘱患者重视尿感的预防。同时应全面检查，有无易感因素存在，予以去除。

三、住院医嘱示范

（一）长期医嘱

✦ 内科常规护理
✦ 二级护理
✦ 普食（或低盐低脂优质蛋白饮食）
✦ 记尿量
✦ 抗生素 iv gtt
✦ 补液
✦ 利尿通淋类中成药口服（尿感宁、三金片等）
✦ 肾功能支持保护治疗（伴发肾功能不全者）

（二）临时医嘱

✦ 血常规＋ESR＋CRP
✦ 尿常规
✦ 便常规
✦ 心肌酶
✦ 血生化（肝、肾功能，电解质等）
✦ 血气分析
✦ 12 小时尿 Addis 计数
✦ 中段尿细菌培养和真菌培养
✦ 血培养（体温大于 38.5℃时）
✦ 血尿肌酐清除率检查
✦ 24 小时尿蛋白定量
✦ 尿蛋白四项
✦ 静脉肾盂造影检查
✦ 泌尿系超声检查
✦ 泌尿系增强 CT 或三维重建（必要时）

病程观察

一、病情观察

1. 症状和体征的改变　主要观察患者体温，症状缓解程度的变化情况。

2. 辅助检查结果的变化　血常规：WBC、GR%的变化，尿常规白细胞的变化，尿培养＋药敏的结果，肾功能情况等。

二、疗效分析及处理

1. 病情好转　体温逐渐恢复正常、症状缓解，血 WBC 下降或恢复正常，尿常规白细胞数下降，应继续目前抗生素治疗。

2. 病情无变化　仍有发热、腰痛、尿频、尿痛等无明显减轻，血 WBC 仍升高，尿常规中白细胞数无明显变化，下一步：①考虑诊断是否正确？②完善或重复尿培养＋药敏结果，并及时根据病原学或药敏调整抗生素。

3. 病情反复　患者体温正常后又出现发热，腰痛等症状好转后又加重，血 WBC 下降或恢复正常后又升高或降低，尿中白细胞又升高。下一步：①原发病反复？合并其他感染？是否为慢性肾盂肾炎？积极寻找病原学证据，尤其注意有无合并真菌、结核杆菌等感染的可能，并要除外有无泌尿道畸形、梗阻等外科问题；②调整抗生素。

4. 病情恶化　体温继续升高，并出现血压下降、尿量减少、呼吸困难等重度脓毒症的表现，下一步：①调整抗生素；②积极脏器功能支持治疗，必要时由普通病房转往中心 ICU 治疗。

住院小结

一、确定诊断

急性肾盂肾炎根据典型症状、配合尿常规和血常规检查结果，基本可以明确诊断，慢性肾盂肾炎可根据患者肾盂肾炎病程时间，配合肾功能检查、泌尿系超声或静脉肾盂造影等亦可诊断。

二、预后评估

青壮年、无基础疾病及并发症者预后较好，而老年人、原有心、肺、肝、肾及代谢疾病基础者、合并脓毒症或慢性肾功能不全等严重并发症者预后较差。

三、出院医嘱

✦ 明日出院

✦ 出院带药

- 按时服药，2 周后门诊复查
- 避免过劳、注意个人卫生、注意房事生活等

病例教学

病历摘要

患者，女性，68 岁，间断尿频、尿急、尿痛伴腰痛 3 年，皆诊断为泌尿系感染，口服抗生素后病情能控制好转，此次主诉两天前劳累后后开始出现尿频、尿急、尿痛，伴发热，体温最高 38.9℃，伴恶心、食欲缺乏、双下肢水肿。查体 T 38.9℃，HR 103 次/分，BP 180/100mmHg，R 36 次/分，血常规白细胞13.58×10^9/L，中性粒细胞 89.3%，尿常规白细胞 20～30 个/HP，血红蛋白 76g/L，血肌酐 405mmol/L，尿素氮 25mmol/L。

问题

1. 患者目前的诊断是什么？
2. 还需要完善哪些检查？
3. 应该采用哪些恰当的经验治疗？

答案

1. 学习目的　急性肾盂肾炎和慢性肾盂肾炎的鉴别诊断。

急性肾盂肾炎多发生于生育年龄的女性，病人常有腰痛、肾区压痛、叩痛、伴寒战、发热，头痛、恶心呕吐等全身症状，以及尿频尿急和尿痛等膀胱刺激征，验血可见白细胞增高。一般无高血压或氮质血症。病人尿液混浊，可有肉眼血尿，尿常规镜检有多量白细胞或脓细胞，可有少许红细胞及管型，蛋白少许至中等量。慢性肾盂肾炎多系急性肾盂肾炎治疗不及时、不彻底而引起，一般认为病程超过 6 个月以上即慢性。该患者为老年女性，有反复发生泌尿系感染病史，出现贫血、肾功能异常，考虑可能为慢性肾盂肾炎急性发作，进一步明确尚需泌尿系超声、静脉肾盂造影等检查。

2. 学习目的　慢性肾盂肾炎的适当检查。

检查生命体征、脉搏、血压等，完善生化和血气分析、尿细菌培养＋药敏、尿真菌培养＋药敏，尿 L 型菌培养、尿 Addis 计数、尿蛋白定量、血尿肌酐清除率、泌尿系超声等。

3. 学习目的　根据临床表现选择合适的抗生素治疗。

最佳治疗为目标治疗：即根据细菌培养和药敏试验结果选用适当的抗菌药物。一般均应用敏感的窄谱抗菌药物。给药方法应根据病情轻重及不同对象进行。若暂时缺少细菌培养和药敏结果，可以采取经验性治疗，即可以选择对于大肠埃希菌积极有效的三代头孢菌素、广谱青霉素+酶抑制剂、氨基糖苷类、氟喹诺酮类、碳氢酶烯类等。

（杜　琨）

第 19 章

泌尿系结核

概述

泌尿系结核大多继发于肺结核。结核病变主要侵犯肾引起肾结核，蔓延至膀胱时才出现典型的临床症状：尿频、尿急、血尿或脓尿，可伴有低热、体重减轻、乏力和贫血等。

入院评估

一、病史询问要点

1. 起病因素　既往有结核病史、糖尿病史、长期服用免疫抑制剂和糖皮质激素药物史，常有受凉、疲劳等诱因。

2. 主要症状　典型的症状是尿频、尿急、血尿。全身症状可有体重减轻、低热、乏力或贫血。

二、体格检查要点

主要是局部体征：浅表淋巴结肿大、输尿管点压痛，双肾区叩击痛，膀胱区压痛等。

三、门诊资料分析

1. 血常规　伴随感染时外周血白细胞总数及中性粒细胞比例增加，一般情况下白细胞和中性粒细胞比例正常，偶见淋巴细胞和单核细胞升高。

2. 尿常规检查　常无特异，偶见白细胞增多为主，可伴有血尿或少量蛋白。

3. X 线腹部平片

（1）肾实质　钙化主要所见，其钙化灶密度较低，不甚清晰，是由于干酪坏死物质内有少量钙盐沉积所致。

（2）输尿管　钙化沿患结核的输尿管零散钙盐沉着。

（3）膀胱　钙化多在膀胱壁上有致密影。

（4）前列腺、精囊、输精管　也有散在或弯曲的致密线点状阴影。

4. 静脉肾盂造影及 CT 表现

（1）肾结核　累及肾锥尖端后尿路造影开始显示早期改变，表现为某盏有轻度模糊不规则的外形。病变继续扩大，则肾小盏也扩大并伴有不规则的破坏。

（2）肾结核晚期　可见肾内有广泛的干酪坏死空洞，呈大而不规则的造影剂可充盈的破坏灶，此种空腔在增强的 CT 图像中显示更为清楚，腔内积脓液，呈水样密度，且不增强。

（3）输尿管结核　早期表现为输尿管扩张，边缘呈虫蚀状，这是由于结核侵犯了输尿管肌层引起张力失调及多发溃疡所致。

（4）膀胱结核　多由于上尿路结核下行蔓延引起。在膀胱输尿管交界处出现模糊不清边缘不整现象，容积也减少，痉挛及纤维化，出现“小膀胱征”。

（5）泌尿系统结核　可播及生殖器官，在男性为前列腺、精囊、附睾、输精管，这主要是通过肾结核尿中的结核杆菌经后尿道前列腺小管和射精管口进入前列腺和精囊，再由输精管至附睾及睾丸，也可通过血行播散至这些器官。

5. 泌尿系 B 超　早期不能发现，中晚期可显示。

（1）结核空洞　单或多个液性暗区，边缘不光滑，内有散在光点。

（2）肾实质钙化　小者呈小光团伴声影，大者全肾钙化，显示密集的弧形光团伴后声影。

（3）病变广泛　成为脓肾时，出现肾积水声像。

（4）肾包膜　模糊或肾缩小变形。

四、继续检查项目

1. 血气及血生化分析；

2. 红细胞沉降率；

3. 抗结核抗体；

4. 结明试验或 PPD 试验；

5. 12 小时尿 Addis 计数；

6. 中段尿细菌培养和真菌培养；

7. 12 小时尿沉渣找结核菌；

8. 尿结核菌 PCR 试验；

9. 血培养（体温大于 38.5℃时）；

10. 泌尿系超声检查或静脉肾盂造影检查；

11. 泌尿系增强 CT 或三维重建（必要时）。

五、门诊医嘱示范

+ 异烟肼 0.3 po qd
+ 利福平 0.45 po qd
+ 乙胺丁醇 0.75 po tid
+ 葡醛内酯 0.2 po tid

病情分析

一、基本诊断

此病门诊诊断相对困难，可根据①有慢性进行性加重的膀胱刺激症状，经抗生素治疗无明显疗效者；②尿常规检查为酸性脓尿，尿中找见抗酸杆菌者；③有肺结核或其他肾外结核病灶存在，反复泌尿系感染难以治愈，患者红细胞沉降率增快，结核菌 PPD 试验强阳性等做出诊断。

二、临床类型/临床分期

目前对临床分期和分型意见不一，就肾结核来讲，可根据泌尿系超声结果分为积水型、结节型、钙化型、炎症萎缩型和混合型。

三、鉴别诊断

(1) 肾及输尿管结核引起的钙化应与结石相鉴别。后者密度高，可移动，位于腔内。

(2) 精囊钙化多为结核性，前列腺结核的钙化应与结石相鉴别。

(3) 结核性肾积水应与非结核性积水鉴别。

四、病因分析

泌尿系结核是全身结核病的一部分，多数继发于肺结核，少数继发于肠结核或骨关节结核。可累及肾、输尿管、膀胱、尿道、前列腺、精囊、睾丸、输精管、输卵管等部位。

五、并发症

严重者可出现输尿管狭窄、膀胱结核性挛缩伴对侧肾积水等并发症。

治疗计划

一、治疗原则

本病治疗原则以抗结核治疗、手术治疗为主。

二、治疗办法

泌尿系结核是全身性疾病。故须重视全身的治疗。包括营养、环境、休息等。现代化学治疗的进展，使泌尿系结核的治疗原则有所改变，以药物治疗为主，配合必要的手术治疗。早期泌尿系结核病变较轻，范围局限。在正确使用抗结核药物治疗后，多能治愈。

常用的抗结核药物有利福平、异烟肼、吡嗪酰胺、乙胺丁醇及链霉素等。一般都选用 2 种或 3 种药物联合应用效果较好，可延缓耐药性的出现并减少毒性反应。应用利福平、异烟肼、吡嗪酰胺三者合用可将疗程缩至 6 个月到 1 年。

只有在肾破坏严重或泌尿系统有严重并发症，如输尿管狭窄、膀胱结核性挛缩伴对侧肾积水时，才需要手术治疗。手术旨在去除不可修复的破坏病灶，解除梗阻，抢救肾功能。肾切除术适用于广泛破坏的一侧肾结核，或结核肾伴严重继发感染而丧失功能者，此时可将病肾切除。双肾结核并不是手术的绝对禁忌，一侧肾结核破坏无功能，另一侧病变较轻仍可将破坏严重的一侧肾切除。肾部分切除术适用于结核病灶局限于肾一极而药物不能治愈，同时肾盏和输尿管均无改变者。若唯一有功能的肾需作肾部分切除时，则应保留 2/3 的肾组织以免引起肾功能不全，适应证必须严格掌握。

三、住院医嘱示范

（一）长期医嘱

- 内科常规护理
- 二级护理
- 普食
- 抗结核类药物
- 抗生素 iv gtt（选择能覆盖结核杆菌的抗生素：喹诺酮类、氨基糖苷类、碳氢酶烯类、含克拉维酸类等）
- 保肝治疗

+ 补液

（二）临时医嘱

+ 血常规＋ESR＋CRP
+ 尿常规
+ 便常规
+ 血气
+ 血生化（肝肾功能、电解质等）
+ 红细胞沉降率
+ 抗结核抗体
+ 结明试验或 PPD 试验
+ 12 小时尿 Addis 计数
+ 中段尿细菌培养和真菌培养
+ 12 小时尿沉渣找结核菌
+ 尿结核菌 PCR 试验
+ 血培养（体温大于 38.5℃时）
+ 泌尿系超声检查或静脉肾盂造影检查
+ 泌尿系增强 CT 或三维重建（必要时）

病程观察

一、病情观察

1. 症状和体征的改变　主要观察患者体温，尿道刺激症状的缓解程度的变化情况。

2. 辅助检查结果的变化　血常规：WBC、GR％的变化，尿常规白细胞的变化，尿培养＋药敏、尿沉渣找结核菌的结果，肾功能指标变化。

二、疗效分析及处理

1. 病情好转　体温逐渐恢复正常、尿道刺激症状缓解，肝肾功能正常，应继续目前抗结核治疗。

2. 病情无变化　仍有发热，尿频、尿急、尿痛等无明显减轻，下一步：①考虑诊断是否正确？抗结核治疗是否合理？②调整抗结核治疗方案，必要时考虑外科手术治疗。

3. 病情恶化　病情无变化的情况下，出现肾破坏严重或泌尿系统有严重并发症，如输尿管狭窄、膀胱结核性挛缩伴对侧肾积水、严重肾功能不全等。下一步：①需要手术治疗；②积极支持肾功能治疗。

住院小结

一、确定诊断

1. 有慢性进行性加重的膀胱刺激症状，经抗生素治疗无明显疗效。

2. 尿常规检查为酸性脓尿，尿中找见抗酸杆菌者。

3. 有肺结核或其他肾外结核病灶存在。

4. 根据泌尿系超声或CT检查有影像学表现。

二、预后评估

早期结核病变未波及膀胱时，正确应用抗结核药和手术治疗应能治愈，治愈率可达90%～95%以上，若伴有严重膀胱结核造成对侧肾积水或两侧肾结核致使肾衰竭时，可死于尿毒症。其预后取决于：①全身情况和泌尿系以外的结核病状况；②膀胱结核病变的轻重；③对侧肾病变和功能情况；④治疗的时机和治疗的正确性包括药物的选用，病人对抗结核药物的耐受性和结核杆菌的敏感性以及尿路有无梗阻等因素。

三、出院医嘱

- 明日出院
- 出院带药
- 按时服药，2周后门诊复查
- 避免过劳、注意个人卫生、注意房事生活等

病例教学

病历摘要

患者，女性，58岁，既往20年前曾患肺结核，抗结核治疗不详，糖尿病病史8年，主诉间断尿频、尿急、尿痛，伴发热6月余，体温最高38℃，午后夜间为著，多次尿培养为阴性，常规抗感染治疗无效。查体 T 37.9℃，HR 80次/分，BP 130/60mmHg，R 32次/分，血常规白细胞 5.5×10^9/L，中性粒细胞59.3%，尿常规白细胞2～3个/HP，红细胞沉降率89mm/h，PPD试验强阳性。

问题

1. 此患者最有可能的诊断是什么?

2. 还需要其他那些信息?

3. 此患者经正规抗感染、抗结核治疗后病情无任何好转，进而出现尿量进行性减少，150ml/d，患者出现喘憋、恶心、食欲缺乏、腹胀、双下肢水肿，肾功能肌酐 326mmol/L，泌尿系超声提示：左肾严重积水，CT 提示：左肾内有广泛的干酪坏死空洞，呈大而不规则的造影剂可充盈的破坏灶，腔内积脓液，呈水样密度，且不增强。广泛的肾结核破坏，肾干酪坏死灶。下一步应该治疗?

答案

1. 学习目的　泌尿系结核的诊断。

患者有慢性进行性加重的膀胱刺激症状，经抗生素治疗无明显疗效者，应考虑泌尿系结核诊断。患者有肺结核、糖尿病病史，反复泌尿系感染难以治愈，红细胞沉降率增快，结核菌 PPD 试验强阳性等，应高度怀疑此诊断。尿中找见抗酸杆菌，可明确诊断。

2. 学习目的　泌尿系结核患者的适当检查。

检查生命体征、脉搏、完善生化和血气分析、红细胞沉降率、尿细菌培养＋药敏、尿真菌培养＋药敏，12 小时尿沉渣找结核菌、结明试验或 PPD 试验、尿结核菌 PCR 检测、尿 Addis 计数、泌尿系超声、泌尿系 CT 加三维重建。

3. 学习目的　泌尿系结核严重并发症的治疗原则。

泌尿系结核只有在肾破坏严重或泌尿系统有严重并发症，如输尿管狭窄、膀胱结核性挛缩伴对侧肾积水时，才需要手术治疗。手术旨在去除不可修复的破坏病灶，解除梗阻，抢救肾功能。

（杜　琨）

第二篇　法定传染病

第20章

鼠　　疫

概述

鼠疫（plague）是由鼠疫耶尔森菌引起的自然疫源性疾病，原发于啮齿类动物，以蚤类为媒介传播给人，引起人间鼠疫流行。传染源为啮齿类动物。传播媒介为跳蚤。临床上主要表现为明显的中毒症状和出血倾向，有腺鼠疫、肺鼠疫、败血症鼠疫等型，病死率高。肺鼠疫可造成连续的人传人传播，从而形成局部的暴发或流行。鼠疫是危害人类最严重的传染病之一，发病急、传染性强、传播快、病死率高，被世界卫生组织规定为国境检疫传染病，同时也是《中华人民共和国传染病防治法》法定的甲类一号传染病。公认的世界鼠疫流行有3次，每次流行造成上千万人的死亡。20世纪90年代以来，鼠疫疫情在世界范围内明显回升，人间鼠疫病例迅速增多，被世界卫生组织列为重新流行的20种传染病之一。由于鼠疫自然疫源性疾病的特点，决定了鼠疫的危害不可能在短时间内彻底消除，需要我们进行长期而艰巨的鼠疫防治工作。

入院评估

一、病史询问要点

1. 流行病学史　详细询问患者在发病前10天（潜伏期）是否到过动物鼠疫流行区或者人间鼠疫疫区，或者接触过疫区的疫源动物（鼠类或者旱獭）、动物制品及鼠疫病人。重点：是否被蚤类叮咬；是否剥食疫源动物；是否密切接触过鼠疫病人；是否进入过鼠疫实验室；是否接触过鼠疫试验用品。

2. 起病因素　在旱獭鼠疫疫源地内，狩猎者或野外务工人员直接接触旱獭为常见诱因。在黄鼠和家鼠鼠疫疫源地内，于室内或室外被蚤类叮咬为常见诱因。一些社会因素可造成鼠疫流行，如战争、狩猎、为鼠疫病人诵经、水电工程等。本病起病急。潜伏期：一般为1～6天，多为2～3天，个别病例可达8～9天。肺鼠疫为数小时至 3 天，一般为 1～3 天。

3. 主要症状　包括一般症状和各型鼠疫的特殊症状。各型鼠疫患者的一般症状表现为危重的全身中毒症状。发病急剧，恶寒战栗，体温突然上升到 39～40℃，呈稽留热。头痛剧烈，呼吸急促，很快陷入极度虚弱状态。重症病人早期出现神经精神症状，意识不清，步履蹒跚，有重病感或恐怖不安，眼睑结膜及球结膜充血，出现所谓的鼠疫面容。

各型鼠疫的特殊症状：

（1）腺鼠疫：受侵袭部位淋巴结肿大，发展迅速，在发病同时或 1～2 天内出现；以腹股沟、腋下、颈部淋巴结肿大多见，多为单侧，淋巴结和周围组织显著红肿热痛，边缘不清，与皮下组织粘连，较坚硬，失去移动性，疼痛剧烈并出现强迫体位，1 周后淋巴结化脓破溃。

（2）肺鼠疫：分为原发肺鼠疫和继发肺鼠疫。原发肺鼠疫，为直接吸入含鼠疫菌的空气飞沫而被感染，除全身中毒症状外，常见发绀、呼吸急促困难、咳嗽、咳黏液或血性泡沫痰，因可有全身发绀，故有“黑死病”之称。继发肺鼠疫，常表现为原有病情的突然加剧，出现咳嗽、胸闷、呼吸困难、咳稀薄泡沫样血痰，痰中含有大量鼠疫菌，可成为引起原发性肺鼠疫的传染源。

（3）败血症型鼠疫：高热、寒战、谵妄、昏迷，进而发生感染性休克、DIC 及广泛皮肤出血和坏死等。

（4）皮肤鼠疫：受侵皮肤局部剧痛、红色丘疹、血性水疱、水疱破溃、并发所属淋巴结炎及淋巴管炎。

（5）脑膜炎鼠疫：多为继发，除鼠疫症状外，中枢神经系统症状严重。

（6）扁桃体鼠疫：一般无全身症状，仅扁桃体局部发炎、疼痛、充血、水肿，有时并发颈部淋巴结肿大。

（7）眼鼠疫：极少见，由鼠疫菌污染眼部引起，结膜充血、肿胀、疼痛剧烈，几小时后发展为化脓性结膜炎，有较多脓血样分泌物，可检出鼠疫菌。

（8）肠鼠疫：少见，频繁呕吐和排泄黏液便或水样便，吐泻物中含有大量血液和黏液混合物。

(9) 轻型鼠疫：一般包括治愈的无典型鼠疫病程经过的病例及能走动的腺鼠疫，从血清中可查到鼠疫抗体。

二、体格检查要点

1. 一般检查　体温：稽留高热。血压：可有休克。意识：神志不清至昏迷。

2. 淋巴结：单侧腹股沟、腋下、颈部淋巴结肿大，发展迅速，局部显著红肿，边缘不清，与皮下组织粘连，失去移动性，较坚硬，疼痛剧烈并出现强迫体位，可见化脓破溃。

3. 皮肤　可有发绀、出血点、疼痛剧烈的红色丘疹、血性水疱、水疱破溃、并发所属淋巴结炎及淋巴管炎。

4. 肺部体征　呼吸急促困难、咳嗽、咳黏液或血性泡沫痰。肺部可闻及散在湿啰音或胸膜摩擦音。

5. 其他体征　扁桃体局部发炎、疼痛、充血、水肿；眼结膜充血、肿胀、疼痛剧烈，脓血样分泌物等。

三、门诊资料分析

1. 血常规　外周血白细胞总数及中性粒细胞比例增加，严重病例可出现类白血病反应。

2. 病原学检查　淋巴结穿刺液、脓、痰、血、脑脊液等进行涂片或培养可找到鼠疫菌。

四、继续检查项目

1. X线胸片　如果门诊未摄，则入院后应该补拍，病情变化也应该复查。

2. 血生化肝功能、肾功能、电解质等。

3. 血气分析。

4. 涂片　淋巴结穿刺液、脓、痰、血、脑脊液等进行涂片找病原菌。

5. 细菌培养　淋巴结穿刺液、脓、痰、血、脑脊液等进行培养找病原菌。

6. 血清学检查　间接血凝试验（PHA）血清 F1 抗体阳性或有 4 倍增长。

五、门诊医嘱示范

+ 向卫生防疫机构报告　城市 2 小时，农村 4 小时。

- 预防性投药　对接触鼠疫患者的人应尽可能行预防性投药，诊查病人及解剖尸体的参加者，以及被隔离的观察者必须事前服用磺胺制剂。单纯磺胺嘧啶，成人首次 2g，其后 4～6 小时服 1g，一般连服 5 天。使用增效磺胺复方制剂，按用药说明服用即可。
- 四环素 0.5g，1 天 4 次口服。
- 增效联磺片或者复方新诺明片 2 片，1 天 2 次口服。

病情分析

一、基本诊断

根据患者①具有流行病学线索；②具有鼠疫临床症状、体征；③必须具有鼠疫细菌学诊断或间接血凝试验（PHA）血清 F1 抗体阳性结果方可确诊鼠疫。

疑似病例：具备鼠疫流行病学线索，同时具有鼠疫的临床症状、体征的患者。

确诊病例：①鼠疫疑似病例的标本中（患者的淋巴结穿刺液、血液、痰液、咽部和眼分泌物、尸体脏器或管状骨骨骺取材）分离到鼠疫菌，为鼠疫确诊病例。②鼠疫疑似病例患者 2 次（间隔 10 天）采集血清，用 PHA 法检测 F1 抗体呈 4 倍及以上增长，可确诊为鼠疫病例。

二、临床类型/临床分期

根据临床特点不同分为

1. 腺型鼠疫　有急性淋巴结炎，受侵部位肿胀、剧烈疼痛并出现强迫体位的确诊鼠疫病例。

2. 败血型鼠疫　出现重度脓毒血症、休克综合征而无明显淋巴结肿胀的鼠疫确诊病例。

3. 肺型鼠疫　咳嗽、胸痛、咳痰带血或咯血的鼠疫确诊病例。

4. 眼型鼠疫　重症结膜炎并有严重的上下眼睑水肿的鼠疫确诊病例。

5. 肠型鼠疫　血性腹泻并有重症腹痛、高热及休克综合征的鼠疫确诊病例。

6. 皮肤型鼠疫　皮肤出现剧痛性红色丘疹，其后逐渐隆起，形成血性水疱，周边呈灰黑色，基底坚硬；水疱破溃，创面也呈灰黑色的鼠疫确诊病例。

7. 脑膜炎鼠疫　剧烈头痛、昏睡、颈部强直、谵语妄动、颅内压高、脑脊液浑浊的鼠疫确诊病例。

三、鉴别诊断

1. 腺鼠疫的鉴别诊断　应与急性淋巴结炎（有明显的外伤或者原发感染灶，常伴有淋巴管炎，全身症状轻）、腺型土拉菌病、梅毒淋巴结炎、性病性淋巴肉芽肿、钩端螺旋体病、传染性单核细胞增多症、丝虫病等相鉴别，肿胀淋巴结局部的穿刺材料的细菌学检查或病理学检查可协助诊断。

2. 肺鼠疫的鉴别诊断　须与大叶性肺炎、肺炭疽、粟粒性肺结核、支原体肺炎等鉴别。主要依据痰的病原学检查及血清学检查结果予以鉴别。

3. 败血症型鼠疫的鉴别诊断

应与其他原因所致败血症、流行性出血热等相鉴别。应及时检测相应疾病的病原或抗体，并根据流行病学、症状及体征鉴别。

4. 皮肤型鼠疫的鉴别诊断　应与皮肤炭疽、恙虫病相鉴别，主要依据皮损局部病灶的细菌学检查或血清学检查结果予以鉴别。

四、并发症

脓毒症休克：血压降低、四肢厥冷、多汗、发绀、心动过速、心率失常等。

治疗计划

一、治疗原则

及时治疗、减少死亡。合理用药，提高疗效。精心护理，促进康复。消毒隔离，防止传播。

二、治疗办法

1. 一般治疗　急性期应绝对卧床休息。严格隔离病人，做好更衣、灭蚤和病人分泌物、排泄物及用具的消毒工作。立即进行疫情报告。给予病人补充足够的液体量以利毒素排出。

2. 抗菌药物治疗　腺鼠疫常用磺胺药和链霉素；肺鼠疫常选

用链霉素加四环素；败血症型鼠疫首选链霉素加四环素，也可用庆大霉素或氯霉素。宜及早采用联合抗菌疗法（表20-1）。

表20-1 鼠疫的抗菌药物治疗

临床类型	初始经验性治疗的抗菌药物选择
腺鼠疫	链霉素：成人第1天 用量为2～3g（im），首次注射1g，以后每4～6小时注射0.5g，直到体温下降。一般退热后继续给药3天，每天1～2g，分2～4次注射。
肺鼠疫和鼠疫败血症	链霉素：成人第1天 用量为5～7g（im），首次注射2g，以后每4～6小时注射1g，直到体温下降。全身症状好转、体温正常后继续给药3～5天，每天2g，分2～4次注射。此型治疗中，应与抗休克治疗相结合。
皮肤型鼠疫	（1）按一般外科处置皮肤溃疡；（2）可局部滴注链霉素或者外敷磺胺软膏。
眼鼠疫	可用金霉素、四环素、氯霉素滴眼液点眼，每天数次，点后用生理盐水冲洗。
脑膜炎鼠疫	可鞘内注射链霉素，1次用0.1g～0.2g，注意鞘内注射期间严密监测肾功能；用药不能过久，症状减轻后立即停止鞘内注射。

3. 并发症的治疗

脓毒症休克的治疗：

（1）抗感染 给予链霉素im。

（2）补液 静脉点滴5%～10%葡萄糖生理盐水，2000～3000ml/24h，注意补钾。

（3）保护心脏功能 毒毛花苷K iv gtt。

（4）给予维生素C、维生素B_1、维生素B_6，加入补液内iv gtt。

（5）给予激素 注射氢化可的松 im或iv gtt。

三、住院医嘱示范

（一）长期医嘱

- 内科常规护理
- 一级护理
- 隔离
- 消毒
- 灭蚤
- 心率、血压、脉搏、血氧饱和度监测
- 吸氧 prn
- 普食
- 处方 1 用于腺鼠疫：

（1）链霉素 0.5g im q6h

（2）复方磺胺甲噁唑 2 片 tid

（3）碳酸氢钠 1g tid

（4）0.1%依沙吖啶（雷佛奴尔）外敷 qd

- 处方 2 用于肺鼠疫或败血症型鼠疫：

（1）链霉素 0.5g im q6h

四环素 0.5g＋5%GS 200ml iv gtt q6h

（2）庆大霉素 8 万 U im q8h

氯霉素 0.5g im q6h

- 止咳祛痰药

（二）临时医嘱

- 血常规＋ESR＋CRP
- 尿常规＋镜检
- 便常规＋隐血
- 心肌酶
- 血生化（肝、肾功能，电解质等）
- 中性粒细胞碱性磷酸酶积分
- 血气
- 痰（脓液、淋巴结穿刺液、脑脊液）涂片染色
- 痰（脓液、淋巴结穿刺液、脑脊液）培养＋药敏
- 血培养＋药敏（T≥38℃）

- 间接血凝试验
- F1 抗体检测
- 血清肺炎支原体抗体
- 血清肺炎衣原体抗体
- 血清军团菌抗体
- 痰找结核分枝杆菌
- 血清 EBV－IgM、CMV－IgM 等病毒学检查
- X 线胸部正、侧位片
- 胸部 CT prn

病程观察

一、病情观察

1. 症状和体征的改变　主要观察患者体温、咳嗽、咳痰量、肺部啰音、淋巴结的变化情况。

2. 辅助检查结果的变化

（1）血常规　WBC、中性粒细胞百分比（GR%）的变化。

（2）X 线变化　胸片肺部病变的吸收情况。

（3）细菌学检查　淋巴结穿刺液、脓、痰、血、脑脊液的涂片及培养。

二、疗效分析及处理

1. 病情好转　体温逐渐恢复正常，咳嗽、咳痰好转，淋巴结肿大消退，皮肤创面清洁。应继续目前的抗生素治疗 3～5 天。

2. 病情无变化　仍有发热，临床症状无明显减轻，血 WBC 仍升高或降低，肺鼠疫者胸部 X 线示病变无吸收，根据病原学或药敏调整抗生素。

3. 病情反复　患者体温正常后又出现发热，临床症状好转后又加重，血 WBC 下降或恢复正常后又升高或降低。肺鼠疫者胸部 X 线示病变较前吸收后又加重或在不同部位出现。腺鼠疫者胸部 X 线示肺部病灶。下一步：①原发病反复？合并其他病原感染？积极寻找病原学证据；②调整抗生素。

4. 病情恶化　体温继续升高，或出现低体温，临床症状加重或出现意识障碍，血 WBC 继续升高或低于正常值，鼠疫患者胸部 X 线示病变范围扩大或出现肺水肿或急性呼吸窘迫综合征表

现。下一步：①调整抗生素；②积极处理并发症。

5. 病愈出院标准 除体温正常，一般症状消失外，还要达到以下条件。

腺鼠疫病人，淋巴结肿完全吸收，或仅残留小块能够移动的硬结，全身症状消失后，经过3～5天的观察，病情无复发。

皮肤鼠疫病人及淋巴结肿破溃者，创面清洁并基本愈合，经3次局部检菌呈阴性（每隔3～5天检查1次）。

肺鼠疫病人，体温恢复正常后一般症状消失，咳痰及咽部分泌物连续3次以上（每3天1次）检菌呈阴性。

住院小结

一、确定诊断

根据患者①具有流行病学线索；②具有鼠疫临床症状；③具有鼠疫细菌学诊断或间接血凝试验（PHA）血清F1抗体诊断阳性结果可明确诊断，并除外与肺鼠疫、腺鼠疫、败血症鼠疫需要鉴别的其他疾病。

二、预后评估

原发性肺鼠疫与败血症型鼠疫预后差，如未及时治疗，数天内死亡。

三、出院医嘱

- 明天出院
- 出院带药
- 按时服药，2周后门诊复查
- 避免受凉、过劳

病例教学

病历摘要

患者，男性，35岁，主诉发热1天，体温39.1～40℃，咳血痰9小时。1天前晨起，自觉恶寒、高热，自测体温为39.1℃，持续不退，上午开始咳嗽，逐渐加重，中午时开始咳痰，痰液黏稠，呈粉红色，无泡沫，7pm静脉点滴青霉素800万U，上述症状无改善，于9pm以“疑似鼠疫”而隔离治疗。既往史：无肺结核、肝炎病史。流行病学接触史：发病前1周内一直从事鼠疫实验室工作。体格检查：体温38.9℃，脉搏90次/分，呼吸30次/

分，血压100/60mmHg。发育正常，营养中等，呼吸急促，呈急性热病容，神志清楚，言语流利。自动体位，查体合作。全身皮肤黏膜未见瘀斑及出血点。全身表浅淋巴结未见肿大。右下肺可闻细小水泡音，肝脾未触及，神经反射正常。血常规：白细胞(WBC) 20.6×10^9/L，GR86%。

问题

1. 最可能引起患者症状的微生物是什么？
2. 鼠疫的传染源、传播途径是什么？
3. 怀疑鼠疫，应当如何上报？
4. 怀疑鼠疫，需要做哪些检查？
5. 应该采用哪些恰当的经验治疗？
6. 肺鼠疫的鉴别诊断？

答案

1. 学习目的　明确鼠疫的病原菌。

鼠疫耶尔森菌。

2. 学习目的　明确鼠疫的传染源、传播途径。

鼠疫的传染源为感染了鼠疫耶尔森菌的啮齿类动物（如旱獭、长尾黄鼠等）和鼠疫病人。鼠疫主要在啮齿类动物中的鼠类和旱獭中流行，通过蚤类进行传播。主要有2种方式：一为鼠—蚤—人传播，即跳蚤叮咬病鼠后再叮咬人，或人剥取染疫旱獭皮或剥食其他染疫动物，此类传播方式常引起腺鼠疫或败血型鼠疫。另一种为人—人方式传播，即接触患有肺鼠疫或者腺鼠疫的病人后，经呼吸道吸入感染。此种方式感染的主要为肺鼠疫。

3. 学习目的　了解鼠疫的上报程序。

发现鼠疫病人或者疑似鼠疫病人后，应立即以最快的通讯手段逐级上报当地疾病控制机构和卫生行政机关。城镇疫情报告不得超过2小时，农村不得超过6小时。

4. 学习目的　列出疑似鼠疫患者的适当检查。

除了查血常规、X线胸片、血生化等常规检查外，要积极进行病原学检查以尽快确诊，查①淋巴结穿刺液、脓、痰、血、脑脊液等进行涂片或培养可找到鼠疫菌；②查间接血凝试验(PHA)，看血清F1抗体是否阳性及是否有4倍增长。

5. 学习目的 了解鼠疫的抗感染治疗药物。

腺鼠疫：可用链霉素0.5g im q6h；或者复方磺胺甲噁唑2片tid，口服，碳酸氢钠片1g tid，口服；0.1%依沙吖啶（雷佛奴尔），局部外敷，qd。

肺鼠疫或败血症型鼠疫：可用链霉素0.5g im q6h，或者四环素0.5g＋5%GS200ml，静滴，q6h；或者庆大霉素8万U im q8h；或者氯霉素0.5g im q6h。

6. 学习目的 肺鼠疫的鉴别诊断。

需与大叶性肺炎、肺炭疽、粟粒性肺结核、支原体肺炎等鉴别。主要依据痰的病原学检查及血清学检查鉴别。大叶性肺炎临床表现为高热、寒战、咳铁锈色痰，X线胸片或肺部CT示整个肺叶的病变，痰病原学检查为肺炎链球菌。肺炭疽临床通常表现为急性起病，初为低热、乏力、干咳，2～4天后病情急骤加重，表现为寒战、高热、剧烈咳嗽、胸痛、血痰、呼吸困难及发绀、大汗，肺部有湿啰音、哮鸣音、胸膜摩擦音，X线胸片典型表现为纵隔增宽、肺炎和胸腔积液，患者多发生败血症、休克、脑膜炎、血性脑脊液中易检出炭疽芽孢杆菌，多在2～3天或者24小时内死亡。病死率高达80%～100%。支原体肺炎可有阵发性干咳、少痰症状，咳嗽以夜间为重，肺外表现有恶心、呕吐、肌痛等。较少引起整个肺叶实变。血清支原体抗体阳性有助于鉴别诊断。

（王 超）

第21章

霍　乱

概述

霍乱（cholera）是由霍乱弧菌所致的烈性肠道传染病，临床表现轻重不一，典型病例临床特征为剧烈腹泻、呕吐、大量米泔样排泄物、水电解质紊乱和周围循环衰竭，严重休克者可并发急性肾衰竭，治疗不及时常易死亡。霍乱属于国际检疫传染病之一，也是我国法定管理的甲类传染病。它可引起流行、暴发和大流行。由于霍乱流行迅速，且在流行期间发病率及死亡率均高，危害极大，因此早期迅速和正确的诊断，对治疗和预防本病的蔓延有重大意义。霍乱在我国主要发生在夏秋季节，高峰期在7～8月间。

入院评估

一、病史询问要点

1. 起病因素　常有食用未煮熟煮透的海产品、水产品，生吃、半生吃腌制的海产品、水产品，喝生水，食用不洁或被苍蝇爬过的熟食品，隔餐饭菜未彻底加热，饭前、便后不洗手等诱因，起病急。

2. 主要症状　潜伏期1～3天，短者数小时，长者7天，大多急起，少数在发病前1～2天有头昏、疲劳、腹胀、轻度腹泻等前驱症状。典型病例病程分为3期。

（1）泻吐期　绝大多数病人以急剧腹泻、呕吐开始。腹泻为无痛性，少数病人可因腹直肌痉挛而引起腹痛，不伴里急后重。大便开始为泥浆样或水样，尚有粪质；迅速成为米泔水样或无色透明水样，无粪臭，微有淡甜或鱼腥味，含大量片状黏液，少数重症病人偶有出血，则大便呈洗肉水样，出血多可呈柏油样，以埃尔托型所致者为多。大便量多，每次可超过1000ml，每天十余次，甚至难以计数。呕吐多在腹泻后出现，常为喷射性和连续性，呕吐物先为胃内容物，以后为清水样。严重者可为“米泔水”样，轻者可无呕吐。本期持续数小时至1～2天。

（2）脱水期 由于频繁的腹泻和呕吐，大量水和电解质丧失，病人迅速出现脱水和微循环衰竭。病人神志淡漠、表情呆滞或烦躁不安（儿童可有昏迷）、口渴、声音嘶哑、呼吸增快、耳鸣、眼球下陷、面颊深凹、口唇干燥、皮肤凉、弹性消失、手指皱瘪等。肌肉痉挛多见于腓肠肌和腹直肌。腹舟状，有柔韧感。脉细速或不能触及，血压低。体表体温下降，成人肛温正常，儿童肛温多升高。此期一般为数小时至2～3天。

（3）恢复期 病人脱水得到及时纠正后，多数症状消失而恢复正常，腹泻次数减少，甚至停止。声音恢复、皮肤湿润，尿量增加。约1/3病人有反应性发热，极少数病人，尤其是儿童可有高热。

二、体格检查要点

1. 一般情况 重点检查神志、脱水程度、血压、尿量。

2. 腹部体征 重点检查腹直肌和腓肠肌有无肌肉痉挛；有无舟状腹或者有柔韧感。

3. 其他体征 重点检查有无脱水和微循环衰竭迹象。如病人神志有无昏迷、淡漠、表情呆滞或烦躁不安；有无口渴、声音嘶哑、呼吸增快、耳鸣、眼球下陷、面颊深凹、口唇干燥、皮肤凉、弹性消失、手指皱瘪等；有无脉细速或不能触及，血压低，腋窝体温下降。

三、门诊资料分析

1. 血常规 红细胞和血红蛋白增高，白细胞计数（10～20）$\times 10^9$/L（1万～2万/mm^3）或更高，中性粒细胞及大单核细胞增多。

2. 便常规镜检 可见黏液和少许红、白细胞。

3. 便涂片染色 取粪便或早期培养物涂片作革兰染色镜检，可见革兰阴性稍弯曲的弧菌。

4. 悬滴检查 将新鲜粪便作悬滴或暗视野显微镜检，可见运动活泼呈穿梭状的弧菌。

5. 制动试验 取急性期病人的水样粪便或碱性胨水增菌培养6小时左右的表层生长物，先作暗视野显微镜检，观察动力。如有穿梭样运动物时，则加入 01 群多价血清一滴，若是 01 群霍乱弧菌，由于抗原抗体作用，则凝集成块，弧菌运动即停止。如加 01 群血清后，不能制止运动，应再用 0139 血清重作试验。

6. 增菌培养　所有怀疑霍乱患者粪便，除作显微镜检外，均应作增菌培养。粪便留取应在使用抗菌药物之前，且应尽快送到实验室作培养。增菌培养基一般用 pH8.4 的碱性蛋白胨水，36～37℃培养 6～8 小时后表面能形成菌膜。此时应进一步作分离培养，并进行动力观察和制动试验，这将有助于提高检出率和早期诊断。

7. 分离培养　常用庆大霉素琼脂平皿或碱性琼脂平板。前者为强选择性培养基，36～37℃培养 8～10 小时霍乱弧菌即可长成小菌落。后者则需培养 10～20 小时。选择可疑或典型菌落，应用霍乱弧菌“0”抗原的抗血清作玻片凝集试验，若阳性即可出报告。近年来国外亦有应用霍乱毒素基因的 DNA 探针，作菌落杂交，可迅速鉴定出产毒 01 群霍乱弧菌。

8. PCR 检测　新近国外应用 PCR 技术来快速诊断霍乱。其中通过识别 PCR 产物中的霍乱弧菌毒素基因亚单位 CtxA 和毒素协同菌毛基因（TcpA）来区别霍乱菌株和非霍乱弧菌。然后根据 TcpA 基因的不同 DNA 序列来区别古典生物型和埃尔托生物型霍乱弧菌。4 小时内可获结果，据称能检出每毫升碱性蛋白胨水中 10 条以下霍乱弧菌。

9. 鉴别试验　古典生物型、埃尔托生物型和 0139 型霍乱弧菌的鉴别。

四、继续检查项目

1. 血气
2. 血肝功能、肾功能、电解质
3. 心电图
4. X 线胸片
5. 腹部超声（肝、胆、胰腺、脾、双肾）

五、门诊医嘱示范

✦ 隔离　确诊及疑诊病例应分别隔离，彻底消毒排泄物。病人症状消除后，粪便连续两次培养阴性方可解除隔离

- 口服补液盐1袋，500ml水冲服 tid
- 抗菌治疗 复方新诺明2片 bid po；或者左氧氟沙星0.2g bid po

病情分析

一、基本诊断

（一）诊断标准

具有下列之一者，可诊断为霍乱。

1. 有腹泻症状，粪便培养霍乱弧菌阳性。

2. 霍乱流行期间，在疫区内有典型的霍乱腹泻和呕吐症状，迅速出现严重脱水，循环衰竭和肌肉痉挛者。虽然粪便培养未发现霍乱弧菌，但无其他原因可解释者，如有条件可作双份血清凝集素试验，滴度4倍上升者可诊断。

3. 疫原检索中发现粪便培养阳性前5天内有腹泻症状者，可诊断为轻型霍乱。

（二）疑似诊断

具有以下之一者。

1. 具有典型霍乱症状的首发病例，病原学检查尚未肯定前。

2. 霍乱流行期间与霍乱患者有明确接触史，并发生泻吐症状，而无其他原因可解释者。

疑似病人应进行隔离、消毒，作疑似霍乱的疫情报告，并每天作大便培养，若连续二次大便培养阴性，可作否定诊断，并作疫情订正报告。

二、临床类型/临床分期

根据临床表现，霍乱可分为五型：

1. 无症状型 感染后无任何症状，仅呈排菌状态，称接触或健康带菌者，排菌期一般为5～10天，个别人可迁延至数月或数年，成为慢性带菌者。

2. 轻型 病人微感不适，每天腹泻数次，大便为稀薄、黄水便，无典型“米泔水”样便，一般无呕吐、无脱水表现，血压、脉搏均正常，尿比重在1.026～1.030，尿量无明显减少。粪便镜检仅见少量白细胞。确诊有赖于细菌培养。

3. 中型 腹泻次数较多，每天达10～20次，为无痛性腹泻，无里急后重，大便呈米泔水样。伴有频繁呕吐，呕吐多为喷射性、连续性。有一定程度的脱水。血压降低（收缩压为9.31～12kPa）（70～90mmHg），脉搏细速，尿比重为1.031～1.040，24小时尿量少于500ml。粪便直接悬滴检查和涂片染色可见弧菌。便培养可确诊。

4. 重型　吐泻频繁，脱水严重，神志淡漠，血压低，甚至不能测出，脉速弱常不能触及，尿比重>1.041，尿极少，24小时尿量在500ml以下或无尿。大便检查及培养同中型。

5. 暴发型　亦称干性霍乱，甚罕见。起病急骤，不待泻吐出现，即因循环衰竭而死亡。

三、鉴别诊断

1. 痢疾　脓血便，有里急后重，便培养可见痢疾志贺菌；

2. 由沙门菌、葡萄球菌、变形杆菌等引起的细菌性食物中毒；

3. 副溶血弧菌引起的腹泻；

4. 肠产毒素型大肠埃希菌（ETEC）性腹泻；

5. 病毒性（特别是轮状病毒性）胃肠炎；

6. 寄生虫性腹泻；

7. 某些毒物（如有机磷农药、三氧化二砷等）引起的腹泻。

轻型不典型的霍乱病例诊断鉴别较难。一般仅有轻度腹泻，不伴有呕吐，血压、脉搏正常，神志清楚，病程短，于数天内自行痊愈。暴发型霍乱或干性霍乱，比较少见，起病后未见吐泻或脱水，而却迅速转入休克状态和严重的中毒性循环衰竭，病死率极高。

四、病因分析

霍乱的致病因子是霍乱肠毒素致使肠黏膜隐窝细胞过度分泌水、氯化物及碳酸盐，同时抑制绒毛细胞对钠和氯离子的吸收，使水和NaCl等在肠腔积累而引起水样腹泻，导致体内水和电解质的大量丢失，产生脱水和电解质紊乱等并发症。

五、并发症

1. 肾衰竭　由于休克得不到及时纠正和低血钾所引起，表现为尿量减少和氮质血症，严重者出现尿闭，可因尿毒症而死亡。

2. 急性肺水肿　代谢性酸中毒可导致肺循环高压，后者又因补充大量不含碱的盐水而加重。

3. 其他　低钾综合征、心律不齐及流产等。

治疗计划

一、治疗原则

包括严格隔离消毒、正确补液、抗菌及对症治疗。

二、治疗办法

1. 隔离治疗　病人应严格隔离至症状消失6天后。对病人的泄吐物、用具以及污染的衣被应当彻底消毒。

2. 对症和支持治疗　注意保暖，保证休息，进食足够营养和易消化的食物。补充液体，维持水、电解质和酸碱平衡。

3. 静脉补液　补液治疗是治疗本病的关键，应遵循“先盐后糖、先快后慢、纠酸补钙、见尿补钾”的原则。

通常选择与患者所失去的电解质浓度相似的541液，其每升含 $NaCl$ 5g，$NaHCO_3$ 4g，KCl 1g，为防低血糖，常另加50%葡萄糖20ml，配制时可用0.9% NaCl 500ml，1.4% $NaHCO_3$ 300ml，10%KCl 10ml，10%葡萄糖140ml比例配制。

静脉输液的量与速度依失水程度而定，24小时的补液量依病情轻重而定，轻度失水者应以口服补液为主，若有呕吐无法口服者给予静脉补液3000～4000ml/d，初1～2小时宜快速，5～10ml/min；中度失水补液4000～8000ml/d，最初1～2小时快速滴入，至血压、脉搏复常后，乃减至5～10ml/min；重度失水需每天补8000～12000ml，以两条静脉管道，先以40～80ml/min，以后减至20～30ml/min直至休克纠正后减速，直至脱水纠正。

儿童患者的粪便含钠量较低而含钾量较高，失水较严重，病情发展较快，易发生低血糖昏迷、脑水肿和低血钾症，故应及时纠正失水和补充钾盐。轻者24小时补液量为100～150ml/kg，中、重型患儿24小时静脉补液各为150～200ml/kg和200～250ml/kg，可用541液。婴幼儿可适当增加。最初15min内4岁以上儿童每min补液20～30ml，婴幼儿10ml/min。根据血浆比重计算，比重每升高0.001婴幼儿的补液量为每千克体重10ml，其总量的40%于30min内输入，余量于3～4小时输完。

碱性药物的补充使代谢性酸中毒迅速得到纠正也是治疗成功的重要条件。碳酸氢钠能迅速纠正酸中毒，乳酸盐和醋酸盐则于1～2小时内使酸中毒徐缓得到纠正。钾盐也需及时适当补充，可由静脉或口服给予。每1000ml静脉补液中含10～15mmol/L氯化钾，口服方中每1000ml水中含有醋酸钾、枸橼酸钾和碳酸氢钾各100g，成人每天3次，每次10ml，儿童适当减量。

1. 抗感染治疗：

抗菌药物控制病原菌后可缩短病程，减少腹泻次数。但仅作为液体疗法的辅助治疗。近年来已发现四环素的耐药菌株，但对多西环素仍敏感。目前常用药物：复方新诺明，每片含甲氧苄啶（TMP）80mg，磺胺甲噁唑（SMZ）40mg，成人每次2片，2次/天，小儿30mg/kg，分2次口服。多西环素成人每次200mg，2次/天，小儿每天6mg/kg分2次口服。诺氟沙星成人每次200mg，3次/天或环丙沙星成人每次250～500mg，2次/天口服。以上药物任选一种，连服3天。不能口服者可应用氨苄西林肌内或静脉注射。

三、住院医嘱示范

（一）长期医嘱

+ 内科常规护理
+ 一级护理
+ 吸氧 prn
+ 暂禁食水
+ 抗生素静点
+ 补液

（二）临时医嘱

+ 血常规＋ESR＋CRP
+ 尿常规＋镜检
+ 便常规＋隐血
+ 心肌酶
+ 血生化（肝、肾功能，电解质等）
+ 中性粒细胞碱性磷酸酶积分
+ 血气

- X线胸部正、侧位片
- 心电图
- 腹部B超
- 便涂片染色
- 便悬滴检查
- 便制动试验
- 便培养+药敏

病程观察

一、病情观察

1. 症状和体征的改变　主要观察患者血压、体温、尿量、血氧分压、吐泻次数的变化情况。

2. 辅助检查结果的变化　便常规：WBC、RBC的变化；便涂片染色的变化。

二、疗效分析及处理

1. 病情好转　吐泻停止，生命指征恢复正常，继续目前治疗。

2. 病情无变化　仍有吐泻，无明显减轻。下一步：①考虑诊断是否正确？②根据病情，调整治疗。

3. 病情反复　患者吐泻停止后又出现吐泻。下一步：①原发病反复？合并感染？积极寻找病原学证据；②调整抗生素。

4. 病情恶化　吐泻症状加重，血压下降，尿量减少。下一步：①调整治疗；②加强补液、纠酸等支持治疗；③积极处理并发症。

住院小结

一、确定诊断

有腹泻、呕吐症状，粪便培养霍乱弧菌阳性可确诊为霍乱。

二、预后评估

预后与所感染霍乱弧菌的生物型、临床病情轻重、治疗是否及时和正确有关。此外，年老体弱、婴幼儿或有并发症者预后差。死亡原因主要是循环衰竭和急性肾衰竭。霍乱的病死率过去为20%～30%，近年控制在1%～2%，但老年、孕妇或有并发症患者预后较差，病死率为3%～6%。

三、出院医嘱

- 明天出院
- 出院带药
- 按时服药，2 周后门诊复查
- 避免不洁饮食

病例教学

病历摘要

患者，女性，40 岁，主诉今天上午 9 时食用未煮熟的海鲜后，出现频繁腹泻，10 余次，初为黄色水样便，后呈米泔水样便，数分钟、十余分钟或数十分钟不等腹泻 1 次。腹泻后不久又开始频繁呕吐，先为进食的胃内容物，后为清亮或略黄水样胃黏液。伴口渴、乏力、精神萎靡，不伴畏寒、发热、腹痛、里急后重、黏液脓血便等症状。14 时收入院。体格检查：T 38.3℃，R 30 次/分，P 150 次/分，BP60/40mmHg，意识模糊、表情淡漠、皮肤弹性极差、眼球凹陷、面色青紫、脉搏细弱、腹部凹陷、重度脱水、精神极差、肠鸣音活跃。

问题

1. 需要做哪些辅助检查协助诊断？
2. 如怀疑为霍乱，需要采取哪些措施？
3. 治疗霍乱的静脉补液，临床常如何称谓？如何配置？补多少液体？
4. 如何抗感染治疗？
5. 病情监护的重点是什么？如何对症处理？

答案

1. 学习目的　明确确诊霍乱的辅助检查。

①便常规镜检；②便涂片染色；③便悬滴检查；④制动试验；⑤便培养。

2. 学习目的　明确霍乱处置措施。

立即隔离消毒，向疾控部门报告，给予补液、抗感染、对症、监护等治疗措施。

3. 学习目的　明确治疗霍乱时的补液种类、剂量。

541 液，其每升含 NaCl 5g、$NaHCO_3$ 4g、KCl 1g，为防低血

糖，常另加50%葡萄糖20ml，配制时可用0.9% NaCl 500ml、1.4% $NaHCO_3$ 300ml、10% KCl 10ml、10%葡萄糖140ml比例配制。

静脉输液的量与速度依失水程度而定，24小时的补液量依病情轻重而定，轻度失水者应以口服补液为主，若有呕吐无法口服者给予静脉补液3000～4000ml/d，初1～2小时宜快速，5～10ml/min；中度失水补液4000～8000ml/d，最初1～2小时快速滴入，至血压、脉搏复常后，乃减至5～10ml/min；重度失水需每天补8000～12000ml，以两条静脉管道，先以40～80ml/min，以后减至20～30ml/min直至休克纠正后减速，直至脱水纠正。

4. 学习目的　明确霍乱的抗感染治疗方案。

抗菌药物控制病原菌后可缩短病程，减少腹泻次数。但仅作为液体疗法的辅助治疗。近年来已发现四环素的耐药菌株，但对多西环素仍敏感。目前常用药物：复方新诺明，每片含甲氧苄啶（TMP）80mg，磺胺甲噁唑（SMZ）40mg，成人每次2片，2次/天，小儿30mg/kg，分2次口服。多西环素成人每次200mg，2次/天，小儿每天6mg/kg分2次口服。诺氟沙星成人每次200mg，每天3次或环丙沙星成人每次250～500mg，2次/天口服。以上药物任选一种，连服3天。不能口服者可应用氨苄西林肌内或静脉注射。

5. 学习目的　明确如何监测病情，如何处置并发症。

重点监测吐泻情况、血压、尿量、血pH、便常规、便细菌培养，对症给予补液、利尿、输注碳酸氢钠纠酸等治疗。

（王　超）

第 22 章

传染性非典型肺炎

概述

传染性非典型肺炎是由 SARS 冠状病毒（SARS-CoV）引起的急性呼吸系统疾病，主要通过短距离飞沫、接触患者呼吸道分泌物及密切接触传播。临床上以发热、头痛、肌肉酸痛、乏力、干咳、少痰为特征，严重者出现气促或呼吸窘迫。本病是一种新的呼吸道疾病，其临床表现与其他非典型肺炎相类似，但具有传染性强的特点，故我国医务工作者将其命名为传染性非典型肺炎。世界卫生组织（WHO）将传染性非典型肺炎称为严重急性呼吸综合征（severe acute respiratory syndrome，SARS）。

入院评估

一、病史询问要点

1. 起病因素　发病前 2 周内曾到过或居住于报告有传染性非典型肺炎病人并出现继发感染疫情的区域，与发病者有密切接触史，或者有在非典病毒实验室工作过等诱因，起病急。

2. 主要症状　潜伏期 1～16 天，常见为 3～5 天。起病急，以发热为首发症状，体温一般＞38℃，偶有畏寒；可伴有头痛、关节酸痛、肌肉酸痛、乏力、腹泻；常无上呼吸道卡他症状；可有咳嗽，多为干咳、少痰，偶有血丝痰；可有胸闷，严重者出现呼吸加速、气促或明显呼吸窘迫。

二、体格检查要点

1. 肺部体征　肺部体征不明显，部分病人可闻少许湿啰音，或有肺实变体征。

2. 其他体征　可呈急性病容，心率增快，严重者呼吸急促、发绀、血压下降等。

三、门诊资料分析

1. 血常规　外周血白细胞计数一般不升高，或降低；常有淋巴细胞计数减少。

2. X 线胸片　肺部有不同程度的片状、斑片状浸润性阴影或呈网状改变，部分病人进展迅速，呈大片状阴影；常为多叶或双侧改变，阴影吸收消散较慢；肺部阴影与症状体征可不一致。若检查结果阴性，1～2 天后应予复查。

四、继续检查项目

1. SARS-CoV RNA 检测　应用聚合酶链反应（PCR）方法，符合下列三项之一者可判断为检测结果阳性。①至少需要两个不同部位的临床标本检测阳性（例如鼻咽分泌物和粪便）；②收集至少间隔 2 天的同一种临床标本送检检测阳性（例如 2 份或多份鼻咽分泌物）；③在每一个特定检测中对原临床标本使用两种不同的方法，或从原标本新提取 RNA 开始重复 PCR 检测阳性。

2. 定性检测血清或血浆标本中 SARS-CoV 核衣壳（N）抗原：用于 SARS-CoV 感染的早期辅助诊断。

3. SARS-CoV 特异性抗体　特异性抗体检测诊断 SARS 标准：符合以下两者之一即可诊断为 SARS。①平行检测急性期血清抗体和恢复期血清抗体发现抗体阳转；②平行检测急性期血清抗体和恢复期血清抗体发现抗体滴度升高≥4 倍。

4. 痰涂片、痰培养，可明确有无合并细菌感染。

5. 肺炎支原体抗体、肺炎衣原体抗体、军团菌抗体、病毒抗体等血清学检查。

6. 动脉血气分析及血生化分析。

7. 血培养。

五、门诊医嘱示范

- 物理降温或对乙酰氨基酚 0.5g prn（体温≥38.5℃时）
- 盐酸氨溴索片 30mg tid

病情分析

一、基本诊断

结合流行病学史、临床症状和体征、一般实验室检查、肺部 X 线影像变化，配合 SARS 病原学检测阳性，排除其他表现类似的疾病，可以作出 SARS 的诊断。

二、临床类型/临床分期

临床上常将 SARS 分为 3 期：

早期：病程1～7天，起病急，常以发热为首发症状（体温多超过38℃），半数患者有头痛、关节肌肉酸痛及乏力，部分患者有干咳、胸痛、腹泻等症状，上呼吸道卡他症状较少见，肺部体征不明显，部分可闻及少许湿啰音，发病2天（平均4天）后，胸部X线平片即可出现肺部阴影，95%以上患者于病程7天内肺部出现阳性体征。

进展期：多发生于病程8～14天，此时发热及感染中毒症状持续存在，肺部病变进行性加重，患者胸闷、气促、呼吸困难，活动后更加明显，胸部X线片显示肺部阴影进展迅速，且常为多叶病变，少数患者可因伴发急性呼吸窘迫综合征而危及生命。

恢复期：进展期过后，病人体温逐渐下降，临床症状缓解，肺部病变开始吸收，多数患者经2周左右的恢复可达出院标准，而肺部阴影的吸收则需要较长时间，大多数重症患者所遗留的限制性通气障碍和肺弥散功能下降，可在出院后2～3个月内恢复。

临床将具备下列条件之一者诊断为重症SARS：①呼吸频率≥30次/min；②X线胸片显示双侧或多肺叶受累，或入院48小时内病变扩大≥50%；③$PaO_2<60mmHg$、$PaO_2/FiO_2<300$，需行机械通气治疗；④并发休克；⑤意识障碍；⑥少尿，尿量<20ml/h，或<80ml/4h或急性肾衰竭需要透析治疗。

三、鉴别诊断

应当与其他原因肺炎进行鉴别

1. 肺炎链球菌肺炎　特征性的表现为铁锈色痰，X线胸片为肺叶或肺段的实变。痰涂片染色或者痰细菌培养有助于鉴别诊断。

2. 葡萄球菌肺炎　病情往往较重，咳脓血性或黏液脓性痰，X线表现为大片炎症，伴空洞液平。痰涂片染色或者痰细菌培养有助于鉴别诊断。

3. 支原体肺炎　可有阵发性干咳、少痰症状，咳嗽以夜间为重，肺外表现有恶心，呕吐，肌痛等。较少引起整个肺叶实变。血清支原体抗体阳性有助于鉴别诊断。

4. 衣原体肺炎　可表现为咽痛，声嘶，头痛、倦怠、乏力等。X线胸片为弥散性支气管肺炎或间质性肺炎表现。血清衣原体抗体阳性有助于鉴别诊断。

5. 军团菌肺炎　多有肺外表现，半数有腹痛、腹泻、呕吐。神经症状常见，如焦虑、神志迟钝、谵妄等。血清军团菌抗体阳性有助于鉴别诊断。

6. 克雷白杆菌肺炎　痰呈砖红色、胶冻样，常引起坏死性肺叶炎症，累及右肺上叶、双肺下叶多见。痰涂片染色或者痰细菌培养有助于鉴别诊断。

7. 铜绿假单胞菌肺炎　好发于原有慢性肺部疾病患者，咳绿色痰，中毒症状明显，可有神志模糊和精神症状。痰涂片染色或者痰细菌培养有助于鉴别诊断。

8. 厌氧菌肺炎　有醉酒、昏迷及误吸病史，咳恶臭脓痰。痰涂片染色或者痰细菌培养有助于鉴别诊断。

9. 病毒性肺炎　咳嗽、无痰或少痰，多有全身症状（发热、头痛、肌痛、全身不适等），血白细胞计数正常或稍高或偏低，X线胸片示肺间质浸润。血清病毒学检查有助于鉴别诊断。

10. 肺结核　肺结核一般起病较慢，病程较长，往往可有低热、乏力、盗汗、消瘦等，病变好发于肺上叶尖后段及下叶背段，病灶不均匀，新旧不一，可有钙化点，或播散病灶，结核菌素的纯蛋白衍生物（PPD）试验常呈阳性或强阳性，痰结核分枝杆菌检查及纤维支气管镜检查有助于鉴别诊断。

11. 肺癌　肺癌肿块可以压迫或阻塞支气管口引起阻塞性肺炎，其X线表现常与肺炎相混淆，同时球形（块状）肺炎也需与肺癌相鉴别。肺癌患者一般年龄较大，表现为刺激性咳嗽，痰中带血，明显胸痛等。常无毒血症状，胸部X线片显示块影，边缘清楚、有切迹，或分叶、毛刺，胸部CT检查有助于了解肺门、纵隔、膈肌等隐蔽部位的肿瘤及较小的块影。痰脱落细胞检查和纤维支气管镜检查以及病理活检有助于明确诊断及鉴别诊断。必要时可在检查的同时，行经验性抗菌药物治疗，并随访胸部影像学检查。

12. 其他肺部疾病　肺炎尚需与肺水肿、肺梗死、肺嗜酸性粒细胞浸润症、肺血管炎、结缔组织疾病的肺部侵犯，如狼疮性肺炎、肺间质纤维化、类风湿疾病、肺尘埃沉着病等鉴别。

13. 腹部疾病　肺炎的脓毒血症可产生腹痛症状，病变位于下叶者可累及膈胸膜，出现腹痛，应与膈下脓肿、胆囊炎、胰腺炎、胃肠炎等鉴别。

四、并发症

1. 急性呼吸窘迫综合征（acute respiratory distress syndrome，ARDS） 进行性加重的呼吸困难、缺氧，X线胸片示进行性加剧的肺泡浸润。

2. 气胸 多由持续气道正压给氧治疗时剧烈咳嗽所致。

3. 其他并发症 可出现肝功能损害、腹泻、心功能异常、肾功能不全、股骨头坏死、贫血等。

治疗计划

一、治疗原则

严格隔离，综合治疗（一般治疗、对症治疗、病原治疗、并发症治疗、康复治疗）。

二、治疗办法

（一）综合治疗

1. 隔离治疗 对患者实行严格的呼吸道传染病隔离，最好采用空气过滤单向层流式隔离，防止传播。

2. 护理 充分休息、保证睡眠良好、合理饮食。应加强对病人的休息、睡眠、饮食、排泄、吸氧、输液、气管插管、气管切开、静脉留置针头、压疮的护理。

3. 抗病毒 膦甲酸钠 120mg/（kg. d），2 次/天，iv gtt，疗程 2 周。

4. 抗菌治疗 如合并细菌感染时，可给予抗菌治疗药物。

5. 改善免疫功能 胸腺素 160～200mg，或者 α1 胸腺素 1.6mg，每周皮下注射 2～3 次，疗程 2 周，改善患者的细胞免疫功能。

6. 补充能量 给予容易消化、吸收的食物。如病情需要，可静脉输注葡萄糖、复方氨基酸、维生素、氯化钠、氯化钾、脂肪乳、白蛋白、血浆。

7. 吸氧 呼吸困难者，给予面罩持续正压吸氧，常用的氧压水平为 0.3～1.0kPa（4～10cmH_2O）。发生 ARDS 者，给予气管插管机械通气治疗。维持动脉血氧饱和度在 93%以上。

8. 维持水、电解质、酸碱平衡　一旦发现异常，应及时纠正。

9. 消除肺水肿　吸氧、应用激素和利尿剂有助于减轻肺水肿。

10. 控制体温　如体温超过38.5℃，给予解热镇痛药，如阿司匹林、对乙酰氨基酚等。必要时加用酒精擦浴物理降温。

（二）并发症的治疗

1. ARDS　给予机械通气、激素治疗，监测动脉血气、血压与中心静脉压等。

2. 气胸　可给予镇咳药物；咳嗽时拿开管道预防；气胸后，可给予胸腔闭式引流。

3. 肝功能损伤　可静脉滴注葡萄糖、甘利欣等治疗。

4. 腹泻　可适当应用抗M受体的药物，如阿托品、山莨菪碱、东莨菪碱改善症状，不宜用收敛止泻药物。

5. 心功能异常　心律失常可用利多卡因、胺典酮、普罗帕酮、普萘洛尔等治疗。心力衰竭可用毛花苷C、地高辛等强心，给予利尿剂、限制输液量和速度等治疗。

6. 急性肾功能不全　可给予利尿剂，或者给予利尿合剂多巴胺20～80mg、呋塞米20～100mg、酚妥拉明5～10mg，1次/天。严重者可行血液透析。

7. 贫血　可给予叶酸、葡萄糖酸亚铁等治疗。

8. 合并细菌感染　给予抗菌治疗。

9. 合并真菌感染　给予抗真菌治疗。

三、住院医嘱示范

（一）长期医嘱

- 内科常规护理
- 一级护理
- 普食
- 吸氧 prn
- 无创正压通气
- 抗生素静点
- 利巴韦林片 200mg po tid

+ 盐酸氨溴索片 30mg po tid
+ 肾上腺皮质激素 prn

(二) 临时医嘱

+ 血常规＋ESR＋CRP
+ 尿常规
+ 便常规
+ 心肌酶
+ 血生化（肝、肾功能，电解质等）
+ 血 K^+、Na^+、Ca^{2+}
+ 中性粒细胞碱性磷酸酶积分
+ 血气
+ 血淋巴细胞亚群
+ 血 SARS-CoV 抗体
+ 咽拭子或者痰查 SARS-CoV RNA
+ 痰涂片
+ 痰培养＋药敏
+ 血培养＋药敏（T≥38℃）
+ 肺炎支原体抗体
+ 肺炎衣原体抗体
+ 军团菌抗体
+ 痰找结核分枝杆菌
+ 血清 EBV-IgM、CMV-IgM 等病毒学检查
+ X 线胸部正、侧位片
+ 胸部 CT prn
+ 支气管镜检查 prn
+ 肺功能检查 prn
+ 阿司匹林片 0.5g po
+ 磷酸可待因片，每次 15mg，睡前 po

病程观察

一、病情观察

1. 症状和体征的改变　主要观察患者体温、咳嗽、咳痰量，肺部啰音的变化情况。

2. 辅助检查结果的变化

(1) 血常规 WBC、GR%、Hb、plt的变化;

(2) X线变化 胸片肺部病变的吸收情况;

(3) 血气分析 血氧分压、二氧化碳分压等的变化情况;

(4) 血ALT、Cr、BUN、ALB的变化。

二、疗效分析及处理

1. 病情好转 体温逐渐恢复正常、咳嗽、咳痰好转,血WBC恢复正常,胸部X线示肺部病变较前吸收。应继续目前治疗。

2. 病情无变化 仍有发热,咳嗽、咳痰等无明显减轻,血WBC仍升高或降低,胸部X线示病变无吸收。下一步:①考虑诊断是否正确?②如合并细菌感染,根据病原学或药敏调整抗生素。

3. 病情反复 患者体温正常后又出现发热,咳嗽、咳痰等症状好转后又加重,血WBC下降或恢复正常后又升高或降低,胸部X线示病变较前吸收后又加重或在不同部位出现。下一步:①原发病反复?合并感染?积极寻找病原学证据;②如合并细菌感染,根据病原学或药敏调整抗生素。

4. 病情恶化 体温继续升高,或出现低体温,咳嗽、咳痰症状加重或出现意识障碍,血WBC继续升高或低于正常值,胸部X线示病变扩大或出现肺水肿或ARDS表现。下一步:①加强对症支持治疗;②如合并细菌感染,根据病原学或药敏调整抗生素;③积极处理并发症。

住院小结

一、确定诊断

结合流行病学史、临床症状和体征、一般实验室检查、肺部X线影像变化,结合SARS病原学检测阳性,排除其他表现类似的疾病,可以作出SARS的诊断。

二、预后评估

青壮年、无基础疾病及并发症者预后较好,而老年人、原有心、肺、肝、肾及代谢疾病基础者、体温及血白细胞计数不高者及免疫缺陷者、病变广泛、多叶受累者、严重并发症者预后较差。

三、出院医嘱

✦ 明天出院

- 出院带药
- 按时服药，2周后门诊复查
- 避免受凉、过劳

病例教学

病历摘要

患者李某，女性，37岁，2003年2月19日前往广州出差，2月21日出现畏寒、发热和全身酸痛、乏力，不伴咳嗽、胸痛、恶心、呕吐等症状，自服阿莫西林及退热药，无明显效果。2月24日返回北京，体温38.5～40.0℃，呈稽留高热。2月26日出现干咳、气促。2月27日查X线胸片，示右下肺炎改变，WBC5.0×10^9/L，GR56%，LY36%，Hb130g/L，plt123×10^9/L，给予阿奇霉素及头孢菌素治疗，病情无好转，3月2日入院。流行病学资料：患者患病后一直由其父母及其丈夫照顾生活起居，第3天起，其父母发热，为持续高热，伴有干咳、胸闷和轻度恶心，胸部X线均见明显炎性浸润阴影。患者李某入院体检：体温39.8℃、脉搏110次/分、呼吸38次/分、血压90/50mmHg。精神萎靡，呼吸急促，急性热面容，全身皮肤、黏膜无黄染及出血点，浅表淋巴结无肿大。巩膜无黄染。口唇无发绀。咽轻度充血，扁桃体不大。右下肺语颤增强，叩诊浊音、可闻及湿性啰音。HR110次/分，心律齐，未闻及杂音。腹部及神经系统检查无异常。胸部CT示右下肺实变、左肺多个斑片影。实验室检查：WBC4.6×10^9/L，GR79%，LY15%，Hb130g/L，plt141×10^9/L，ESR102mm/h，CRP220mg/L，动脉血气分析：pH7.47，PO_2：9.4kPa，$PaCO_2$ 4.2kPa，HCO_3^- 21.4mmol/L，BE−1.3mmol/L。血ALT、BUN、Cr均正常。血红细胞冷凝集试验阴性；血清嗜肺军团菌抗体阴性；血清肺炎衣原体抗体阴性；血清肺炎支原体抗体阴性；痰普通细菌培养未见细菌生长。入院后给予左氧氟沙星治疗两天无效，病情加重，体温不降，出现呼吸窘迫。

问题

1. 最可能引起患者症状的微生物是什么？
2. 结合该患者表现简述SARS的临床特点？

3. 激素的应用指征是什么?

4. 患者治疗后出现呼吸窘迫，应如何处理?

答案

1. 学习目的　掌握引起SARS的病原体。

SARS冠状病毒（SARS－CoV）是一种新型冠状病毒，为单股正链RNA病毒。主要通过短距离飞沫、接触患者呼吸道分泌物及密切接触传播。

2. 学习目的　掌握SARS的临床特点。

SARS患者常有发病前2周内曾到过或居住于报告有传染性非典型肺炎病人并出现继发感染疫情的区域，与发病者有密切接触史，或者有在非典病毒实验室工作过等诱因，起病急。以发热为首发症状，体温一般＞38℃，偶有畏寒；可伴有头痛、关节酸痛、肌肉酸痛、乏力、腹泻；常无上呼吸道卡他症状；可有咳嗽，多为干咳、少痰，偶有血丝痰；可有胸闷，严重者出现呼吸加速，气促，或明显呼吸窘迫。肺部体征不明显，部分病人可闻少许湿啰音，或有肺实变体征。可呈急性病容，心率增快，严重者呼吸急促、发绀、血压下降等。血常规表现为外周血白细胞计数一般不升高，或降低；常有淋巴细胞计数减少。X线胸片常见肺部有不同程度的片状、斑片状浸润性阴影或呈网状改变，部分病人进展迅速，呈大片状阴影，常为多叶或双侧改变，阴影吸收消散较慢；肺部阴影与症状体征可不一致。若检查结果阴性，1～2天后应予复查。SARS－CoV RNA检测结果阳性。定性检测血清或血浆标本中SARS－CoV核衣壳（N）抗原检查结果阳性。SARS－CoV特异性抗体检测示恢复期血清抗体较急性期滴度升高≥4倍。

3. 学习目的　掌握治疗SARS时激素的应用指征。

如出现ARDS时，可给予激素治疗。

4. 学习目的　掌握治疗ARDS时呼吸机的应用。

呼吸困难者，给予面罩持续正压吸氧，常用的氧压水平为0.3～1.0kPa（4～10cmH_2O）。发生ARDS者，给予气管插管机械通气治疗，维持动脉血氧饱和度在93%以上。

（王　超）

第 23 章

人感染高致病性禽流感

概述

人感染高致病性禽流感是由禽甲型流感病毒某些亚型中的一些毒株如 H5N1、H7N7 等引起的人类急性呼吸道传染病。近年来，人们又先后获得了 H9N2、H7N2、H7N3 亚型禽流感病毒感染人类的证据。近年来 H5N1 型禽流感病毒在全球蔓延，不断引起人类发病，并且推测这一病毒可能通过基因重配或突变演变为能引起人类流感大流行的病毒，因此成为全球关注的焦点。考虑到人类对禽流感病毒普遍缺乏免疫力、人类感染 H5N1 型禽流感病毒后的高病死率以及可能出现的病毒变异等，世界卫生组织（WHO）认为该疾病可能是对人类存在潜在威胁最大的疾病之一。我国《传染病防治法》将其列为乙类传染病，但实行甲类管理，即一旦发生疫情，采取甲类传染病的预防控制措施。目前尚无人与人之间传播的确凿证据，但出现了一些聚集性发生的病例。

入院评估

一、病史询问要点

1. 流行病学接触史　从事家禽养殖业者及其同地居住的家属、在发病前 1 周内到过家禽饲养、销售及宰杀等场所者、接触禽流感病毒感染材料的实验室工作人员、与禽流感患者有密切接触的人员为高危人群。

2. 主要症状　潜伏期一般为 1～7 天，通常为 2～4 天。急性起病，早期表现类似普通型流感。主要为发热，体温大多持续在 39℃以上，可伴有流涕、鼻塞、咳嗽、咽痛、头痛、肌肉酸痛和全身不适。部分患者可有恶心、腹痛、腹泻、稀水样便等消化道症状。重症患者可出现高热不退，病情发展迅速，几乎所有患者都有临床表现明显的肺炎，可出现急性肺损伤、急性呼吸窘迫综合征（ARDS）、肺出血、胸腔积液、全血细胞减少、多脏器功能衰竭、休克及瑞氏（Reye）综合征等多种并发症。可继发细菌感染，发生败血症。

二、体格检查要点

1. 肺部体征　重症患者可有肺部实变体征等。

2. 其他体征　高热，体温 39℃以上。咽部充血。心率快。

三、门诊资料分析

1. 血常规　白细胞总数一般不高或降低，重症患者多有 WBC 总数及淋巴细胞减少，并有血小板降低。

2. X 线胸片　可表现为肺内片状影。重症患者肺内病变进展迅速，呈大片状毛玻璃样影及肺实变影像，病变后期为双肺弥漫性实变影，可合并胸腔积液。

3. 禽流感病毒亚型毒株抗体阳性。

四、继续检查项目

1. X 线胸片　如果门诊未摄，则入院后应该补拍，病情变化也应该复查。

2. 动脉血气分析　重症患者多有低氧血症、酸中毒。

3. 血生化分析（肝功能、肾功能、心肌酶等）　重症患者多有肝、肾、心肌损伤。

4. 痰涂片、痰培养　重症患者往往合并细菌感染，应明确病原菌。

5. 血培养　可明确是否合并有菌血症。

6. 肺炎支原体抗体、肺炎衣原体抗体、军团菌抗体　可协助诊断。

7. 病毒抗原及基因检测　取患者呼吸道标本采用免疫荧光法（或酶联免疫法）检测甲型流感病毒核蛋白抗原（NP）或基质蛋白（M1）、禽流感病毒 H 亚型抗原；还可用 RT－PCR 法检测禽流感病毒亚型特异性 H 抗原基因。

8. 病毒分离　从患者呼吸道标本中（如鼻咽分泌物、口腔含漱液、气管吸出物或呼吸道上皮细胞）分离禽流感病毒。

五、门诊医嘱示范

✦ 奥司他韦（达菲）75mg po bid，共 5 天

✦ 金刚烷胺 100mg po bid，共 5 天或金刚乙胺 100mg po bid，

共5天

- 物理降温或对乙酰氨基酚0.5g prn（体温≥38.5℃时）
- 盐酸氨溴索片30mg tid

注意：金刚烷胺和金刚乙胺：老年患者及孕妇应慎用，哺乳期妇女、新生儿和1岁以内的婴儿禁用。

病情分析

一、基本诊断

根据流行病学接触史、临床表现及实验室检查结果，可作出人禽流感的诊断。

1. 流行病学接触史

（1）发病前1周内曾到过疫点；

（2）有病死禽接触史；

（3）与被感染的禽或其分泌物、排泄物等有密切接触；

（4）与禽流感患者有密切接触；

（5）实验室从事有关禽流感病毒研究。

2. 诊断标准

（1）医学观察病例　有流行病学接触史，1周内出现流感样临床表现者。对于被诊断为医学观察病例者，医疗机构应当及时报告当地疾病预防控制机构，并对其进行7天医学观察。

（2）疑似病例　有流行病学接触史和临床表现，呼吸道分泌物或相关组织标本甲型流感病毒M1或NP抗原检测阳性或编码它们的核酸检测阳性者。

（3）临床诊断病例　被诊断为疑似病例，但无法进一步取得临床检验标本或实验室检查证据，而与其有共同接触史的人被诊断为确诊病例，并能够排除其他诊断者。

（4）确诊病例　有流行病学接触史和临床表现，从患者呼吸道分泌物标本或相关组织标本中分离出特定病毒，或采用其他方法，禽流感病毒亚型特异抗原或核酸检查阳性，或发病初期和恢复期双份血清禽流感病毒亚型毒株抗体滴度4倍或以上升高者。

流行病学史不详的情况下，根据临床表现、辅助检查和实验室检查结果，特别是从患者呼吸道分泌物或相关组织标本中分离出特定病毒，或采用其他方法，禽流感病毒亚型特异抗原或核酸检查阳性，或发病初期和恢复期双份血清禽流感病毒亚型毒株抗体滴度 4 倍或以上升高，可以确诊。

二、临床类型/临床分期

暂无相关资料。

三、鉴别诊断

临床上应注意与流感、普通感冒、细菌性肺炎、传染性非典型肺炎（SARS）、传染性单核细胞增多症、巨细胞病毒感染、衣原体肺炎、支原体肺炎、军团菌病、肺炎型流行性出血热等疾病进行鉴别诊断。鉴别诊断主要依靠病原学检查。

四、病因分析

禽流感主要通过呼吸道和密切接触传播，禽流感病毒由死禽传播给人，目前尚未发现该病毒发生人传人的证据。

五、并发症

1. ARDS　进行性加重的呼吸困难、缺氧，胸片示进行性加剧的肺泡浸润。

2. 多脏器功能衰竭。

治疗计划

一、治疗原则

早发现、早隔离、早诊断、早治疗，减少并发症。

二、治疗办法

（一）对疑似病例、临床诊断病例和确诊病例应进行隔离治疗。

（二）对症治疗　可应用解热药、缓解鼻黏膜充血药、止咳祛痰药等。儿童忌用阿司匹林或含阿司匹林以及其他水杨酸制剂的药物，避免引起儿童瑞氏综合征。

（三）抗病毒治疗　应在发病 48 小时内试用抗流感病毒药物。

1. 神经氨酸酶抑制剂　奥司他韦（oseltamivir，达菲）为新型抗流感病毒药物，实验室研究表明对禽流感病毒 H5N1 和 H9N2 有抑制作用，一般成人剂量每天 150mg，分 2 次服用。1～12 岁儿童剂量根据体重计算每次给药剂量，2 次/天。15kg 以内的儿童每次给药 30mg，16～23kg 每次给药 45mg，24～40kg 每次给药 60mg，或 40kg 以上及 13 岁以上儿童剂量同成人。

2. 离子通道 M2 阻滞剂　金刚烷胺（amantadine）和金刚乙胺（rimantadine）可抑制禽流感病毒株的复制，早期应用可能有助于阻止病情发展，减轻病情，改善预后，但某些毒株可能对金刚烷胺和金刚乙胺有耐药性，应用中应根据具体情况选择。金刚烷胺和金刚乙胺成人剂量 100～200mg/d，儿童 5mg/kg·d 分 2 次口服，疗程 5 天。肾功能受损者酌减剂量。治疗过程中应注意中枢神经系统和胃肠道副作用。老年患者及孕妇应慎用，哺乳期妇女、新生儿和 1 岁以内的婴儿禁用。金刚乙胺的毒副作用相对较轻。

（四）中医治疗　辨证治疗。

（五）加强支持治疗和预防并发症　注意休息、多饮水、增加营养，给易于消化的饮食。密切观察，监测并预防并发症。抗菌药物应在明确继发细菌感染时或有充分证据提示继发细菌感染时使用。

（六）重症患者的治疗　重症患者应当送入 ICU 病房进行救治。对于低氧血症的患者应积极进行氧疗，保证患者血氧分压＞60mmHg。如经常规氧疗患者低氧血症不能纠正，应及时进行机械通气治疗，治疗应按照急性呼吸窘迫综合征（ARDS）的治疗原则，可采取低潮气量（6ml/kg）并加用适当呼气末正压（PEEP）的保护性肺通气策略。同时加强呼吸道管理，防止机械通气的相关合并症。出现多脏器功能衰竭时，应当采取相应的治疗措施。机械通气过程中应注意室内通风、空气流向和医护人员防护，防止交叉感染。

三、住院医嘱示范

（一）长期医嘱

- 内科常规护理
- 一级护理
- 吸氧 prn
- 普食
- 抗生素静点
- 奥司他韦 150mg/d，分 2 次 po

- 咳必清（枸橼酸喷托维林），成人 25mg tid po
- 磷酸可待因 15mg tid po

（二）临时医嘱

- 血常规＋ESR＋CRP
- 尿常规
- 便常规
- 心肌酶
- 血生化（肝、肾功能，电解质等）
- 中性粒细胞碱性磷酸酶积分
- 血气
- 血清禽流感病毒抗体检测
- 鼻咽分泌物禽流感病毒分离和/或核酸检测
- 痰涂片
- 痰培养＋药敏
- 血培养＋药敏（T≥38℃）
- 肺炎支原体抗体
- 肺炎衣原体抗体
- 军团菌抗体
- 痰找结核菌
- 病毒九项
- X线胸部正、侧位片
- 胸部 CT prn
- 阿司匹林 0.5g，口服（高热时）
- 垂体后叶素 10～20U，5％葡萄糖液 250～500ml，iv gtt，必要时 6～8 小时重复 1 次（咯血时）

病程观察

一、病情观察

1. 症状和体征的改变　主要观察患者体温、咳嗽、咳痰量，肺部啰音的变化情况。

2. 辅助检查结果的变化

（1）血常规　WBC、GR％的变化；

（2）X线变化　胸片肺部病变的吸收情况；

（3）血气分析 血氧分压、二氧化碳分压等的变化情况。

二、疗效分析及处理

1. 病情好转 体温逐渐恢复正常、咳嗽、咳痰好转，血WBC恢复正常，胸部X线示肺部病变较前吸收。应继续目前治疗。

2. 病情无变化 仍有发热，咳嗽、咳痰等无明显减轻，血WBC仍升高或降低，胸部X线示病变无吸收。下一步：①考虑诊断是否正确？②如合并细菌感染，根据病原学或药敏调整抗生素。

3. 病情反复 患者体温正常后又出现发热，咳嗽、咳痰等症状好转后又加重，血WBC恢复正常后又升高或降低，胸部X线示病变较前吸收后又加重或在不同部位出现。下一步：①原发病反复？合并感染？积极寻找病原学证据；②如合并细菌感染，根据病原学或药敏调整抗生素。

4. 病情恶化 体温继续升高，或出现低体温，咳嗽、咳痰症状加重或出现意识障碍，血WBC继续升高或低于正常值，胸部X线示病变扩大或出现肺水肿或ARDS表现。下一步：①加强对症支持治疗；②如合并细菌感染，根据病原学或药敏调整抗生素；③积极处理并发症。

5. 出院标准

13岁（含13岁）以上人员，原则上同时具备下列条件，并持续7天以上：

（1）体温正常；

（2）临床症状消失；

（3）胸部X线影像检查显示病灶明显吸收。

住院小结

一、确定诊断

有或者无流行病学史，根据临床表现、辅助检查和实验室检查结果，特别是从患者呼吸道分泌物或相关组织标本中分离出特定病毒，或采用其他方法，禽流感病毒亚型特异抗原或核酸检查阳性，或发病初期和恢复期双份血清禽流感病毒亚型毒株抗体滴度4倍或以上升高，可以确诊。

二、预后评估

人禽流感的预后与感染的病毒亚型有关。感染H9N2、H7N7、H7N2、H7N3者大多预后良好，而感染H5N1者预后较差，据目前医学资料报告，病死率超过30%。

三、出院医嘱

- 明天出院
- 出院带药
- 按时服药，2周后门诊复查
- 避免受凉、过劳

病例教学

病历摘要

患者，男性，37岁，主诉“发热12小时，体温最高39.8℃，伴咽痛、畏寒、头痛、肌痛，偶咳，痰不多”就诊。患者为农民，发病前1周有病死禽环境暴露史，平素体健。发病后在当地医院予以抗生素及退热等对症处理后症状未见好转。查体：体温40.1℃，咽红，扁桃体Ⅰ度肿大。双肺呼吸音稍粗，X线胸片提示左下肺片状阴影。晚上3次稀水样便。外周血白细胞和血小板下降（WBC 0.7×10^9/L，血小板58×10^9/L），血生化检查谷丙转氨酶升高，床旁B超提示左侧胸腔积液。

问题

1. 结合该患者了解人感染高致病性禽流感的临床表现是什么？
2. 如何对人感染高致病性禽流感呼吸功能进行支持治疗？
3. 人感染高致病性禽流感治疗时如何使用糖皮质激素？
4. 哪些人群容易患人感染高致病性禽流感？
5. 如何诊断人感染高致病性禽流感？

答案

1. 学习目的　掌握人感染高致病性禽流感的临床表现。

H5N1亚型禽流感病毒感染相关的临床表现从亚临床感染，轻度上呼吸道感染，到重症肺炎、脑炎及多器官功能衰竭。早期症状包括发热、咽喉痛、咳嗽、流涕、头痛、全身不适、肌肉疼痛。一些患者还有结膜炎和消化道症状，其流感样症状与H1N1、

H3N1亚型流感病毒感染引起的流感症状相似。实验室检查白细胞减少，以淋巴细胞减少为主。H5N1亚型禽流感病毒感染患者较少出现继发细菌性肺炎，但临床进展迅速，常侵犯下呼吸道，多较快地进展到需要机械通气支持治疗。早期出现淋巴细胞减少，淋巴细胞数是评估患者病情轻重的一项重要指标。总之，重型禽流感患者发病后1～2周会出现严重的病毒性肺炎、外周血白细胞减少、肝功能损害、凝血时间延长和肾功能损害。胸部X线片检查和外周血淋巴细胞计数是鉴别患者是否进展为重型禽流感最简单有效的检查方法。

2. 学习目的　掌握人感染高致病性禽流感呼吸功能支持治疗。

对重症患者要加强动态监护。呼吸急促者，应给予持续鼻导管吸氧。出现呼吸困难者，成人如呼吸频率≥30次/分，吸氧3～5L/min条件下，氧分压仍低于70mmHg或者血氧饱和度仍低于0.93的患者，应及早使用无创正压机械通气。模式可用持续气道正压通气（CPAP），压力水平一般为4～10cmH_2O，吸入氧流量一般为5～8L/min，维持血氧饱和度在0.93以上；或者压力支持通气＋呼气末正压通气（PSV＋PEEP），PEEP水平一般为4～10cmH_2O；间断气道正压通气（IPAP）水平一般为10～20cmH_2O。必要时可应用有创机械通气。

3. 学习目的　了解人感染高致病性禽流感治疗时糖皮质激素的使用。

如中毒症状持续严重，或出现急性肺损伤或ARDS，或者48小时内肺部病变迅速进展者，可给予糖皮质激素治疗。待病情改善或者肺部病变有所吸收后逐渐减量至停用。疗程一般不超过2周。例如，甲强龙，成人80～240mg/d，儿童2～4mg/（kg・d）。

4. 学习目的　掌握人感染高致病性禽流感的流行病学史。

从事家禽养殖业者及其同地居住的家属、在发病前1周内到过家禽饲养、销售及宰杀等场所者、接触禽流感病毒感染材料的实验室工作人员、与禽流感患者有密切接触的人员为高危人群。

5. 学习目的　掌握人感染高致病性禽流感的诊断标准。

（1）医学观察病例　有流行病学接触史，1周内出现流感样临床表现者。对于被诊断为医学观察病例者，医疗机构应当及时报告当地疾病预防控制机构，并对其进行7天医学观察。

(2) 疑似病例　有流行病学接触史和临床表现，呼吸道分泌物或相关组织标本甲型流感病毒M1或NP抗原检测阳性或编码它们的核酸检测阳性者。

(3) 临床诊断病例　被诊断为疑似病例，但无法进一步取得临床检验标本或实验室检查证据，而与其有共同接触史的人被诊断为确诊病例，并能够排除其他诊断者。

(4) 确诊病例　有流行病学接触史和临床表现，从患者呼吸道分泌物标本或相关组织标本中分离出特定病毒，或采用其他方法，禽流感病毒亚型特异抗原或核酸检查阳性，或发病初期和恢复期双份血清禽流感病毒亚型毒株抗体滴度4倍或以上升高者。

流行病学史不详的情况下，根据临床表现、辅助检查和实验室检查结果，特别是从患者呼吸道分泌物或相关组织标本中分离出特定病毒，或采用其他方法，禽流感病毒亚型特异抗原或核酸检查阳性，或发病初期和恢复期双份血清禽流感病毒亚型毒株抗体滴度4倍或以上升高，可以确诊。

（王　超）

第 24 章

病毒性肝炎

概述

病毒性肝炎（viral hepatitis）是由多种肝炎病毒引起的常见传染病。肝炎病毒至少有 5 种，即甲、乙、丙、丁、戊型肝炎病毒，分别引起甲、乙、丙、丁、戊型病毒性肝炎。病毒性肝炎传染性强、传播途径复杂、流行面广泛，发病率较高，临床上主要表现为乏力、食欲减退、恶心、呕吐、肝大及肝功能损害，部分病人可有黄疸和发热。有些患者出现荨麻疹、关节痛或上呼吸道症状。慢性乙型肝炎病程迁延，如得不到及时的治疗，将会发展为肝硬化甚至肝癌。我国病毒性肝炎发病数位居法定管理传染病的第一位，仅慢性乙型肝炎病毒感染者就达 1.2 亿。

入院评估

一、病史询问要点

1. 起病因素　主要是询问流行病学接触史。如半年内有否与确诊的病毒性肝炎患者密切接触史，尤其是家族中有无肝炎患者有重要参考价值；半年内有无接受输血或血制品史，或消毒不严格的注射史或针刺史；有无水源、食物污染史等。

2. 主要症状　近期内出现的持续数天以上的、无其他原因可解释的乏力、食欲减退、厌油、腹胀、溏便、黄疸、肝区痛和神经精神症状等。

二、体格检查要点

1. 腹部体征　急性肝炎者可有肝大，达肋缘下 1～3cm，有明显触痛及叩击痛，部分病例且有轻度脾大。急性肝炎并发腹膜炎时可有腹水。慢性肝炎发生肝硬化后，常继发腹水。

2. 其他体征　急性肝炎或者胆汁淤积时可有黄疸，慢性肝炎可有蜘蛛痣、肝掌及明显痤疮等。

三、门诊资料分析

1. 血常规　白细胞总数正常或稍低，淋巴细胞相对增多，偶有异常淋巴细胞出现。重症肝炎患者的白细胞总数及中性粒细胞均可增高。血小板在部分慢性肝炎病人中可减少。

2. 血生化 血清转氨酶在肝炎潜伏期、发病初期及隐性感染者均可升高。胆红素可升高。

3. 血清免疫学检查 甲型肝炎，抗 HAV-IgM 阳性；HBsAg 阳性提示乙型肝炎感染，高滴度抗 HBc-IgM 阳性有利于急性乙型肝炎的诊断；丙型肝炎：血清抗 HCV-IgM 或/和 HCV-RNA 阳性提示丙型肝炎病毒感染；丁型肝炎：血清抗 HDV-IgM 阳性有助于诊断；戊型肝炎：血清抗 HEV-IgM 阳性有助于诊断。

四、继续检查项目

1. 腹部 B 超 如果门诊未摄，则入院后应该补拍，病情变化也应该复查。

2. 血生化分析。

3. 病原学检查 应用 PCR 法查 HBV-DNA，HCV-RNA，HDV cDNA。应用免疫电镜在粪便找戊型肝炎病毒颗粒。

4. 血清免疫学 HAV-Ab，HEV-Ab，HCV-Ab，HDV-Ab，乙肝五项，自免肝抗体。

5. 肝穿刺病理检查 对各型肝炎的诊断有很大价值。

五、门诊医嘱示范

- 休息
- 营养
- 保肝 美能或甘利欣
- 抗病毒 α—干扰素，100 万～300 万 U，ih 或 im，qd 或者 qod，疗程 3～6 个月；拉米夫定 100mg qd（用于慢性乙肝）

病情分析

一、基本诊断

根据患者①流行病学接触史；②近期内出现的持续数天以上的、无其他原因可解释的乏力、食欲减退、厌油、腹胀、溏便和肝区痛等；③查体肝大且有触痛、叩击痛，可伴轻度脾大或者黄疸；④血生化示转氨酶升高，主要为 ALT 增高；⑤病原学检查阳性。以上 1～3 项中任何 1 项加④⑤，可确定诊断。

二、临床类型/临床分期

根据临床特点分型。

1. 急性肝炎

(1) 急性无黄疸型肝炎　症状及肝功能损害均较轻，必须对流行病学资料、症状、体征及化验检查进行综合分析。其诊断依据如下。

①流行病学资料　半年内有否与确诊的病毒性肝炎患者密切接触史，尤其是家族中有无肝炎患者有重要参考价值；半年内有无接受输血或血制品史，或消毒不严格的注射史或针刺史；有无水源、食物污染史等。

②症状　近期内出现的持续数天以上的、无其他原因可解释的乏力、食欲减退、厌油、腹胀、溏便和肝区痛等。

③体征　近期内肝大且有触痛，叩击痛，可伴脾轻度肿大。

④化验　主要为 ALT 增高。病原学检查阳性（详见病原学诊断）。

凡化验阳性，且其他 3 项中有 2 项阳性，或化验与症状或化验与体征明显阳性，且能排除其他疾病者，可诊断为急性无黄疸型肝炎。

凡单项 ALT 增高，或仅有症状、体征或仅有流行病学资料及其他 3 项中之一项均为疑似患者。疑似患者若病原学诊断阳性且除外其他疾病，可以确诊。

(2) 急性黄疸型肝炎　根据急性发病具有急性肝炎的症状，体征化验异常，且血清总胆红素在 17μmol/L 以上，尿胆红素阳性，并排除其他原因引起的黄疸，可作出诊断。

2. 慢性肝炎

(1) 慢性迁延型肝炎　有确诊或可疑急性肝炎的病史，病程超过半年仍有轻度症状，伴有血清 ALT 升高或并有其他肝功能轻度损害。或肝活体组织检查符合迁延型肝炎之诊断。

(2) 慢性活动性肝炎　既往有肝炎史，或急性肝炎病程迁延，超过半年，而目前有较明显的肝炎症状；肝大，质中等硬度以上，可伴有蜘蛛痣，面色晦暗、肝掌及脾大；血清 ALT 活力持续增高或反复波动，血清胆红素长期或反复增高，伴有白蛋白减低，球蛋白升高，白、球蛋白比例异常，或丙种球蛋白增高；可出现自身抗体或肝外损害。或肝活体组织检查符合慢性肝炎的组织学改变。

3. 重型肝炎　凡急性、慢性肝炎或肝硬化患者出现高热、极度乏力、严重的消化道症状，黄疸进行加深，出血倾向、神经精神症状，肝进行性缩小，肝细胞明显损害，凝血酶原时间明显延长者，均应考虑为重型肝炎。

4. 淤胆型肝炎　起病急，有持续3周以上的肝内梗阻性黄疸的症状及体征，肝炎症状较轻，肝大较明显；肝功能化验主要表现为梗阻性黄疸的化验结果；并可除外其他肝内、外梗阻性黄疸者，可诊断为急性淤胆型肝炎。在慢性肝炎基础上出现上述表现者，可诊断为慢性淤胆型肝炎。

三、鉴别诊断

1. 急性黄疸型肝炎

（1）黄疸前期　应与上呼吸道感染、传染性单核细胞增多症、风湿热及胃肠炎等相鉴别。

（2）黄疸期　应与其他可引起黄疸的疾病相鉴别，如药物性肝炎，钩端螺旋体病、传染性单核细胞增多症、胆囊炎、胆石症等。

2. 无黄疸型肝炎及慢性肝炎　应与可引起肝（脾）大及肝功能损害的其他疾病相鉴别，如慢性血吸虫病、华支睾吸虫病，药物性或中毒性肝炎，脂肪肝等。

3. 慢性肝炎黄疸持续较久者　须与肝癌，胆管癌，胰头癌等相鉴别。

4. 重型肝炎　应与其他原因引起的严重肝损害，如药物中毒、暴发性脂肪肝等进行鉴别。此外，在急性重型肝炎临床黄疸尚不明显时，应注意与其他原因引起的消化道大出血，昏迷、神经精神症状相鉴别。

四、并发症

1. 神经、精神系统　颅神经受累、脑膜脑炎、急性多发性神经根炎，一过性精神改变等。

2. 心脏损害　心律失常、心肌炎、心包炎等。

3. 血液系统 全血细胞减少、再生障碍性贫血、急性溶血性贫血、肝炎后高胆红素血症等。

4. 消化系统 胆管炎、胆囊炎、肝炎后脂肪肝、腹水、肝硬化、上消化道出血等。

5. 原发性肝细胞性肝癌 HBV、HCV 慢性感染是发生原发性肝细胞性肝癌的重要因素之一。

治疗计划

一、治疗原则

一般采用综合疗法，乙肝、丙肝在有适应证时应当积极抗病毒，适当休息和合理营养，根据不同病情给予适当的药物辅助治疗，同时避免饮酒、使用肝毒性药物及其他对肝不利的因素。

二、治疗办法

（一）急性肝炎

多为自限性疾病。若能在早期得到及时休息，合理营养及一般支持疗法，大多数病例能在 3～6 个月内临床治愈。

1. 休息 发病早期必须卧床休息，至症状明显减轻、黄疸消退、肝功能明显好转后，可逐渐增加活动量，以不引起疲劳及肝功能波动为度。在症状消失，肝功能正常后，再经 1～3 个月的休息观察，可逐步恢复工作。但仍应定期复查 1～2 年。

2. 营养 发病早期宜给易消化，适合患者口味的清淡饮食，但应注意含有适量的热量、蛋白质和维生素，并补充维生素 C 和 B 族维生素等。若患者食欲缺乏，进食过少，可由静脉补充葡萄糖液及维生素 C。食欲好转后，应能给含有足够蛋白质、碳水化合物及适量脂肪的饮食，不强调高糖低脂饮食，不宜摄食过多。

3. 中药治疗 可因地制宜，采用中草药治疗或中药方剂辩证治疗。

（二）慢性肝炎

应采用中西医结合治疗。

1. 休息 在病情活动期应适当卧床休息；病情好转后应注意动静结合；至静止期可从事轻工作；症状消失，肝功能恢复正常达 3 个月以上者，可恢复正常工作，但应避免过劳，且须定期复查。

2. 营养 应进高蛋白饮食；热量摄入不宜过高，以防发生脂肪肝；也不宜食过量的糖，以免导致糖尿病。

3. 抗病毒药物治疗

慢性乙型肝炎可以应用干扰素、核苷类似物如拉米夫定（贺普丁），阿德福韦酯（贺维力，代丁），恩替卡韦（博路定），替比夫定（素比伏）等进行抗病毒治疗。

丙型肝炎可以应用干扰素联合利巴韦林抗病毒治疗。

抗病毒治疗的适应证、疗程现均有相应的指南。

4. 中医中药治疗

5. 免疫调节疗法 可选用以下制剂

(1) 特异性免疫核糖核酸；

(2) 特异性转移因子；

(3) 普通转移因子；

(4) 胸腺素（肽）；

(5) 其他 右旋儿茶素（四羟基黄烷醇）、左旋咪唑、中药人参、黄芪、灵芝、香菇等均可酌情采用。

6. 免疫抑制疗法 用于自身免疫指标阳性或有肝外系统表现，而HBsAg阴性，且经其他治疗无效的慢性活动型肝炎。可用泼尼松、地塞米松、硫唑嘌呤等。

7. 护肝药物

(1) 维生素类 适量补充维生素C及B族维生素；维生素E有抗氧化、抗肝坏死作用，肝功能障碍应予补充；凝血酶原时间延长者及黄疸患者应予维生素K；

(2) 促进能量代谢的药物 如三磷酸腺苷、辅酶A、肌苷等；

(3) 提高血清白蛋白、改善氨基酸代谢的药物 复方支链氨基酸注射液静脉滴注；

(4) 促进肝细胞修复和再生的药物 胰高糖素（1mg）及普通胰岛素（10U）加于葡萄糖液内静脉滴注；

(5) 其他 葡醛内酯、维丙胺、肝必复等可酌情选用。

(三) 重型肝炎

重型肝炎的治疗应及早采取合理的综合措施，加强护理，密切观察病情变化，及时纠正各种严重紊乱，防止病情进一步恶化。

1. 支持疗法

（1）严格卧床休息、精心护理，密切观察病情，防止继发感染。

（2）每天 摄入热量维持在 67～134kJ/kg。饮食中的蛋白质含量应严格限制（低于 20g/d），昏迷者禁食蛋白质。给予足量的维生素（E、C、B族、K）并予高渗葡萄糖溶液静脉滴注，其中可加能量合剂和胰岛素。入液量及糖量不可过多，以防发生低血钾及脑水肿。有条件可输入新鲜血浆、白蛋白或新鲜血。注意液体出入量平衡。

（3）维持电解质和酸碱平衡。根据临床和血液化验以确定电解质的补充量。低钾者每天应补钾 3g 以上，低钠可酌予生理盐水，不宜用高渗盐水纠正，使用利尿剂时注意防止发生低钾血症及碱中毒。

2. 阻止肝细胞坏死，促使肝细胞再生

（1）胰高糖素—胰岛素（G—I）疗法 胰高糖素 1mg 及普通胰岛素 10U，加于葡萄糖液内静脉滴注，1～2 次/天。

（2）肝细胞再生因子静脉滴注或人胎肝细胞悬液静脉滴注，初步报告疗效较好。

3. 改善微循环

莨菪类药物有改善微循环障碍的作用，可采用东莨菪碱或山莨菪碱加于葡萄糖液内静脉滴注。丹参、低分子右旋糖酐亦有改善微循环的作用。

4. 防治并发症

（1）肝性脑病的防治

①预防和治疗氨中毒 （a）减少氨由肠道吸收：限制蛋白质摄入量（<0.5g/kg）；口服肠道不易吸收的广谱抗生素（如新霉素 2g/d 或甲硝唑 0.2g qid）；口服乳果糖 15～20g tid，或食醋 30ml＋温水 100ml 保留灌肠；禁用含氨药物。（b）降低血氨：谷氨酸盐（钠，钾等）及乙酰谷酰胺等药物静脉滴注；精氨酸或天门冬氨酸钾镁静脉滴注。（c）给予脲酶拮抗剂（如乙酰氧肟酸

等）以减少尿素分解产氨。

②纠正氨基酸比例失衡　提高血中支链氨基酸的比例，可竞争性减少芳香族氨基酸通过血脑屏障，从而减少神经抑制介质 5 一羟色胺的形成，有利于防治肝性昏迷。可予复方支链氨基酸制剂 500ml/d 静脉滴注。

③抗假神经传导介质　左旋多巴进入脑组织，经多巴脱羧酶的作用转变为多巴胺后，与假性神经传导介质 C 羟苯乙醇胺、苯乙醇氨等）相拮抗竞争，可促使患者苏醒。用法：左旋多巴每次 100～150mg 加于 10％葡萄糖液内静脉滴注，2～3 次/天或 2～4g/d，分 4 次口服。用本药过程中，禁用 维生素 B_6 和氯丙嗪。

（2）脑水肿的防治

如出现颅内压增高的征象，应及时静脉给予高渗脱水剂（如 20％甘露醇、25％山梨醇等）及利尿剂。并可给东莨菪碱或山莨菪碱以改善微循环。使用脱水剂时应注意维持水与电解质平衡以及防止心脏功能不全。

（3）防治出血

给予维生素 K_1 肌内注射或静脉滴注、凝血酶原复合物或新鲜血浆滴注等。如有胃肠道大出血，可给予新鲜全血静脉滴注，胃黏膜糜烂或溃疡引起渗血者可予三七粉或云南白药口服。

（4）防治肝肾综合征

注意避免各种诱发因素，如大量放腹水，过度利尿，消化道大出血导致的血容量骤降，低钾血症，重度黄疸，继发感染，播散性血管内凝血以及肾毒性药物的使用等。当出现少尿时，可静脉给予低分子右旋糖酐、白蛋白或血浆等以扩充容量，并可给予小剂量多巴胺静脉滴注以增进肾血流量。有条件者早期采用透析疗法。

（5）防治腹水

静脉滴注白蛋白、新鲜血浆等以提高血清白蛋白水平；使用利尿剂，注意并用具排钾（如氢氯噻嗪）和潴钾（如安体舒通、氨苯蝶啶）作用者，以避免引起电解质失调。

（6）防治继发性感染

精心护理，诊疗操作尽可能做到无菌；在病程中注意观察有无腹膜炎、肺炎、尿路感染等征象；在使用皮质激素的患者，感染的临床表现常不明显，尤应提高警惕。一旦发生感染，应及早选用敏感的抗感染药予以控制，且注意药物须对肝、肾无毒性或影响较小。

5. 抗病毒药物（见慢性肝炎的治疗）

6. 免疫增强及免疫调节疗法（见慢性肝炎的治疗）

7. 肾上腺皮质激素

急性重型肝炎早期应用可能有益。可予琥珀酰氢化可的松每天 300～500mg 加于葡萄液内静脉滴注，5～7 天为 1 疗程。宜同时给予免疫调节剂。

8. 人工肝支持疗法

9. 中医药治疗

（四）淤胆型肝炎的治疗

酌情选用泼尼松龙 40～60mg/d po 或地塞米松 10～15mg/d 溶于葡萄糖液内 iv gtt。瘙痒明显者可阿利马嗪 5mg 2 次/天 po 或考来烯胺 2～3g/d。

三、住院医嘱示范

（一）长期医嘱

- 内科常规护理
- 二级护理
- 吸氧 prn
- 普食
- 护肝药物
- 抗病毒药物（慢性乙肝、丙肝）
- 针对并发症治疗药物（如治疗肝性脑病药物、利尿剂等）

（二）临时医嘱

- 血常规＋ESR＋CRP
- 尿常规
- 便常规
- 心肌酶
- 血生化（肝、肾功能，电解质等）
- 血气

- 心电图
- X线胸部正、侧位片
- 腹部彩色超声（肝胆胰脾双肾）
- HIV-Ab
- PRP
- HBV-DNA
- HCV-RNA
- HDV cDNA
- HAV-Ab
- HCV-Ab
- HDV-Ab
- HEV-Ab
- 乙肝五项
- 自免肝抗体
- 肝穿刺病理检查
- 腹部CT prn

病程观察

一、病情观察

1. 症状和体征的改变 根据肝炎的不同临床类型观察患者相应的症状体征。如黄疸型，主要观察黄疸的变化；如有上消化道出血者，主要观察血压、心率、出血量的变化。

2. 辅助检查结果的变化 血常规、肝功能、B超、CT等。

（1）血常规 WBC、Hb、PLT的变化；

（2）肝功能 ALT、胆红素的变化；

（3）腹部B超 看肝、脾、门静脉、胆道的大小和变化；

（4）腹部CT 主要观察肝、胰腺等有无占位，除外肿瘤。

二、疗效分析及处理

1. 病情好转 黄疸减轻、乏力好转，TBil、ALT、Hb等正常，继续目前治疗。

2. 病情无变化 黄疸、乏力无好转，TBil、ALT、Hb等无好转，下一步：①考虑诊断是否正确？②根据病原学调整用药。

3. 病情反复 患者黄疸减轻、乏力好转、TBil、ALT、Hb

等正常后又反复。下一步：①原发病反复？合并感染？积极寻找病原学证据；②调整用药；③加强对症支持治疗。

4. 病情恶化 ALT继续升高，或出现酶胆分离或出现意识障碍。下一步：①积极寻找原因；②积极处理并发症。

住院小结

一、确定诊断

根据患者①流行病学接触史；②近期内出现的持续数天以上的、无其他原因可解释的乏力、食欲减退、厌油、腹胀、溏便和肝区痛等；③查体肝大且有触痛，叩击痛，可伴轻度脾大，或者黄疸者；④血生化示转氨酶升高，主要为ALT增高；⑤病原学检查阳性。以上1～3项中任何1项加④⑤，可确定诊断。

二、预后评估

急性肝炎预后大多良好。甲型及戊型肝炎患者大多数能在3个月内恢复健康，但戊型肝炎少数病例可发展为重型肝炎；孕妇病情重，病死率较甲型肝炎为高。乙型肝炎约10%～15%发展为慢性肝炎。丙型肝炎发展为慢性肝炎的比例更高，达40%～50%。HDV重叠感染于乙型肝炎者使病情加重，且易发展为慢性肝炎、肝硬化、肝细胞性肝癌。慢性迁延型肝炎的预后较好，但其中少数可能发展为慢性活动型肝炎、肝硬化或肝癌。慢性活动型肝炎的预后较差，可发展为肝硬化或重型肝炎。重型肝炎预后差，病死率高。存活者常发展为坏死后肝硬化。无症状HBsAg携带者预后一般良好。但部分病例在长期后可能发展为肝硬化或肝癌。

三、出院医嘱

+ 明天出院
+ 出院带药
+ 按时服药，2周后门诊复查
+ 避免受凉、过劳

病例教学

病历摘要

患者，男，19岁。因全身乏力、食欲缺乏伴低热7天、意识欠清1天入院。平素体健，否认肝炎病史，无输血及血制品注射史。入院体检：体温 37.7℃、脉搏 89 次/分、呼吸 18 次/分、血压 100/70 mm Hg。神清，皮肤、巩膜黄染，浅表淋巴结未触及肿大，无肝掌、蜘蛛痣和出血点。心、肺未见异常。腹平软，肝右肋下 1 cm、剑突下未触及、质软、边锐、有轻度触痛、肝上界位于右锁骨中线第 5 肋间、肝区有轻叩痛，脾肋下未及。实验室检查：肝功能：总蛋白 70 g/L、白蛋白 36 g/L、球蛋白 34 g/L、总胆红素 114.8μmol/L、丙氨酸转氨酶（ALT）1266 U/L、天门冬氨酸转氨酶（AST）95U/L、碱性磷酸酶（ALP）187U/L、γ—谷氨酰转肽酶（γ—GT）46U/L。

问题

1. 此例病人，还需要做哪些化验检查？

2. 此例病人是否为重症肝炎？

3. 如果致病原为肝炎病毒，如何进行抗病毒治疗？

4. 此例病人临床上为哪型肝炎？病毒性肝炎如何进行临床分型？

5. 此例病人可能出项哪些并发症？病毒性肝炎常见有哪些并发症？

答案

1. 学习目的　了解病毒性肝炎的病原学检查。

进行病原学检查　应用 PCR 法查 HBV-DNA、HCV-RNA、HDV cDNA。应用血清免疫学查 HAV-Ab、HBV-Ab、HCV-Ab、HDV-Ab、HEV-Ab、乙肝五项、自免肝抗体。

2. 学习目的　了解重型肝炎诊断依据。

凡急性、慢性肝炎或肝硬化患者出现高热、极度乏力、严重的消化道症状，黄疸进行加深，出血倾向、神经精神症状，肝进行性缩小，肝细胞明显损害，凝血酶原时间明显延长者，均应考虑为重型肝炎。此患者有意识障碍，考虑为重型肝炎。

3. 学习目的　根据肝炎的病原学选择合适的抗病毒治疗。

甲型、戊型肝炎无特异性抗病毒治疗。乙型肝炎可根据具体病情选择干扰素、核苷类似物（拉米夫定、阿德福韦、替比夫定、恩替卡韦等）进行特异性的抗病毒治疗。丙型肝炎可应用聚乙二醇干扰素联合利巴韦林抗病毒。丁型肝炎可应用干扰素 α 抗病毒，但疗效有限且易复发。

4. 学习目的　认识肝炎的临床分型。

（1）急性肝炎：①急性无黄疸型肝炎；②急性黄疸型肝炎。

（2）慢性肝炎：①慢性迁延型肝炎；②慢性活动性肝炎。

（3）重型肝炎。

（4）淤胆型肝炎（慢性淤胆型肝炎）　此患者有意识障碍、黄疸，考虑为重型肝炎、黄疸型。

5. 学习目的　认识病毒性肝炎的常见并发症。

（1）神经、精神系统　颅神经受累、脑膜脑炎、急性多发性神经根炎，一过性精神改变等。

（2）心脏损害　心律失常、心肌炎、心包炎等。

（3）血液系统　全血细胞减少、再生障碍性贫血、急性溶血性贫血、肝炎后高胆红素血症等。

（4）消化系统　胆管炎、胆囊炎、肝炎后脂肪肝、腹水、肝硬化、上消化道出血等。

（5）原发性肝细胞性肝癌　HBV 及（或）HCV 慢性感染是发生原发性肝细胞性肝癌的重要因素之一。

（王　超）

第 25 章

细菌性痢疾

概述

细菌性痢疾（bacillary dysentery），简称菌痢。是志贺菌属（痢疾杆菌）引起的肠道传染病。临床表现主要有发冷、发热、腹痛、腹泻、里急后重、排黏液脓血样大便。中毒型菌痢起病急骤、突然高热、反复惊厥、嗜睡、昏迷、迅速发生循环衰竭和呼吸衰竭，而肠道症状轻或缺如，病情凶险。菌痢常年散发，夏秋多见，是我国的常见病、多发病。本病以儿童及青壮年为多见。

入院评估

一、病史询问要点

1. 起病因素　常有不洁饮食或菌痢病人接触史，起病急。

2. 主要症状　发热、腹痛、腹泻、里急后重、排黏液脓血样大便。

二、体格检查要点

1. 腹部体征　早期或轻症者可无阳性体征，一般可有肠鸣音亢进，左下腹压痛。

2. 其他体征　可呈急性病容，心率增快，严重者呼吸急促、发绀、血压下降、皮肤花斑等。

三、门诊资料分析

1. 血常规　白细胞总数多增高至（10～20）$\times 10^9$/L 以上，中性粒细胞为主，并可见核左移，当有 DIC 时，血小板明显减少。慢性菌痢可有贫血表现。

2. 便常规　脓血黏液便，镜检有白细胞（大于 15 个/HPF）、脓细胞、少数红细胞和吞噬细胞。

四、继续检查项目

1. 便培养　粪便培养出痢疾杆菌可以确诊，为提高细菌培养阳性率，应尽量在抗菌药物使用前采样，及时送检。

2. 结肠镜检查 急性期的结肠黏膜呈弥漫性充血、水肿，有浅表溃疡与黏液脓性分泌物，非常典型，但插镜患者有痛楚和危险性，一般不宜采用，不典型病例的黏膜正常或轻度充血，慢性期的黏膜轻度充血，呈颗粒状，有溃疡、息肉与增生。

五、门诊医嘱示范

+ 左氧氟沙星 0.5 iv gtt qd
+ 补液盐溶液（ORS）口服
+ 物理降温或对乙酰氨基酚 0.5g prn（体温≥38.5℃时）

病情分析

一、基本诊断

1. 急性菌痢　近1周内有不洁的饮食史或与菌痢病人密切接触史，急性腹泻伴有发冷、发热、腹痛、腹泻、里急后重，排黏液脓血便，左下腹有压痛。急性中毒型菌痢：起病急骤，突然高热，反复惊厥，嗜睡、昏迷、迅速发生循环衰竭和呼吸衰竭。肠道症状轻或缺如。外周血白细胞总数和中性粒细胞增加，粪便常规：黏液脓血便，镜检有白细胞（大于15个/HPF）、脓细胞、少数红细胞和吞噬细胞，即可诊断，确诊有赖于粪便培养出痢疾杆菌。

2. 慢性菌痢　过去有菌痢病史，多次典型或不典型腹泻2个月以上。

二、临床类型/临床分期

根据病程长短和病情轻重可以分为下列临床型。

（一）急性菌痢

根据全身中毒症状与消化道症状，可分成3型

1. 普通型（典型）　起病急，有中度毒血症表现，怕冷、发热达39℃、乏力、食欲减退、恶心、呕吐、腹痛、腹泻、里急后重。稀便转成脓血便，每天数十次，量少，失水不显著。一般病程10～14天。

2. 轻型（非典型）　全身中毒症状、腹痛、里急后重均不明显，可有低热、糊状或水样便，混有少量黏液，无脓血，一般每天10次以下。粪便镜检有红、白细胞，培养有痢疾杆菌生长，可以此与急性肠炎相鉴别。一般病程3～6天。

3. 中毒型　此型多见于2～7岁体质好的儿童。起病急骤，

全身中毒症状明显，高热达40℃以上，而肠道炎症反应极轻。这是由于痢疾杆菌内毒素的作用，并且可能与某些儿童的特异性体质有关。中毒型菌痢按其主要表现又可分为以下3型：

(1) 休克型（周围循环衰竭型）：早期是微循环痉挛引起，面色苍白，四肢厥冷，脉搏细速，血压正常或稍高，眼底小动脉痉挛，稍晚则口唇指甲发绀，皮肤出现花纹斑，待病理生理发展到淤血阶段，血压下降显著，出现少尿或无尿；肺循环淤血引起呼吸困难和咯血，心脏缺血缺氧易发生急性心力衰竭。

(2) 脑型（呼吸衰竭型）：因脑血管痉挛引起脑缺氧、脑水肿、颅内压增高，早期即有面苍白、嗜睡惊厥，血压正常或稍高，很快进入昏迷，瞳孔大小不等，忽大、忽小，对光反射迟钝，出现呼吸节律不齐，深浅不匀，下颌呼吸等，很快以呼吸衰竭死亡。

(3) 混合型：以上两种同时出现，为最严重的一型。

（二）慢性菌痢

菌痢患者反复发作或迁延不愈达2个月以上者。部分病例可能与急性期治疗不当或致病菌种类（福氏菌感染易转为慢性）有关，也可能与全身情况差或胃肠道局部有慢性疾患有关。主要病理变化是结肠溃疡性病变，溃疡边缘可有息肉形成，溃疡愈合后留有瘢痕，导致肠道狭窄，若瘢痕正在肠腺开口处，可阻塞肠腺，导致囊肿形成，其中贮存的病原菌可因囊肿破裂而间歇排出。分型如下：

1. 慢性隐伏型　病人有菌痢史，但无临床症状，大便病原菌培养阳性，作乙状结肠镜检查可见菌痢的表现。

2. 慢性迁延型　病人有急性菌痢史，长期迁延不愈，腹胀或长期腹泻，黏液脓血便，长期间歇排菌。为重要的传染源。

3. 慢性型急性发作　病人有急性菌痢史，急性期后症状已不明显，受凉、饮食不当等诱因致使症状再现，但较急性期轻。

三、鉴别诊断

急性细菌性痢疾　应同其他病因所致的急性腹泻相鉴别。

1. 阿米巴痢疾（又称肠阿米巴病）其鉴别见下表25-1：

表 25-1 菌痢同阿米巴痢疾的鉴别

	细菌性痢疾	阿米巴痢疾
病原	志贺菌	溶组织阿米巴原虫
流行病学	散发或流行	散发
潜伏期	1～7 天	数周至数月
临床表现	起病急，多有发热等毒血症，腹痛、腹泻较重，便次频繁，里急后重明显，左下腹压痛明显	缓起，多无发热，腹痛轻，便次少，里急后重不明显，右下腹轻度压痛
粪便检查	外观多呈黏液脓血便，量少，镜检可见大量脓细胞、少量红细胞及巨噬细胞	量多，呈暗红色果酱样，有特殊臭味，红细胞多于白细胞，可见夏科雷登结晶，可找到溶组织阿米巴滋养体
乙状结肠镜检	主要为肠黏膜弥漫性充血、水肿、浅表溃疡	散发性、潜形溃疡，周围红晕，溃疡间肠黏膜大多正常

2. 沙门菌肠炎　鼠伤寒杆菌、肠炎杆菌等常为其病原，其胃肠型主要临床症状同急性非典型型菌痢相似，但粪便多样化，一般抗菌药物疗效差，粪便培养可分离出沙门菌，或从该病的败血症型患者血中培养出致病菌。

3. 副溶血性弧菌肠炎　此种肠炎由副溶血性弧菌引起。为细菌性食物中毒中常见的一种类型。其临床特征：有进食海产品或腌渍食品史；同餐者同时或先后迅速发病；主要症状为阵发性腹部绞痛、恶心、呕吐，多无里急后重；粪便呈黏液血性、血水或洗肉水样，有特殊臭味；取患者吐泻物或可疑食物进行细菌培养有确诊价值。

4. 霍乱与副霍乱　病前 1 周来自疫区，或者与本病患者及其污染物有接触史。突然起病，先泻后吐，常无恶心腹痛等症状，粪呈米泔样或黄水样。重症病例可致外周循环衰竭。粪便或呕吐物中检出霍乱弧菌或爱尔托弧菌。

5. 空肠弯曲菌肠炎　该病于发达国家发病率高，甚至超过菌痢，主要临床表现与菌痢类似，尚伴咽痛、肌痛、关节痛、背痛等症状。粪便在微需氧或厌氧环境中培养可检出该菌，或者双份血清特异性抗体效价增长4倍以上，有诊断价值。

6. 病毒性肠炎　多由轮状病毒、Norwalk病毒致急性肠道感染，有其自限性，消化道症状轻，粪便镜检无特殊，电镜或免疫学方法查及病毒或病毒颗粒可确诊，双份血清特异性抗体效价4倍以上增长有诊断意义。

中毒性菌痢应与下列病症相鉴别：

1. 高热惊厥　此症多见婴幼儿，既往多有高热惊厥且反复发作史，常可寻找出引起高热惊厥的病因及诱发因素。一经退热处理后惊厥即随之消退。

2. 中毒性肺炎　此种肺炎病前多有受凉史，多伴感染性休克肺炎症状与体征，出现较早，胸部X光片提示肺部感染证据。无典型肠道感染的临床表现。粪便（包括肛试）检查无特殊发现。

3. 流行性乙型脑炎（简称乙脑）夏秋季节发生的中毒性菌痢需同乙脑相鉴别。乙脑的中枢神经系统症状出现有个过程，其极重型亦需2～3天，较中毒性菌痢为晚。粪便（包括肛试与灌肠）镜检无异常；细菌培养阴性。脑脊液检查呈病毒性脑膜炎改变；乙脑病毒特异性抗体IgM阳性有诊断价值。

4. 脑型疟疾　需与脑型中毒性菌痢相鉴别。来自疫区，结合发病季节，以间歇性突发性发冷、发热、出汗后退热的临床特征，血片或骨髓片中找到疟原虫可确诊。

5. 脱水性休克　主要因频繁吐泻史所致低血容量性休克。先有脱水，后发生休克。脱水一旦被纠正休克即随之纠正。

6. 重度中暑　有高温接触史。肛温超高热，皮肤灼热无汗，可伴抽搐、昏迷等神经系统症状，但无定位体征。将患者移至阴凉通风处，病情可迅速缓解。外周血象、粪便与脑脊液检查无异常。

慢性菌痢应同下列疾病相鉴别

1. 慢性阿米巴痢疾　其鉴别要点与急性期大致相同。

2. 慢性非特异性溃疡性结肠炎 此病患者一般状况较差，症状迁延不愈，抗生素治疗无效。粪便培养多次均无致病菌。肠黏膜出血点、质脆，接触易出血。钡灌肠或全消化道造影检查，肠黏膜皱纹消失，晚期结肠袋消失，结肠变短，管腔狭窄为其特征。

3. 肠结核　多继发于肺结核，痰抗酸染色或24小时痰浓集法可查见结核杆菌，肠道病变多在回盲部，故右下腹压痛或扪及肿块，钡剂灌肠X线检查有助于诊断。

4. 直肠癌、结肠癌　多见于中老年人，并发局部感染时酷似菌痢，需依据肛门直肠指诊、肠镜及肠黏膜活检等手段确诊。

5. 肠道菌群失调　由于滥用抗生素或者广谱抗生素使用时间较长，易引起菌群失调。主要为肠道杆菌减少或消失，代之金葡萄、真菌（主要为白色念珠菌）及某些革兰阴性菌或厌氧菌感染，大便性状可因病原不同而异，以幼儿、年老体弱者多见。

四、并发症

1. 痢疾杆菌败血症　主要见于营养不良儿童或免疫功能低下患者的早期，临床症状重，病死率高（可达46%），及时应用有效抗生素可降低病死率。

2. 溶血尿毒综合征（HUS）此为严重的一种并发症。原因不明，可能与内毒血症、细胞毒素、免疫复合物沉积等因素有关。常因突然出现血红蛋白尿（尿呈酱油色）而被发现，表现为进行性溶血性贫血；高氮质血症或急性肾衰竭；出血倾向及血小板减少等。皮质激素治疗有效。

3. 关节炎　菌痢并发关节炎较少见。主要在病程2周左右，累及大关节引起红肿和渗出。关节液培养无菌生长，而志贺菌凝集抗体可为阳性，血清抗“O”值正常，可视为一种变态反应所致，激素治疗可缓解。

治疗计划

一、治疗原则

细菌性痢疾的治疗原则为以抗感染为主的综合性治疗。

二、治疗办法

（一）急性菌痢治疗

1. 一般性治疗　对起病较急，尤其儿童及老年患者，常需支持疗法，对某些重症病例，补液或维持水电平衡较用抗菌药物更为重要。脱水时采用口服补液，脱水明显者给予静脉补液。酸中毒时，应给碱性溶液。

2. 抗菌药物治疗 根据当时、当地与患者具体情况选择用药，儿童尽量不采用喹喏酮类药物，目前较常用抗菌药物为氧氟沙星、环丙沙星、氨苄西林等。

（二）中毒型菌痢治疗

1. 抗菌治疗：选择敏感抗菌药物，联合用药，静脉给药，待病情好转后改口服。如庆大霉素加氨苄西林静脉注射，总疗程不少于1周。

2. 高热和惊厥的治疗：由于高热易引起惊厥，加重脑缺氧和脑水肿，所以应争取在短时间内将体温降至37℃以下，可用解热镇痛类药物及物理降温（如酒精擦浴、冰枕），无效者用亚冬眠疗法。惊厥不止者，可静脉注射地西泮。

3. 循环衰竭的治疗 有以下措施：① 使用血管舒张剂：可改善微血管痉挛，山莨菪碱副作用少，剂量为儿童0.1～0.2mg/kg·次，成人10～20 mg静脉注射。②补充血容量：常用葡萄糖生理盐水或2∶1等渗含钠溶液，还可快速滴注或推注低分子右旋糖酐，可保持血浆渗透压，防止红细胞及血小板凝聚，疏通微循环，防止DIC的发生。③ 纠正酸中毒：根据血气结果，静脉滴注5%碳酸氢钠。④升压强心：经过以上措施后周围循环不好转，血压仍不稳定者可用多巴胺，可增强心肌收缩力、降低外周阻力、改善各组织血供、并有升压作用，如有左心功能不全和肺水肿时，也可用西地兰静注强心治疗。⑤在上述综合治疗的基础上，可用短时间激素（如地塞米松）治疗。

4. 呼吸衰竭的治疗：呼吸衰竭是颅内压升高、脑水肿和脑疝的表现，是中毒型菌痢的主要死亡原因，应注意保持患者呼吸道通畅，吸氧，必要时，可给予尼可刹米、洛贝林等呼吸兴奋剂，使用气管插管和人工呼吸等。

（三）慢性菌痢治疗

1. 应采用全身治疗，如生活规律，适当锻炼，进食富营养易消化少渣无刺激的食物，积极治疗并存的慢性疾病。

2. 病原治疗 ①应抓紧病原菌分离及细菌药物敏感试验，以助合理选择应用有效的抗菌药物。②可联合应用 2 种不同类型的抗菌药物，疗程须长，须重复 1～3 个疗程。③亦可应用药物保留灌肠疗法，可用 0.5%卡那霉素或 0.3%黄连素或 5%大蒜液，每次 100～200ml，每晚一次，10～14 天为一疗程。灌肠液内可加用小量肾上腺皮质激素。

三、住院医嘱示范

（一）长期医嘱

✦ 内科常规护理

✦ 二级护理

✦ 吸氧 prn

✦ 流食

✦ 抗生素 iv gtt

✦ 补液

（二）临时医嘱

✦ 血常规＋ESR＋CRP

✦ 尿常规

✦ 便常规

✦ 心肌酶

✦ 血生化（肝、肾功能，电解质等）

✦ 中性粒细胞碱性磷酸酶积分

✦ 血气

✦ 便培养

✦ 便球杆比

✦ 血培养＋药敏（T≥38℃）

✦ 腹部超声

✦ 结肠镜 prn

病程观察

一、病情观察

1. 症状和体征的改变 主要观察患者体温、腹痛、大便情况。

2. 辅助检查结果的变化 血常规：WBC、GR%的变化，便常规的变化。

二、疗效分析及处理

1. 病情好转　体温逐渐恢复正常、腹痛、腹泻好转，血WBC下降或恢复正常，便常规转阴。应继续目前抗生素治疗。

2. 病情无变化　仍有发热，腹痛、腹泻等无明显减轻，血WBC仍升高或降低，便常规仍有红白细胞。下一步：①考虑诊断是否正确？②根据病原学或药敏调整抗生素。

3. 病情反复　患者体温正常后又出现发热，腹痛、腹泻等症状好转后又加重，便常规正常后又出现红白细胞。下一步：①原发病反复？积极寻找病原学证据；②调整抗生素。

4. 病情恶化　体温继续升高，或出现腹痛腹泻症状加重或出现意识障碍、休克等并发症，下一步：①调整抗生素；②积极处理并发症。

住院小结

一、确定诊断

发热、腹痛、腹泻、里急后重，排黏液脓血便，左下腹有压痛。粪便常规：黏液脓血便，镜检有白细胞（大于15个/HPF）、脓细胞、少数红细胞和吞噬细胞，即可诊断，确诊有赖于粪便培养出痢疾杆菌。

二、预后评估

急性菌痢一般预后良好，发病后1周出现免疫力，2周左右可痊愈。少数患者可因治疗不当或不及时，或因体质衰弱等因素，转变为慢性或遗有肠功能紊乱。中毒型菌痢因诊治不及时，病死率高。极少数危重患者因脑组织损伤严重，可发生中毒性脑病，遗留不同程度的神经精神症状。慢性菌痢的预后与患者年龄及一般情况有关，特别是幼婴儿、营养不良者和老年体弱有基础病者预后较差。慢性菌痢病程较长，目前虽无满意疗法，但只要在综合治疗的基础上对每个病例具体分析，找出不愈原因，分别对待，绝大多数患者均能恢复健康。

三、出院医嘱

- 明天出院
- 出院带药
- 按时服药，2周后门诊复查

病例教学

病历摘要

女性，5岁半，主诉“发热伴腹泻1天，2小时前发作惊厥1次”。一天前开始发热39℃，微感咽痛，不咳嗽，无吐泻，查WBC19.3×10^9/L，认为上呼吸道感染，静脉滴注青霉素及氨苄西林等，体温不退，发病20小时左右开始腹泻，20～30分钟大便1次，量少，黄色黏液便，有脓血，呕吐胃内容物1次。查大便常规，见白细胞10～15/高倍视野，红细胞0～1/高倍视野，口服头孢拉啶、庆大霉素及补液盐，服药后病情无好转。入院前2小时突然惊厥一次，表现为双目上翻、四肢强直、抖动，口周青紫、意识丧失，持续15分钟左右，经针刺人中、肌内注射苯巴比妥钠（量不详）缓解，止抽后一直昏迷，医务室已给了5%糖盐500ml、庆大霉素8万U，5%碳酸氢钠40ml，转入院。入院时，碳酸氢钠尚未滴完，抽搐前尿量不少，抽搐后未见排尿。发病前无不洁饮食史，既往无高热惊厥史。

查体：T38℃、P160次/分、R22次/分、BP80/50mmHg、体重18kg。急性病容、面色略灰、昏睡、神志不清，压眶有反应，不能应答。口腔黏膜光滑，咽微充血，四肢末端发凉、发绀，心率160次/分、律齐、心音尚有力，双肺呼吸音清，腹平软，肝、脾未触及，肠鸣音活跃。膝腱、跟腱反射未引出，颈无抵抗、克氏征（—）、布氏征（—）、双巴氏征（+）。

化验：血Hb 109g/L，WBC 23.4×10^9/L，中性杆状8%，中性分叶70%，淋巴22%，plt 110×10^9/L，便常规黄色黏液便，WBC 30～40/高倍视野，RBC 3～8/高倍视野。

问题

1. 诊断及简要诊断依据？
2. 主要需要与哪些疾病相鉴别？
3. 还需要做哪些检查？
4. 治疗原则？

答案

1. 学习目的　了解细菌性痢疾的诊断依据。

（1）诊断　中毒型细菌性痢疾（混合型）

(2) 诊断依据 ①起病急，高热，起病20小时才出现腹泻、脓血便；②惊厥1次，抽搐后一直昏睡，神志不清，深浅反射未引出，双巴氏征（+），肢端凉，发绀，心率快，血压低（休克型表现）；③大便常规WBC30～40/HP，血WBC增高伴核左移。

2. 学习目的 了解细菌性痢疾的鉴别诊断。

(1) 急性坏死性肠炎。

(2) 其他腹泻 小儿肠炎，阿米巴痢疾，肠套叠。

(3) 高热惊厥。

3. 学习目的 列出疑似细菌性痢疾的适当检查。

(1) 血生化 电解质、CO_2－CP、Ca^{2+}

(2) 大便培养＋药敏试验

4. 学习目的 认识中毒性菌痢的治疗原则。

(1) 病原治疗 抗生素。

(2) 抗休克治疗 液疗，血管活性药物，强心药。

(3) 降颅压治疗，甘露醇。

(4) 糖皮质激素应用。

(5) 对症治疗 降温，吸氧，保持呼吸道通畅等。

(黄光伟)

第 26 章

阿米巴痢疾

概述

阿米巴痢疾是由溶组织阿米巴原虫引起的肠道传染病，病变主要在盲肠与升结肠。临床上以腹痛、腹泻、排暗红色果酱样大便为特征。本病易变为慢性，并可引起肝脓肿等并发症。阿米巴痢疾分布遍及全球，以热带和亚热带地区为多见。

入院评估

一、病史询问要点

1. 起病因素　慢性病人、恢复期病人及健康的带虫者为本病的传染源。常有不洁饮食史或接触史，起病急。

2. 主要症状　临床上以腹痛、腹泻、排暗红色果酱样大便为特征。

二、体格检查要点

1. 腹部体征　早期或轻症者可无阳性体征，一般可有右下腹压痛。

2. 其他体征　可呈急性病容，心率增快等。

三、门诊资料分析

1. 血常规　外周血白细胞总数及中性粒细胞比例可以增加，也可以正常。

2. 便常规　呈暗红色果酱样，有特殊臭味，红细胞多于白细胞，可见夏科雷登结晶，可找到溶组织阿米巴滋养体。

四、继续检查项目

1. 便常规　反复送便常规，镜检找溶组织阿米巴滋养体。

2. 便培养　粪便培养除外细菌性痢疾。

3. 结肠镜检查：可见散发性、潜形溃疡，周围红晕，溃疡间肠黏膜大多正常，作组织活检或刮拭物涂片找溶组织阿米巴滋养体，检出率高。

五、门诊医嘱示范

✦ 左氧氟沙星 0.5 ivgtt qd

✦ 补液盐溶液（ORS）口服

病情分析

一、基本诊断

对阿米巴痢疾的诊断，除根据患者的主诉、病史和临床表现作为诊断依据外，重要的是病原学诊断，粪便中检查到阿米巴病原体为唯一可靠的诊断依据。通常以查到大滋养体者作为现症患者，而查到小滋养体或包囊者只作为感染者。

二、临床类型/临床分期

按起病情况及临床症状可分为普通型、暴发型、慢性型：

（1）普通型　起病较缓，以腹痛、腹泻开始，大便次数逐渐增加，每天数次至十余次左右。便时有不同程度的腹痛及里急后重，后者表示病变已波及直肠。大便量中等，带血及黏液，多呈暗红色或紫红色，糊状，具有腥臭味，含大量阿米巴滋养体。病情较重者可呈血便，腹痛以右侧为明显。全身症状轻微，常不发热。

（2）暴发型　起病多急，中毒症状显著，有畏寒高热，极度衰竭，剧烈频繁腹泻，大便呈暗红色，洗肉水样，常伴腹痛，腹胀。有不同程度失水，电解质酸碱平衡失调。伴发热、衰竭、意识障碍等全身症状。此类型患者多见于营养不良、抵抗力差或老年患者。

（3）慢性型　常为普通型未经彻底治疗，多次复发而变成慢性。腹泻与便秘交替出现，症状可持续存在，或有间歇，间歇期无症状。可因疲劳、受寒、饮食不慎引起复发。久病后患者可有贫血、乏力、结肠增厚并有压痛，大便检查可有脓血、滋养体，有时有包囊。

三、鉴别诊断

阿米巴痢疾需和细菌性痢疾、血吸虫病、肠结核、结肠癌、慢性非特异性溃疡性结肠炎等鉴别。

（1）细菌性痢疾　起病急，全身中毒症状严重，抗生素治疗有效，粪便镜检和细菌培养有利于诊断。

（2）血吸虫病　起病较缓，病程长，有疫水接触史，肝、脾大，血中嗜酸粒细胞增多，粪便中可发现血吸虫卵或孵化出毛蚴，肠黏膜活组织中可查到虫卵。

(3) 肠结核 大多有原发结核病灶存在，患者有消耗性低热、盗汗、营养障碍等；粪便多呈黄色稀粥状，带黏液而少脓血，腹泻与便秘交替出现。胃肠道X线检查有助于诊断。

(4) 结肠癌 患者年龄较大，多有排便习惯的改变，大便变细，有进行性贫血，消瘦。晚期大多可扪及腹块，X线钡剂灌肠检查和纤维结肠镜检查有助于诊断。

(5) 慢性非特异性溃疡性结肠炎 临床症状与慢性阿米巴病不易区别，但大便检查不能发现阿米巴，且经抗阿米巴治疗仍不见效时可考虑本病。

四、并发症

1. 肠道并发症

(1) 肠穿孔 急性肠穿孔多发生于严重的阿米巴肠病患者，此系肠阿米巴病威胁生命最严重的并发症，穿孔可因肠壁病变使肠腔内容物入腹腔酿成局限性或弥漫性腹膜炎，穿孔部位多见于盲肠、阑尾和升结肠。慢性穿孔先形成肠粘连，尔后常形成局部脓肿或穿入附近器官形成内瘘。

(2) 肠出血 发生率少于1%，一般可发生于阿米巴痢疾或肉芽肿患者，因溃疡侵及肠壁血管所致。大量出血每因溃疡达于黏膜下层，侵袭大血管，或肉芽肿破坏所致。大量出血虽少见，但一旦发生，病情危急，常因出血而致休克。小量出血多由于浅表溃疡渗血所致。

(3) 阑尾炎 因阿米巴肠病好发于盲肠部位，故累及阑尾的机会较多。其症状与细菌性阑尾炎相似，亦有急、慢性等表现，但若有阿米巴痢疾病史并有明显右下腹压痛者，应考虑本病。

(4) 阿米巴瘤 肠壁产生大量肉芽组织，形成可触及的肿块。多发生在盲肠，亦见于横结肠、直肠及肛门，常伴疼痛，极似肿瘤，不易与肠癌区别。瘤体增大时可引起肠梗阻。

(5) 肠腔狭窄 慢性患者，肠道溃疡的纤维组织修复，可形成疤痕性狭窄，并出现腹部绞痛、呕吐、腹胀及梗阻症状。

(6) 肛门周围阿米巴病 该病较少见，在临床上常误诊。当有皮肤损伤或肛裂、肛管炎及隐窝炎等病变时，阿米巴滋养体即可直接侵入皮肤内而引起肛门周围阿米巴病，有时病变可继发于挂线法治疗痔瘘之后，阿米巴滋养体偶可通过血行感染肛门周围组织，出现粟粒样大小棕色皮疹，其疹扁平隆起，边缘不清，最后形成溃疡或脓肿，破裂后排出脓液及分泌物。易被误诊为直肠肛管癌、基底细胞癌或皮肤结核等。

2. 肠外并发症　阿米巴滋养体可自肠道经血流一淋巴蔓延远处器官而引起各种肠外并发症，其中以肝脓肿为是常见，其次如肺、胸膜、心包、脑、腹膜、胃、胆囊、皮肤、泌尿系统、女性生殖系统等均可侵及。

治疗计划

一、治疗原则

阿米巴痢疾的治疗原则以抗感染为主的综合性治疗。

二、治疗办法

（一）一般治疗

急性期必须卧床休息，必要时给予输液。根据病情给予流质或半流质饮食。慢性患者应加强营养，以增强体质。

（二）病原治疗

1. 甲硝唑或称灭滴灵（metronidazole）　对阿米巴滋养体有较强的杀灭作用且较安全，适用于肠内肠外各型的阿米巴病，为目前抗阿米巴病的首选药物。剂量为 400～800mg po tid，连服 5～10 天；儿童为 50mg/(kg·d)，分 3 次服，连续 7 天。服药期偶有恶心、腹痛、头昏、心慌，不需特殊处理。妊娠 3 个月以内及哺乳期忌用。

2. 替硝唑（tinidazole）　是硝基咪唑类化合物的衍生物。剂量为 2g/d；儿童为 50mg/（kg·d），清晨 1 次服，连服 3～5 天。偶有食欲缺乏、腹部不适、便秘、腹泻、恶心、瘙痒等。疗效与甲硝唑相似或更佳。

3. 依米丁　对组织内滋养体有较高的杀灭作用，但对肠腔内阿米巴无效。本药控制急性症状极有效，但根治率低，需要与卤化喹啉类药物等合用。剂量按 1mg/（kg·d）计，成人不超过 60mg/d，一般每次 30mg bid，深部皮下或肌肉注射，连用 6 天。

本药毒性较大，治疗过程中应卧床休息，每次注射前应测血压及脉搏，注意心律及血压下降。毒性反应有呕吐，腹泻、腹绞痛、无力、肌痛、心动过速、低血压、心前压痛、心电图异常，偶有心律失常。幼儿、孕妇，有心血管及肾脏病者禁用。如需重复治疗，至少隔6周。

4. 卤化喹啉类　主要作用于肠腔内而不是组织内阿米巴滋养体。对轻型、排包囊者有效，对重型或慢性患者常与依米丁或甲硝唑联合应用。

5. 中草药　鸦胆子，取仁15～20粒，装胶囊，po tid，连续7天；大蒜，1天6g，分次生吃，连续10天；白头翁，15～20g制成煎剂，分3次服，连续10天。

以上各种药物除甲硝唑外，往往需要2种或2种以上药物的联合应用，方能获得较好效果。

（三）并发症的治疗

在积极有效的治疗下，肠道并发症可得到缓解。暴发型患者有细菌混合感染，应加用抗生素。大量肠出血可输血。肠穿孔、腹膜炎等必须手术治疗者，应在甲硝唑和抗生素治疗下进行。

三、住院医嘱示范

（一）长期医嘱

- 内科常规护理
- 二级护理
- 流质或半流质饮食
- 抗生素（甲硝唑）

（二）临时医嘱

- 血常规＋ESR＋CRP
- 尿常规
- 便常规
- 血生化（肝、肾功能，电解质等）
- 中性粒细胞碱性磷酸酶积分
- 便培养
- 便找阿米巴滋养体及包囊
- 便球杆比

+ 腹部超声
+ 结肠镜 prn

病程观察

一、病情观察

1. 症状和体征的改变 主要观察患者体温、腹痛、大便情况。

2. 辅助检查结果的变化 便常规的变化。

二、疗效分析及处理

1. 病情好转 腹痛、腹泻好转，便常规转阴。应继续目前抗生素治疗。

2. 病情无变化 仍有发热，腹痛、腹泻等无明显减轻，便常规仍有红白细胞。下一步：①考虑诊断是否正确？②调整抗生素。

3. 病情反复 患者体温正常后又出现发热，腹痛、腹泻等症状好转后又加重，便常规正常后又出现红白细胞、溶组织阿米巴滋养体。下一步：①原发病反复？②调整抗生素。

4. 病情恶化 腹痛腹泻症状加重或出现意识障碍、休克等并发症，下一步：①调整抗生素；②积极处理并发症。

住院小结

一、确定诊断

对阿米巴痢疾的诊断，除根据患者的主诉、病史和临床表现作为诊断依据外，重要的是病原学诊断，粪便中检查到阿米巴病原体为唯一可靠的诊断依据。

二、预后评估

肠阿米巴病若及时治疗预后良好。如并发肠出血、肠穿孔和弥漫性腹膜炎以及有肝、肺、脑部转移性脓肿者，则预后较差。治疗后粪检原虫应持续半年左右，以便及早发现可能的复发。

三、出院医嘱

+ 明天出院
+ 出院带药
+ 按时服药，2周后门诊复查

病例教学

病历摘要

患者，男性，50 岁，农民，因“腹痛、腹泻、黏液血便 3 天”而入院。患病前 3 天在家进食变质猪肉后即出现上述不适症状，腹痛为脐周阵发性隐痛，于有便意时出现，便后能缓解；腹泻7～8 次/天，大便为黏液血便，每次量少。病程中不伴别的症状。大便常规示脓细胞（+++)、红细胞（+++)。

问题

1. 初步诊断?

2. 入院后给予左氧氟沙星静脉滴注、小檗碱口服治疗 3 天，症状无明显好转，每天 仍腹泻 3～6 次不等，大便仍为血性黏液样便，近闻之有腐臭味，以后连续 3 次复查大便常规仍示脓细胞（ +～2+)、红细胞（ +～3 +)，大便培养（—)。还需要进一步做哪些检查?

3. 入院 3 天后查大便阿米巴滋养体为（+)，最终诊断?

答案

1. 学习目的　了解腹泻的诊断过程。

初步诊断为腹泻待查，细菌性痢疾可能性大。根据不洁饮食后急性腹痛腹泻，粪便常规：黏液脓血便，镜检有脓细胞、红细胞，考虑腹泻待查，细菌性痢疾可能性大，还需要便培养进一步确诊。

2. 学习目的　了解阿米巴痢疾的诊断和鉴别。

患者入院时考虑细菌性痢疾可能性大，但大便培养阴性，抗细菌治疗效果不佳，需要查便找阿米巴滋养体、结肠镜除外阿米巴痢疾。

3. 学习目的　了解阿米巴痢疾的诊断。

根据腹痛腹泻、大便常规示脓细胞（+++)、红细胞（+++)，大便阿米巴滋养体为（+)，可以确诊为阿米巴痢疾。根据这个病例，说明在没有病原学结果的情况下，细菌性痢疾与阿米巴痢疾区分有一定难度。

（黄光伟）

第 27 章

伤寒、副伤寒

概述

伤寒是由肠沙门菌肠亚种伤寒血清型（*Salmonella enterica subsp. enterica serotype typhi*）引起的肠道传染病。副伤寒是由肠沙门菌肠亚种副伤寒甲或乙或丙血清型（*Salmonellaenterica subsp. enterica serotype paratyphi* A，B，C）引起的一种和伤寒相似但症状较轻的疾病。伤寒沙门菌经污染的食物由口进入消化道，如未能被胃酸消灭，则在小肠及肠道淋巴结内繁殖，后经胸导管及门脉入血，形成菌血症，继续繁殖，再次进入血流，释放内毒素，产生临床症状。细菌随血流散布全身各脏器，部分再度进入肠道淋巴组织，使得肠壁淋巴广泛感染，肠壁形成溃疡，加重肠道病变。副伤寒病理改变与伤寒基本相似，但较伤寒为轻。

入院评估

一、病史询问要点

1. 起病因素　常与进食不洁净饮食相关，青壮年以及儿童较多见。

2. 主要症状　发热，畏寒，头痛，食欲减退，腹部不适，腹泻为常见症状，发热多为稽留高热，部分患者出现持续呕吐、严重腹泻、腹胀等症状。

二、体格检查要点

1. 高热　体温呈梯形上升，于 5～7 天内达 39～40℃。发热可伴畏寒，少有寒战。热退时出汗不明显。多数为稽留热，少数呈弛张热或不规则热。

2. 皮疹　病程 7～13 天，部分病人（5%～40%）出现淡红色斑丘疹，直径 2～4mm，压之褪色，分批出现，多位于胸腹部。

3. 相对缓脉　相对缓脉或有时出现重脉是本病的临床特征之一。

4. 肝、脾大　病程第 6 天，部分病人（60%～80%）出现脾大、质软、有触痛，少数（30%～40%）出现肝大、质软、有触痛。

三、门诊资料分析

血常规　大多数患者外周血白细胞总数在（3～4）$\times 10^9$/L，部分患者可出现白细胞总数正常或增高。同时伴有中性粒细胞减少和嗜酸性粒细胞减少乃至消失。

四、继续检查项目

1. 细菌性检查　血培养，骨髓涂片及培养，粪便培养。

2. 免疫学检查　肥达氏反应。

3. 核酸检测方法　聚合酶链反应（PCR）扩增伤寒基因组特异性靶序列。

五、门诊医嘱示范

✦ 左氧氟沙星 0.5 iv gtt qd

✦ 物理降温或对乙酰氨基酚 0.5g prn（体温≥38.5℃时）

病情分析

一、基本诊断

根据患者①流行季节发病和流行地区发病；②持续性高热；③特殊中毒面容，皮肤玫瑰疹，相对缓脉，肝、脾大；④血常规示 WBC（3～4）$\times 10^9$/L 同时伴有中性粒细胞减少和嗜酸性粒细胞减少乃至消失；⑤骨髓象中发现伤寒细胞；可初步诊断。

二、确诊标准

1. 从血，骨髓，粪便，尿或玫瑰疹刮取物任一标本分离到伤寒杆菌。

2. 血清特异性抗体阳性　肥达反应 O 抗体凝集效价≥1∶80，H 抗体凝集效价≥1∶160，如恢复期效价增高 4 倍以上更有意义。

三、临床分期

1. 初期　相当于病程第 1 周，起病缓慢，以发热，畏寒，头痛，食欲减退，腹部不适等为主要表现，病情不断加重，体温呈梯形上升，5～7 天后出现稽留高热。

2. 极期　相当于病程第 2～3 周，出现稽留高热，相对缓脉，玫瑰疹，肝、脾大等伤寒的特征性表现，可有精神萎靡，表情淡漠，或昏睡谵妄等表现。

3. 缓解期 相当于病程第3～4周，体温出现波动并开始下降，症状好转，但本期内易发生肠穿孔，肠出血等并发症。

4. 恢复期 相当于病程第4周末开始。体温恢复正常，症状体征随之消失，一般1个月左右完全恢复健康。

四、鉴别诊断

1. 疟疾 一般起病急，寒战明显，体温波动比较大。红细胞和血红蛋白降低，外周血和骨髓涂片找到疟原虫可以确诊。

2. 病毒性上呼吸道炎 呼吸道症状明显，病程不超过1～2周，无表情淡漠，玫瑰疹，肝、脾大等。

3. 细菌性痢疾 腹痛以左下腹为主，伴里急后重、脓血便、白细胞升高。便培养可找到痢疾杆菌。

4. 革兰阴性杆菌败血症 患者可有胆道、泌尿道、呼吸道等原发感染灶存在，寒战明显，弛张热多见，常有皮下瘀点，血培养可找到相应病原菌。

5. 血行播散性结核病 患者可有结核病史或接触史、发热不规则、伴盗汗、结核菌素实验阳性、X线胸片可见粟粒样结核病灶。

6. 恶性组织细胞病 多为不规则高热、进行性贫血、出血、淋巴结肿大，骨髓检查可发现恶性组织细胞。

五、并发症

1. 肠出血 为常见的严重并发症，发生率约2.4%～15%，多见于病程第2～3周，从大便隐血至大量血便。少量出血可无症状或仅有轻度头晕，脉快；大量出血时热度骤降，脉搏细速，体温与脉搏曲线呈交叉现象，并有休克表现。有腹泻者并发肠出血机会较多。病程中活动过多，饮食成分不当，过于粗糙，过量饮食，排便时用力过度以及不适当的治疗性灌肠等均可成为肠出血诱因。

2. 肠穿孔 为最严重的并发，发生率1.4%～4%，多见于病程第2～3周，肠穿孔常发生于回肠末段，但亦可见于结肠或其他肠段；穿孔数目大多为一个。肠穿孔的表现为突然右下腹剧痛，伴有恶心、呕吐、冷汗、脉细速、呼吸急促，体温与血压下降（休克期），经 1～2 小时后腹痛及其他症状暂缓解（平静期），不久体温又迅速上升并出现腹膜炎征象，表现为腹胀，持续性腹痛，腹壁紧张，广泛压痛及反跳痛，肠鸣音减弱至消失，腹腔内有游离液体，X 线检查膈下有游离气体，白细胞数较原先增高伴核左移（腹膜炎期）。肠穿孔的诱因大致与肠出血相同，有的病例并发肠出血的同时发生肠穿孔。

3. 中毒性心肌炎　发生率 3.5%～5%，常见于病程第 2～3 周伴有严重毒血症者。临床特征为心率加快，心率失常，血压偏低，心肌酶异常，心电图显示 P－R 间期延长，T 波改变，S－T 段偏移等。

4. 中毒性肝炎　发生率 10%～68.5%（多数在 40%～50%），常见于病程第 1～3 周。主要特征为肝大，可伴有压痛，转氨酶活性轻度升高，甚至出现轻度黄疸。

5. 支气管炎及肺炎　支气管炎多见于发病初期；肺炎（支气管肺炎或大叶性肺炎）则常发生于极期及病程后期。

6. 溶血性尿毒症综合征　一般见于病程第 1～3 周，约半数发生于第 1 周。主要表现为溶血性贫血和肾衰竭，并有纤维蛋白降解产物增加，血小板减少及红细胞碎裂现象。此征可能由于伤寒杆菌内毒素诱使肾小球微血管内凝血所致。

治疗计划

一、治疗原则

抗生素的治疗起决定性作用，但是饮食治疗也很重要。

二、治疗办法

1. 一般治疗　消毒、隔离、休息、护理、饮食。

2. 对症治疗　给予降温，治疗便秘、腹泻、腹胀等。出现严重毒血症状的高危患者可在足量抗生素的治疗前提下，使用肾上腺皮质激素。

3. 病原治疗　在药敏结果出来之前，经验性治疗首选推荐使用第三代喹诺酮类药物，儿童和孕妇宜首选第三代头孢菌素。

三、住院医嘱示范

（一）长期医嘱

✦ 内科常规护理

- 二级护理
- 流食
- 抗生素 iv gtt

（二）临时医嘱

- 血常规＋ESR＋CRP
- 尿常规
- 便常规
- 心肌酶
- 血生化（肝、肾功能，电解质等）
- 中性粒细胞碱性磷酸酶积分
- 血气
- 便培养＋药敏
- 血培养＋药敏（T≥38℃）
- 尿培养
- 骨髓培养 prn
- 肥达反应
- X 线胸部正、侧位片
- 心电图

病程观察

一、病情观察

1. 症状和体征的改变　主要观察患者体温、神志，大便情况，玫瑰疹情况，肝、脾大的变化情况。

2. 辅助检查结果的变化　血常规：WBC、GR％的变化，肥达反应滴度变化。

二、疗效分析及处理

1. 病情好转　体温逐渐恢复正常，消化系统症状好转。肝、脾大好转。应继续目前抗生素治疗。

2. 病情无变化　仍有发热，消化道症状无好转。下一步：①考虑诊断是否正确？②根据病原学或药敏调整抗生素。

3. 病情反复　患者体温正常后 1～3 周又出现发热，说明病灶内的细菌未完全清除。

4. 病情恶化　出现大便隐血甚至大量血便，突然右下腹剧痛，伴有恶心、呕吐，或冷汗、脉细速、呼吸促、体温与血压下降，考虑出现并发症。积极处理并发症。

住院小结

一、确定诊断

病原学检查结果确定为伤寒或副伤寒。

二、预后评估

早期干预是至关重要的，病人在出现肠穿孔后的病死率在10%～32%。

三、出院医嘱

- 明天出院
- 出院带药　左氧氟沙星0.2每天2～3次。
- 按时服药，2周后门诊复查
- 避免受凉、过劳，进食少渣软食。

病例教学

病历摘要

患者，男性，40岁，主诉1天前在大排档进食后开始出现发热伴畏寒，腹痛，恶心，呕吐数次，腹泻2次。体温最高39.5℃。查体T 39.8℃、HR 80次/分、BP 120/60mmHg、R 32次/分。

问题

1. 最可能引起患者症状的微生物是什么？
2. 还需要其他哪些信息？
3. 应该采用哪些恰当的经验治疗？
4. 住院15天后头晕，柏油样便，怎么解释，应该如何处理？

答案

1. 学习目的　不洁饮食，高热，相对缓脉可能的疾病。

发热、相对缓脉、腹痛、呕吐、腹泻，要考虑伤寒副伤寒的可能性。

2. 学习目的　列出疑似伤寒患者的适当检查。

检查生命体征、脉搏、血常规、血培养，肥达反应。

3. 学习目的　根据临床表现选择合适的抗生素治疗。

首选第三代喹诺酮，三代头孢类适用于儿童及孕妇。

4. 学习目的　认识伤寒最常见的并发症。

患者发病2～3周时如果饮食不当，可能出现肠出血。此时，应该绝对卧床，密切监测血压，脉搏，血便量等变化，禁食，止血，补充血容量，对症处理。

（胡　岚）

第28章

艾滋病

概述

艾滋病即获得性免疫缺陷综合征（acquired immune deficiency syndrome，AIDS），其病原为人类免疫缺陷病毒（human immunodeficiency virus，HIV），亦称艾滋病病毒。艾滋病被称为“20世纪的瘟疫”，也被称为“超级癌症”和“世纪杀手”。目前，艾滋病不仅已成为严重威胁我国人民健康的公共卫生问题，且已影响到经济发展和社会稳定。

入院评估

一、病史询问要点

1. 起病因素　HIV感染者和艾滋病病人是本病的唯一传染源。HIV主要存在于感染者和病人的血液、精液、阴道分泌物、乳汁中。通过性接触（包括同性、异性和双性性接触）、血液及血制品（包括共用针具静脉吸毒、介入性医疗操作等）、母婴传播（包括产前、产中和产后）等三种途径传播。

2. 主要症状　可表现为持续1个月以上发热、盗汗、腹泻，体重减轻10％以上。艾滋病期主要表现为各种机会性感染和肿瘤。

二、体格检查要点

精神弱、消瘦、一般情况差，浅表淋巴结可触及肿大。艾滋病期可出现各种机会性感染和肿瘤的体征。

三、门诊资料分析

1. 血常规　淋巴细胞计数一过性减少，同时比例亦可倒置。部分病人可有轻度白细胞和血小板减少。

2. HIV抗体　阳性。

四、继续检查项目

1. T细胞亚群 CD4＋T细胞比例及绝对计数减少，CD8＋T细胞比例及计数升高。

2. 根据并发症完善相关检查。

五、门诊医嘱示范

+ 转专科医院治疗
+ 抗病毒治疗（根据患者临床分期、CD4＋T 细胞计数、血浆病毒载量确定是否需要抗病毒治疗）

病情分析

一、基本诊断

诊断原则：HIV/AIDS 的诊断需结合流行病学史（包括不安全性生活史、静脉注射毒品史、输入未经抗 HIV 抗体检测的血液或血液制品、HIV 抗体阳性者所生子女或职业暴露史等）、临床表现和实验室检查等进行综合分析，慎重作出诊断。诊断 HIV/AIDS 必须是 HIV 抗体阳性（经确认试验证实），而 HIVRNA 和 P24 抗原的检测有助于 HIV/AIDS 的诊断，尤其是能缩短抗体“窗口期”和帮助早期诊断新生儿的 HIV 感染。

1. 急性期　诊断标准：病人近期内有流行病学史和临床表现，结合实验室 HIV 抗体由阴性转为阳性即可诊断，或仅实验室检查 HIV 抗体由阴性转为阳性即可诊断。

2. 无症状期　诊断标准：有流行病学史，结合 HIV 抗体阳性即可诊断，或仅实验室检查 HIV 抗体阳性即可诊断。

3. 艾滋病期

(1) 原因不明的持续不规则发热 38℃ 以上，＞1 个月；

(2) 慢性腹泻次数多于 3 次/天，＞1 个月；

(3) 6 个月之内体重下降 10％以上；

(4) 反复发作的口腔白念珠菌感染；

(5) 反复发作单纯疱疹病毒感染或带状疱疹病毒感染；

(6) 肺孢子菌肺炎；

(7) 反复发生细菌性肺炎；

(8) 活动性结核或非结核分枝杆菌病；

(9) 深部真菌感染；

(10) 中枢神经系统占位性病变；

(11) 中青年人出现痴呆；

(12) 活动性巨细胞病毒感染；

（13）弓形虫脑病；

（14）青霉菌感染；

（15）反复发生的败血症；

（16）皮肤黏膜或内脏卡波肉瘤、淋巴瘤。

诊断标准：有流行病学史、实验室检查 HIV 抗体阳性，加上述各项中任何 1 项，即可诊断为艾滋病。或者 HIV 抗体阳性，而 CD4＋T 淋巴细胞数＜200/mm^3，也可诊断为艾滋病期。

二、临床类型/临床分期

从初始感染 HIV 到终末期是一个较为漫长复杂的过程，在这一过程的不同阶段，与 HIV 相关临床表现也是多种多样的。将艾滋病全过程分为急性期、无症状期和艾滋病期。

（一）急性期

通常发生在初次感染 HIV 后 2～4 周左右。部分感染者出现 HIV 病毒血症和免疫系统急性损伤所产生的临床症状。大多数患者临床症状轻微，持续 1～3 周后缓解。临床表现以发热最为常见，可伴有咽痛、盗汗、恶心、呕吐、腹泻、皮疹、关节痛、淋巴结肿大及神经系统症状。

（二）无症状期

可从急性期进入此期，或无明显急性期症状而直接进入此期。此期持续时间一般为 6～8 年。其时间长短与感染病毒数量、型别，感染途径，机体免疫状况个体差异，营养条件及生活习惯等因素有关。

（三）艾滋病期

为感染 HIV 后最终阶段。病人 CD4＋T 淋巴细胞计数明显下降，多＜200/mm^3。HIV 血浆病毒载量明显升高。此期主要临床表现为 HIV 相关症状、各种机会性感染及肿瘤。

1. HIV 相关症状　主要表现为持续 1 个月以上发热、盗汗、腹泻；体重减轻 10％以上。部分病人表现为神经精神症状，如记忆力减退、精神淡漠、性格改变、头痛、癫痫及痴呆等。另外还可出现持续性全身性淋巴结肿大，其特点为①除腹股沟以外有 2 个或 2 个以上部位淋巴结肿大；②淋巴结直径≥1cm，无压痛，无粘连；③持续时间 3 个月以上。

2. 各系统常见的机会性感染及肿瘤如下

（1）呼吸系统　卡氏肺孢子菌肺炎、肺结核、复发性细菌、真菌性肺炎。

（2）中枢神经系统　隐球菌脑膜炎、结核性脑膜炎、弓形虫脑病、各种病毒性脑膜脑炎。

（3）消化系统　白念珠菌食管炎、巨细胞病毒性食管炎，肠炎沙门菌、痢疾志贺菌、空肠弯曲菌及隐孢子虫性肠炎。

（4）口腔　鹅口疮、舌毛状白斑、复发性口腔溃疡和牙龈炎等。

（5）皮肤　带状疱疹、传染性软疣、尖锐湿疣、真菌性皮炎和甲癣。

（6）眼部　巨细胞病毒性及弓形虫性视网膜炎。

（7）肿瘤　恶性淋巴瘤、卡波肉瘤等。

三、鉴别诊断

1. 与持续发热的疾病鉴别　在临床上经多种认真检查未发现病因、持续3周体温超过38.3℃称为“不明原因发热”。对这类患者最重要的是应认真排除各种感染，特别是隐藏较深的感染，如感染性心内膜炎等。其次应注重病理检查结果，如骨髓或病变组织标本的病理检查。有关艾滋病的血清学检测具有决定性的作用。

2. 与以结核为首的慢性消耗性疾病鉴别　由于HIV感染本身极易合并结核，因此，对结核患者应同时注意有无HIV感染的流行病学史。艾滋病患者合并结核，除症状可多变外，治疗亦较单纯结核病困难，故要求临床上除应查清是HIV感染或仅为结核病外，对合并感染的情况亦应明确诊断。

3. 与其他引起淋巴结肿大的疾病及肿瘤鉴别　其他引起淋巴结肿大的疾病包括传染性单核细胞增多症等。但应注意，传染性单核细胞增多症及一些肿瘤（如淋巴瘤）亦常发生于艾滋病患者。

四、并发症

（一）肺孢子菌肺炎

卡氏肺孢子菌主要通过空气与飞沫经呼吸道传播，仅在宿主防御机能受损时引起疾病。卡氏肺孢子菌肺炎是艾滋病患者的一个常见死因。艾滋病患者合并卡氏肺孢子菌肺炎时，首先有进行性营养不良、发热、全身不适、体重减轻、淋巴结肿大等症状，以后出现咳嗽、呼吸困难、胸痛等症状，肺部阳性体征少，或可闻及少量散在的干湿啰音，体征与疾病症状的严重程度往往不成比例；胸部X线检查可见双肺从肺门开始的弥漫性网状结节样间质浸润，有时呈磨玻璃状阴影；血气分析显示低氧血症，严重病例动脉血氧分压（PaO_2）明显降低，常在60mmHg以下；确诊依靠病原学检查，如痰液或支气管肺泡灌洗/肺组织活检等发现肺孢子菌的包囊或滋养体。

（二）分枝杆菌病

艾滋病患者常发生分枝杆菌病，包括结核病和鸟分枝杆菌感染。结核病发生在艾滋病病程的早期和晚期。肺外结核常见，更具有侵袭性，易发生全身扩散。镜下，艾滋病患者的结核肉芽肿不典型，干酪样坏死显著，上皮样细胞和巨细胞较少。肺结核病常为渗出性病变，气腔实变，内有纤维素、中性粒细胞和组织细胞，经常可见广泛坏死和多量的抗酸结核杆菌。鸟分枝杆菌感染可见于艾滋病病程的晚期，此时CD4＋T淋巴细胞数通常少于100/mm^3，常引起播散性分枝杆菌病。在脾、肝、淋巴结、心脏和肾的切面上有时可见粟粒性肉芽肿。

（三）弓形虫病

虽然播散性弓形虫病也可累及眼、肺、心和胃肠道，但是多数患者发生弓形虫脑病。弓形虫脑病的病变可以呈局限性或弥漫性，脓肿可发生在大脑基底节和小脑皮质，并可进入蛛网膜下腔。

（四）白念珠菌病

复发性白念珠菌病是艾滋病患者最常见的机会性真菌感染。口腔白念珠菌病提示疾病已进入艾滋病期。胃肠道的任何部位都可以受累。食管是胃肠道白念珠菌病最常累及的部位。

（五）巨细胞病毒感染

艾滋病患者巨细胞病毒感染可以引起胃肠道溃疡、间质性肺炎、肾小球肾炎、视网膜炎等。巨细胞病毒也可感染脑与脊髓的各个部位，包括脊神经根和颅神经。

（六）卡波肉瘤

卡波肉瘤是艾滋病患者最常见的恶性肿瘤。艾滋病相关的卡波肉瘤与其他类型不同：① 同性恋或双性恋的男性多见，也可见于静脉吸毒者；② 病变为多中心，侵袭力更强，不仅累及皮肤，而且累及内脏（约 75 %的病例累及内脏），依次为肺、淋巴结、胃肠道、肝，泌尿、生殖系统，少数累及肾上腺、心和脾。人疱疹病毒 8 型与卡波肉瘤的发生有关。

治疗计划

一、治疗原则

艾滋病的治疗原则为以高效联合抗反转录病毒治疗（HAART）为主的综合性治疗。

二、治疗办法

1. 高效联合抗反转录病毒治疗（ HAART）

(1) 治疗目标

最大限度地抑制病毒复制，保存和恢复免疫功能，降低病死率和 HIV 相关性疾病的发病率，提高患者的生活质量，减少艾滋病的传播。

(2) 开始 HAART 的指征和时机

成人及青少年 HIV/ AIDS 患者见表 28 - 1。如果无法检测 CD4＋ T 细胞数并且出现临床症状的时候，外周血淋巴细胞总数 $\leqslant 1200/mm^3$ 时可以开始 HAART。在开始进行 HAART 前，如果患者存在严重的机会性感染，应控制感染后再开始治疗。

婴幼儿和儿童 HIV/ AIDS 患者考虑到婴幼儿病情进展要比大龄的儿童和成人快，对于＜ 12 月龄的婴儿，可不考虑病毒学、免疫学指标及是否伴有临床症状的改变，建议治疗。1 岁以上的儿童，处于艾滋病期或 CD4＋ T 淋巴细胞百分比＜ 15％建议治疗；如果 CD4＋ T 淋巴细胞百分比介于 15％～20％，推荐治疗；如果介于 21％～25％，建议延迟治疗，但须密切监测 CD4＋ T 淋巴细胞百分比的变化；无临床症状，CD4＋ T 淋巴细胞的百分比≥25 %，建议延迟治疗、定期随访，监测临床表现、免疫学及病毒学指标的变化。

表 28－1 成人及青少年 HIV/ AIDS 患者开始 HAART 的指征和时机

临床分期	CD4＋ T 细胞计数	推荐意见
急性期	无论 CD4＋ T 细胞计数为多少	考虑治疗
无症状期	＞350/ mm^3，无论血浆病毒载量检测值为多少	定期复查，暂不治疗
	200～350/ mm^3	定期复查，出现以下情况之一即进行治疗：①CD4 ＋ T 细胞计数 1 年内下降＞ 30%；②血浆病毒载量＞100000/ml；③患者迫切要求治疗，且保证有良好的依从性
艾滋病期	无论 CD4＋T 细胞计数为多少	进行治疗

（3）国内现有抗反转录病毒（antiretrovirus，ARV）药物

目前国际上有 4 类药物，共 24 种，分为核苷类反转录酶抑制剂（NRTI）、非核苷类反转录酶抑制剂（NNRTI）、蛋白酶抑制剂（PI）和融合抑制剂（FI）。

目前国内常见的有前 3 类 ARV 药物共 12 种：

核苷类反转录酶抑制剂：齐多夫定（zidovudine）、拉米夫定（lamivudine）、去羟肌苷（片剂或散剂）（didanosine）、司坦夫定（stavudine）、阿巴卡韦（abacavir）、齐多拉米双夫定（combivir，AZT＋3 TC）、阿巴卡韦双夫定（trizivir，AZT＋3 TC＋ABC）。

非核苷类反转录酶抑制剂：奈韦拉平（nevirapine）、依非韦伦（ efavirenz）。

蛋白酶抑制剂：印第那韦（indinavir）、利托那韦（ritonavir）、洛匹那韦（lopinavir）。

具体药物剂量：可参考《艾滋病诊疗指南》。

2. 并发症的治疗

（1）肺孢子菌肺炎 病原治疗：首选复方新诺明，其次可以选用克林霉素。对症治疗：卧床休息，给予吸氧、改善通气功

能，注意水和电解质平衡。如患者进行性呼吸困难明显，可人工辅助呼吸。中重度患者（PaO_2＜70mm Hg 或肺泡动脉血氧分压差＞35mm Hg）可同时采用激素治疗。

（2）分枝杆菌病　应用常规抗结核治疗方法，但疗程应适当延长。抗结核药物使用时应注意与抗病毒药物之间存在相互作用及配伍禁忌。治疗药物：异烟肼（H）、阿米卡星（A）、利福平（R）、利福喷汀（L）、乙胺丁醇（E）、对氨基水杨酸钠（PAS）、吡嗪酰胺（Z）及链霉素（S）。

（3）弓形虫病　首选治疗方案为乙胺嘧啶（首剂 100mg，此后 50～75mg/d qd 维持）＋磺胺嘧啶（每次 1.0～1.5g qid），疗程一般为 3 周，重症患者和临床、影像学改善不满意者疗程可延长至 6 周以上；次选治疗为增效联磺片（9 片/d，分 3 次 po）＋阿奇霉素（每次 0.5g bid），疗程同前。不能耐受者和磺胺过敏者可以选用克林霉素每次 600mg 静脉给药，每 6 小时给药 1 次，联合乙胺嘧啶。为减少血液系统不良反应，可合用甲酰四氢叶酸 10～20mg/d。

（4）白念珠菌病　口腔白念珠菌感染的首选治疗方法是制霉菌素局部涂抹加碳酸氢钠漱口液漱口。如果对上述治疗无反应，可以口服氟康唑，首天 200mg qd，后改为 50～100mg qd，疗程 1～2 周。食管白念珠菌感染：氟康唑口服，首天 200mg qd，后改为 100mg qd，疗程 1～2 周；重症患者可适当增加氟康唑剂量和延长疗程。对复发性白念珠菌感染，建议氟康唑 100mg/d，长期服用。

（5）巨细胞病毒感染　首选更昔洛韦每天 10mg/ kg，分 2 次，2～3 周后改为 5mg/（kg·d）1 次 iv gtt，也可改用更昔洛韦口服治疗，剂量 5mg/（kg·d）分 3 次 po。更昔洛韦可引起白细胞减少、血小板减少和肾功能不全。病情危重或单一药物治疗无效时可联用膦甲酸钠（每次 90mg/ kg iv gtt bid）。若为视网膜炎，亦可球后注射更昔洛韦。

三、住院医嘱示范

（一）长期医嘱

✦ 内科常规护理

- 一级护理
- 吸氧 prn
- 普食
- 高效联合抗反转录病毒治疗
- 治疗并发症

（二）临时医嘱

- 血常规＋ESR＋CRP
- 尿常规
- 便常规
- T 细胞亚群
- 心肌酶
- 血生化（肝、肾功能，电解质等）
- 中性粒细胞碱性磷酸酶积分
- 血气
- 痰涂片
- 痰培养＋药敏
- 痰真菌培养
- 血培养＋药敏（T≥38℃）
- 血真菌培养
- 肺炎支原体抗体
- 肺炎衣原体抗体
- 军团菌抗体
- 抗结核抗体
- 痰找结核菌
- 尿找结核菌
- 病毒九项
- 痰找卡氏肺孢子菌
- G 实验
- GM 实验
- X 线胸部正、侧位片
- 胸部 CT prn

病程观察

一、病情观察

1. 症状和体征的改变　主要观察患者体温、并发症情况。

2. 辅助检查结果的变化　血常规：WBC、GR%、HGB、PLT的变化。

3. T细胞亚群　CD4细胞数量变化情况。

4. 血浆病毒载量的变化。

二、疗效分析及处理

治疗有效与否主要通过病毒学指标、免疫学指标和临床症状三个方面进行评估，其中最重要的是病毒学指标的改变。

1. 病毒学指标　治疗有效的患者血浆中病毒载量的水平4周内应下降1个log以上，3～6个月内应达到检测不出的水平。

2. 免疫学指标　治疗3个月后CD4+T淋巴细胞计数与治疗前相比增加30%，或治疗1年后CD4+T淋巴细胞计数增长100/mm^3，提示治疗有效。

3. 临床症状　治疗有效时临床症状能够缓解，机会性感染的发生率降低。

治疗失败的情况：

(1) 治疗8周后血浆中病毒载量比治疗前降低没有超过1logc/ml，或治疗6个月后血浆中病毒载量没有降至“测不出”的水平。

(2) 血浆中病毒载量经HAART治疗已达到“测不出”的水平后又出现明显反跳。

(3) CD4+T淋巴细胞计数不升高或治疗过程中出现CD4+T淋巴细胞计数下降且低于治疗前的水平。

(4) HAART过程中，患者仍反复发生机会性感染和/或HIV相关性疾病。

治疗失败的处理：

(1) 根据耐药试验结果进行分析后，对出现耐药的药物进行更换。

(2) 无法进行耐药试验，在可能的条件下应更换所有的治疗药物。

住院小结

一、确定诊断

诊断 HIV/AIDS 必须是 HIV 抗体阳性（经确认试验证实），而 HIV RNA 和 P24 抗原的检测有助于 HIV/AIDS 的诊断，尤其是能缩短抗体“窗口期”和帮助早期诊断新生儿的 HIV 感染。

二、预后评估

自感染至症状出现经过的时间不断延长，这可能与诊断技术提高，患者发现越来越早有关。目前的艾滋病治疗药物均不具有长期疗效，通过联合用药可改善免疫系统功能，延缓病程，但还不能治愈，因此预后不良，病程长短取决于生活和医疗条件好坏、病人最终死于机会性感染和恶性肿瘤造成的衰竭。

三、出院医嘱

- 明天出院
- 出院带药
- 按时服药，2 周后门诊复查

病例教学

病历摘要

男，28 岁。以发热、消瘦 10 天，意识障碍 1 天入院。既往 2000 年患甲型肝炎，已治愈。否认慢性病史、糖尿病、结核等病史，离异，独居，家人证实有多个异性伴侣。病程持续发热 10 余天，体重减轻 10kg。最高体温 39℃，家属叙述入院前天晚上曾肌内注射阿尼利定 1 支后热退，今晨起发现患者意识不清，小便失禁，拨打 120 急来院。查体：T37.1℃、P80 次/分、BP130/90mmHg、R18 次/分，消瘦、神志不清、不配合查体，贫血貌、瞳孔等大正圆、对光反射迟钝、巩膜无黄染、结膜较苍白、全身浅表淋巴结未触及，双肺无干、湿性啰音，腹部凹陷、腹软、未扪及包块，肝、脾触不及，无肢体障碍。化验：血常规 WBC 3.01×10^9/L、RBC2.48×10^{12}/L、Hb 79g/L、PLT186×10^9/L、N90%、L2.12%。未见异淋，尿常规正常。甲、乙、丙肝标记物（一）HBsAb（＋），肝功能示 γ-GGT160U/L，TBA15.4U/L，总蛋白 76g/L，白蛋白 36g/L，C-反应蛋白 18mg/L 升高，支原体抗体，肥达外斐反应，类风湿因子，抗链 O，肾功能及胆碱酯酶均正常。B超检查示肝大小形态正常，表面光滑，实质回声略粗糙，肝内血管显示清晰，肝内外胆管无扩张，脾厚47mm，回声均匀，腹腔未见包块，未见积液及肠管扩张。胸部拍片及心电图未见异常。头部CT平扫：未见异常。入院诊断：1发热原因待查2昏迷原因待查。入院后先请神经内科会诊首先除外神经内科疾病，给予抗炎，抗休克，纠正昏迷，其他保肝、支持对症治疗，2天后，体温正常，但昏迷症状未见改善。根据患者入院时发热、消瘦、脾大、白细胞下降、肝功能损伤，治疗后未见疗效，多个异性伴侣史，做HIV抗体检查，结果（+），诊断为艾滋病。

启示：

HIV进入人体后可引起患者原因不明发热、消瘦、脾大、WBC下降、肝功能损伤等，这些临床表现均支持艾滋病诊断。艾滋病的临床表现多样、复杂，早期或不典型病例可能漏诊。建议有必要对原因不明或对间断发热患者进行HIV抗体检测，以防误诊及漏诊。

（黄光伟）

第 29 章

淋　病

概述

淋病（gonorrhea）是淋病奈瑟菌（简称淋菌）引起的以泌尿生殖系统化脓性感染为主要表现的性传播疾病。近年来发病率居我国（中国）性传播疾病首位。可发生任何年龄，主要感染途径有不洁性接触史，间接传染途径主要通过接触感染菌的衣物，毛巾、床单、浴盆等物品及消毒不严的检查器械等。

入院评估

一、病史询问要点

1. 起病因素　常有不洁性接触史。

2. 主要症状　泌尿生殖系统化脓性感染，排出脓性分泌物。

二、体格检查要点

泌尿生殖系统局部充血水肿、黏膜糜烂等。

三、门诊资料分析

尿道或阴道脓性分泌物涂片：可见大量多形核白细胞，细胞内可见革兰阴性双球菌。女性有假阴性，必要时应作培养。

四、继续检查项目

尿道或阴道脓性分泌物培养：可以出现典型菌落，氧化酶试验阳性，镜检可见到革兰阴性双球菌。

五、门诊医嘱示范

✦ 左氧氟沙星 0.5 iv gtt qd

病情分析

一、基本诊断

根据①流行病学：2 周内淋病接触史；②临床表现：尿道炎或/和子宫颈炎或无临床症状和体征；③微生物学：淋病奈瑟菌培养阳性，或革兰染色涂片见到细胞内革兰阴性双球菌或其他非培养快速诊断法淋病奈瑟菌阳性。

二、临床类型/临床分期

淋病奈瑟菌感染引起的临床表现取决于感染的程度，机体的敏感性，细菌的毒力，感染部位及感染时间的长短。根据临床表现，淋病可分为无合并症淋病与有合并症淋病；无症状与有症状淋病；播散性淋病及急性与慢性淋病等。

无合并症淋病

（一）男性无合并症淋病

1. 急性淋菌性尿道炎（急性淋病） 潜伏期为1～14天，常为2～5天。初起为急性前尿道炎、尿道口红肿、发痒及轻微刺痛，继而有稀薄黏液流出，引起排尿不适，约2天后，分泌物变得黏稠，尿道口溢脓，脓液呈深黄色或黄绿色，同时伴有尿道不适症状加重，红肿发展到整个阴茎龟头及部分尿道，出现尿频、尿急、尿痛、排尿困难、行动不便、夜间阴茎常有痛性勃起。可有腹股沟淋巴结肿大，红肿疼痛，亦可化脓。急性症状第一周最严重，若不治疗，持续1个月左右症状逐渐减轻或消失。急性前尿道炎发病2周后，有50％～70％的患者有淋病奈瑟菌侵犯后尿道，表现为尿意窘迫、尿频、急性尿潴留。尿痛特点是排尿终末时疼痛或疼痛加剧，呈针刺样，有时出现会阴坠痛，可出现终末血尿。病情经过1～2周，症状逐渐消失。全身症状一般较轻，少数可有发热达38℃左右，全身不适，食欲缺乏等。

2. 慢性淋菌性尿道炎（慢性淋病） 症状持续2个月以上称为慢性淋菌性尿道炎。因为治疗不彻底，淋病奈瑟菌可隐伏于尿道体、尿道旁腺、尿道隐窝使病程转为慢性。如患者体质虚弱，患贫血、结核病时，病情一开始就呈慢性经过，多为前、后尿道合并感染，好侵犯尿道球部、膜部及前列腺部。临床表现尿道常有痒感，排尿时有灼热感或轻度刺痛、尿流细、排尿无力、滴尿。多数患者于清晨尿道有少量浆液痂封口，若挤压阴部或阴茎根部常见稀薄黏液溢出。尿液基本清晰，但有淋丝。

（二）女性无合并症淋病

女性原发性淋病奈瑟菌感染主要部位为子宫颈，淋病奈瑟菌能够附着于有层次鳞状上皮，用电镜观察淋病奈瑟菌的感染部位是在宫颈的鳞状—柱状上皮交界处。淋病性宫颈炎患者早期常无自觉症状，因而潜伏期难以确定。宫颈充血，触痛，脓性分泌物的增多，常有外阴刺痒和烧灼感，偶有下腹痛及腰痛。这些非典型的症状使患者往往不去就诊治疗，因而成为主要的传染源；淋菌性尿道炎常于性交后 2～5 天发生，尿道口充血，有触痛及脓性分泌物，有轻度尿频、尿急、尿痛，排尿时有烧灼感，按压尿道有脓性分泌物；淋菌性前庭大腺炎常为单侧，在腺体开口处红肿，剧痛，严重时可形成脓肿。有发热等全身症状；淋菌性阴道炎较少见，病程长者症状轻微，有些患者有腹部坠胀，腰背酸痛，白带较多，有些患者有下腹痛和月经过多等；妇女淋菌性外阴阴道炎，表现为外阴及阴道炎症。阴道脓性分泌物较多，有时阴道及尿道有黄绿色分泌物，排尿疼痛，外阴部红肿。分泌物可流至肛门，引起刺激症状。严重时可感染直肠，引起淋菌性直肠炎。

有合并症淋病

（一）男性有合并症淋病

淋病性尿道炎有各种合并症，主要有前列腺炎、精囊炎、附睾炎。

1. 前列腺炎　急性前列腺炎是淋病奈瑟菌进入前列腺的排泄管、腺体引起的，有发热、寒战，会阴疼痛及伴有排尿困难等尿路感染症状。检查时前列腺肿胀、压痛。但是淋病奈瑟菌不是引起急性前列腺炎的常见病因。淋病奈瑟菌引起的前列腺主要表现为慢性病变，其症状轻微，有会阴部不适，阴茎痛，早晨尿道口有“糊口”现象，尿中见到淋丝，前列腺按摩液有脓球及卵磷脂减少，涂片或培养找到淋病奈瑟菌，肛诊可在前列腺上触到小结节，并有不适或痛感，在排泄管附近排脓形成瘢痕性收缩影响射精，造成不育。

2. 附睾炎　一般发生于急性尿道炎后，单侧居多。有低热，附睾肿大疼痛，同侧腹股沟和下腹部有反射抽痛，初起与睾丸界限清楚，渐渐不清，睾丸触痛，肿大，剧烈触痛。尿液常混浊。同时可有前列腺和精囊炎。

3. 精囊炎　急性时有发热、尿频、尿急、尿痛，终末尿混浊并带血。直肠检查可触及肿大的精囊同时有剧烈的触痛，慢性精囊炎一般无自觉症状，直肠镜检查出精囊发硬，有纤维化。

4. 尿道球腺炎 发生在会阴或其左右，出现指头大小结节、疼痛，急性可化脓破溃，压迫尿道而排尿困难，可有发热等全身症状，进展缓慢。

5. 尿道狭窄 反复发作者可引起尿道狭窄，少数可发生输精管狭窄或梗阻，出现排尿困难，尿线变细，严重时尿潴留。继发输精管狭窄，精囊囊肿与不育。

（二）女性有合并症淋病

女性淋病的主要合并症有淋菌性盆腔炎，如急性输卵管炎，子宫内膜炎，继发性输卵管卵巢脓肿及其破裂所致的盆腔脓肿，腹膜炎等。多在月经后突然发病，有高热、寒战、头痛、恶心、呕吐、下腹痛，脓性白带增多。双侧附件增厚、压痛。

其他部位淋病

1. 淋病性结膜炎 新生儿多出生后2～3天出现症状，多为双侧，眼睑红肿，有脓性分泌物，成人多为自我接种，常为单侧，表现同新生儿。由于有脓液外溢、欲称“脓漏眼”，一旦延误治疗，则角膜穿孔，导致失明。

2. 淋菌性咽炎 主要见于口交者，西方同性恋或异性恋者多见，表现为急性咽炎或急性扁桃体炎，偶伴发热和颈淋巴结肿大。有咽干不适，咽痛，吞咽痛等症状。

3. 淋菌性肛门直肠炎 主要见于男性同性恋。妇女多由阴道自身感染所致。表现有里急后重，有脓血便，肛管黏膜充血，脓性分泌物，淋病奈瑟菌培养阳性。

播散性淋病奈瑟菌感染

播散性淋病奈瑟菌感染是由于淋病奈瑟菌通过血行播散到全身，出现较严重的全身感染。发病率为淋病患者的1%左右。

1. 淋菌性败血症 患者开始发热，体温可高达40℃，但通常是在38～40℃，寒战却不常见，有部分病人发生皮肤丘疹，瘀斑，脓疱性、出血性或坏死性皮肤损害，部分皮损处有疼痛症状。在皮损处，用荧光免疫染色可查到淋病奈瑟菌或培养有淋病奈瑟菌生长，PCR检测淋病奈瑟菌DNA阳性。皮损的病理组织表现为浅表性溃疡并有脓液形成，真皮及皮下组织弥漫性炎症，有多形核白细胞浸润，并累及小血管，有血栓形成和局限性的坏死。

2. 淋菌性关节炎　关节肿胀、疼痛，为一个或数个化脓性关节炎。一般不对称，很少累及髋、肩和脊柱关节。关节液化验有淋病双球菌存在，可导致骨质破坏引起纤维化，骨关节强直。

3. 淋菌性角化症　可能是由于淋病奈瑟菌或其毒素所致，皮损中找不到淋病奈瑟菌，常与淋菌性关节炎并发，皮损好发部位为手足、踝跟部和腰部。通常为扁平角化性稍隆起的斑片或斑块，呈圆锥形，黄色，或铜红色或灰白色。掌跖的皮损呈角质增生，大片角化。

4. 淋菌性心内膜炎　抗生素使用前几十年中，淋病奈瑟菌是心内膜炎的主要病原体，目前淋菌性心内膜炎几乎见不到，淋菌性心内膜炎和其他类型心内膜炎有相同的临床表现。心内膜炎时，常累及主动脉瓣或二尖瓣，因瓣膜的快速破坏所致的亚急性或急性心内膜炎，而导致死亡。

5. 淋菌性脑膜炎　不常见，可伴有关节炎和典型皮疹，以区分脑膜炎球菌性脑膜炎。

三、鉴别诊断

1. 衣原体或支原体性尿道炎　分泌物检验查见病原体而未见淋菌。临床症状较轻，仅有尿道刺痒、烧灼或不适感，少量黏液或浆液性分泌物，以晨间较为明显，潜伏期较长。

2. 念珠菌性阴道炎　分泌物镜检可见真菌菌丝和孢子，培养为白色念珠菌。临床表现为大小阴唇充血、肿胀、瘙痒明显或伴有烧灼感，白带增多，可为黏稠奶酪样或伴有豆渣样物质从阴道排出，阴道黏膜充血水肿，可见白色伪膜和脱落后红斑。

3. 滴虫性阴道炎　分泌物查见毛滴虫。外阴瘙痒，白带增多，泡沫状，稍带绿色，有时为脓性或血性，阴道黏膜和宫颈充血水肿。

4. 其他细菌性尿道炎　分泌物查见多量革兰阳性球菌为主的细菌，未见淋病奈瑟菌。自觉症状可与淋病同，分泌物可多可少，局部可有充血、水肿、黏膜外翻，常见局部及邻近部位的化脓性炎症病灶。

四、并发症

见临床表现及分型。

治疗计划

一、治疗原则

应遵循及时、足量、规则用药的原则，根据不同的病情采用相应的治疗方案。性伴如有感染应同时接受治疗。疗后应进行随访判愈。

二、治疗办法

1. 淋菌性尿道炎、宫颈炎、直肠炎　头孢曲松 250mg im st 或大观霉素 2g（宫颈炎 4g）im st，或环丙沙星 500mg po st；或氧氟沙星 400mg po st；或头孢噻肟 1g，im st。

2. 淋菌性咽炎　头孢曲松 250mg im st；或环丙沙星 500mg po st；或氧氟沙星 400mg po st（大观霉素对淋菌性咽炎疗效较差）。

3. 淋菌性眼炎　新生儿：头孢曲松 25～50mg/kg（单剂不超过 125mg），iv 或 im qd，连续 7 天。或大观霉素 40mg/kg im qd，连续 7 天。成人：头孢曲松 1g im qd，连续 7 天。或大观霉素 2g im qd，连续 7 天（同时应用生理盐水冲洗眼部，1 次/小时）。

4. 妊娠期淋病　头孢曲松 250mg im st 或大观霉素 4g im st。

5. 儿童淋病　头孢曲松 125mg im st 或大观霉素 40mg/kg im st。体重大于 45kg 者按成人方案治疗。

6. 淋菌性附睾炎　头孢曲松 250mg～500mg im qd，连续 10 天；或大观霉素 2g im qd，连续 10 天。

7. 淋菌性盆腔炎　头孢曲松 500mg im qd，连续 10 天；或大观霉素 2g im qd，连续 10 天。应加服甲硝唑 400mg po bid，连续 10 天或多西环素 100mg po bid，连服 10 天。

8. 播散性淋病　头孢曲松 1g im 或 iv，连续 10 天以上或大观霉素 2g im bid，连续 10 天以上。淋菌性脑膜炎疗程约 2 周，心内膜炎疗程要 4 周以上。若考虑同时有衣原体或支原体感染时，应在上述药物治疗中加用多西环素 100mg po bid，连服 7 天以上或阿奇霉素 1g po st 并作随访。

三、住院医嘱示范

(一) 长期医嘱

+ 内科常规护理
+ 一级护理
+ 普食
+ 抗生素静点

(二) 临时医嘱

+ 血常规+ESR+CRP
+ 尿常规
+ 便常规
+ 心肌酶
+ 血生化(肝、肾功能,电解质等)
+ 中性粒细胞碱性磷酸酶积分
+ 尿道或阴道脓性分泌物涂片
+ 尿道或阴道脓性分泌物培养+药敏

病程观察

一、病情观察

主要观察患者体温、局部症状、并发症情况,尿道或阴道脓性分泌物涂片及培养结果变化。

二、疗效分析及处理

治疗结束后 2 周内,在无性接触史情况下符合如下标准为治愈:①症状和体征全部消失;②在治疗结束后 4~7 天作淋病奈瑟菌复查阴性。

若未治愈,再次根据淋病奈瑟菌药敏,调整抗生素。

住院小结

一、确定诊断

病原学检查结果确定为革兰阴性双球菌。

二、预后评估

淋病患者若能早期、及时、适当治疗,一般预后良好,但若延误治疗时机或治疗不当,亦可产生合并症或播散性淋病,造成严重后果。

三、出院医嘱

+ 明天出院
+ 出院带药
+ 按时服药，2周后门诊复查

病例教学

病历摘要

患者，男，21岁，油料保管员，未婚。因“尿路感染”就诊。主诉尿急、尿痛7天，伴血尿、溢脓，夜间加重，以致阴茎自动勃起疼痛，放射至睾丸。既往健康，有冶游史，否认家族中性病史及结核史。查体：发育正常，尿道口粘连、充血、伴有轻度渗出和水肿。

问题

1. 最可能引起患者症状的微生物是什么？
2. 还需要做哪些检查？
3. 应该采用哪些恰当的治疗？
4. 如何判断治愈？

答案

1. 学习目的　了解淋病的诊断依据。

根据冶游史及临床表现，考虑淋病奈瑟菌感染可能性大。

2. 学习目的　列出疑似淋病患者的适当检查。

尿道脓性分泌物涂片及培养。

3. 学习目的　了解淋病的适当治疗。

氧氟沙星400mg，一次口服。

4. 学习目的　了解淋病治愈的标准。

症状和体征全部消失，在治疗结束后4～7天作淋病奈瑟菌复查阴性。

（黄光伟）

第30章

梅　毒

概述

梅毒（syphilis）是由梅毒螺旋体引起的一种慢性、全身性的性传播疾病（STD）。体征较多、症状复杂，病程较长、危害性大。绝大多数是通过性途径传播，临床上可表现为一期梅毒、二期梅毒、三期梅毒和潜伏梅毒。

入院评估

一、病史询问要点

1. 起病因素　常有性接触史；孕、产妇梅毒感染史；某些间接接触史；输注血液史。

2. 主要症状　外生殖器局限性糜烂或溃疡，常为单发，但多发的也不少见。直径1～2cm大小，多呈圆形或椭圆形。境界清楚，周缘稍高于皮面。

二、体格检查要点

各期梅毒都有特殊的临床症状和特点，若见硬下疳伴有淋巴结肿大，全身广泛对称，特别是同时在手掌、足跖有斑疹或丘疹而无痛痒症状，或生殖器部有湿润增生斑丘疹块（扁平湿疣）并伴有全身性淋巴结肿大时，应考虑到早期梅毒的可能。

三、门诊资料分析

梅毒血清学试验：阳性，基本可以诊断本病，但需要除外假阳性。

四、继续检查项目

皮肤黏膜损害处或淋巴结穿刺暗视野显微镜检查

皮肤黏膜病变病理检查

五、门诊医嘱示范

普鲁卡因青霉素G80万U/d im，连续10～15天（青霉素皮试阴性）。

病情分析

一、基本诊断

根据患者流行病学史，临床表现及实验室检查：梅毒血清学试验阳性或皮肤黏膜病变典型的病理改变，确诊为梅毒。

二、临床类型/临床分期

根据临床特征，梅毒分为一期、二期、三期梅毒、潜伏梅毒、先天梅毒、妊娠梅毒。

1. 一期梅毒　有感染史，潜伏期一般为2～3周。临床表现：典型硬下疳：一般单发，1～2cm大小，圆形或椭圆形，稍高出皮面，呈肉红色的糜烂面或浅在性溃疡。疮面清洁，分泌物量少，周边及基底浸润明显具软骨样硬度，无痛。多发于外生殖器，也可见于肛门、宫颈、口唇、乳房等部位。腹股沟或患部附近淋巴结可肿大，常为数个，大小不等，质硬，不粘连，不破溃，无痛。实验室检查：暗视野显微镜检查：皮肤黏膜损害或淋巴结穿刺液可查见梅毒螺旋体。梅毒血清学试验：梅毒血清学试验阳性。如感染不足2～3周，非梅毒螺旋体抗原试验，可为阴性。应于感染4周后复查。

2. 二期梅毒　有感染史，可有一期梅毒史，病期2年以内。临床表现：皮疹为多形态，包括斑疹、斑丘疹、丘疹、鳞屑性皮疹及脓疱疹等，常泛发对称；掌、跖易见暗红斑及脱屑性斑丘疹；外阴及肛周皮疹多为湿丘疹及扁平湿疣等，不痛可有瘙痒。头部可出现虫蛀样脱发。二期复发梅毒，皮损局限，数目较少，尚可见环形皮疹。口腔可发生黏膜斑，尚可出现眼损害、骨损害、内脏及神经系统损害等。全身可出现轻微不适及浅表淋巴结肿大。实验室检查：暗视野显微镜检查：二期皮疹尤其扁平湿疣、湿丘疹及黏膜斑，易查见梅毒螺旋体。梅毒血清学试验（非梅毒螺旋体抗原试验及梅毒螺旋体抗原试验）为强阳性。

3. 三期梅毒（晚期梅毒）　有感染史，可有一期或二期梅毒史。病期2年以上。临床表现：常见结节性皮疹、近关节结节及皮肤、黏膜、骨骼树胶肿等。心脏血管系统受累以单纯性主动脉炎、主动脉瓣闭锁不全和主动脉瘤多见。神经系统受累以梅毒性脑膜炎、脊髓痨和麻痹性痴呆多见。梅毒血清学试验：非梅毒螺旋体抗原试验大多阳性，亦可阴性，梅毒螺旋体抗原试验为阳性。组织病理检查：真皮由上皮样细胞、淋巴细胞及浆细胞等构成的肉芽肿性浸润，其中含血管较多，并常有多核巨细胞存在。神经梅毒脑脊液检查：淋巴细胞$\geqslant 10\times 10^{6}/L$，蛋白量$>50mg/dl$，VDRL试验阳性。

4. 潜伏梅毒（隐性梅毒） 有感染史，可有一期、二期、或三期梅毒史。无任何梅毒性的临床症状和体征。非梅毒螺旋体抗原试验2次以上阳性或梅毒螺旋体抗原试验阳性（需排除生物学假阳性）。脑脊液检查阴性。病期2年内为早期潜伏梅毒，2年以上为晚期潜伏梅毒。

5. 先天梅毒（胎传梅毒） 生母为梅毒患者。临床表现：早期先天梅毒（2岁以内）：相似获得性二期梅毒，但皮损常有红斑、丘疹、糜烂、水疱、大疱、皲裂和骨软骨炎、骨炎及骨膜炎等，可有梅毒性鼻炎及喉炎、淋巴结肿大、肝大、脾大、贫血等。晚期先天梅毒（2岁以上）：相似获得性三期梅毒，但以间质性角膜炎、赫秦生齿、马鞍鼻、神经性耳聋等为较常见的特征，还可出现皮肤、黏膜树胶肿及骨膜炎等。先天潜伏梅毒：除感染源于母体外，余同获得性潜伏梅毒。实验室检查：早期先天梅毒皮肤及黏膜损害中可查到梅毒螺旋体。梅毒血清学试验阳性。

6. 妊娠梅毒 孕期发生或发现的活动性梅毒或潜伏梅毒称为妊娠梅毒。

三、鉴别诊断

一期梅毒应与生殖器疱疹、软下疳、结合性溃疡及白塞病相鉴别。

二期梅毒应与药疹、玫瑰糠疹、尖锐湿疣、脓疱疹等相鉴别。

三期梅毒与孢子菌病、基底细胞癌相鉴别。

四、并发症

二期梅毒可出现眼损害、骨损害、内脏及神经系统损害等。

三期梅毒可以出现单纯性主动脉炎、主动脉瓣闭锁不全、主动脉瘤、梅毒性脑膜炎、脊髓痨、麻痹性痴呆等。

治疗计划

一、治疗原则

梅毒诊断必须明确，治疗越早效果越好，剂量必须足够，疗程必须规则，治疗后要追踪观察，对传染源及性接触者应同时进行检查和治疗。

二、治疗办法

1. 早期梅毒（包括一期、二期梅毒及早期潜伏梅毒）

（1）青霉素疗法　苄星青霉素G（长效西林）240万U，分两侧臀部im，1次/周，共2～3次。普鲁卡因青霉素G80万U/d，im，连续10～15天，总量800万U～1200万U。

（2）对青霉素过敏者　盐酸四环素500mg，4次/天，连服15～30天。多西环素100mg，2次/天，连服15天。

2. 晚期梅毒（包括三期皮肤、黏膜、骨骼梅毒、晚期潜伏梅毒）及二期复发梅毒

（1）青霉素疗法　苄星青霉素G240万U，1次/周，im，共3次。普鲁卡因青霉素G80万U/d，im，连续20天。

（2）对青霉素过敏者 盐酸四环素，500mg，4次/天，连服30天。多西环素100mg，2次/天，连服30天。

3. 心血管梅毒　应住院治疗，如有心衰，待心功能代偿后开始治疗。为避免吉海反应（Jarish-Herxheimer reaction），从小剂量开始注射青霉素，如水剂青霉素G，首天10万U qd，次天10万U bid，第3天20万U im bid，自第4天起普鲁卡因青霉素G 80万U/d im，连续15天为1疗程，共2疗程，疗程间休药2周。并在青霉素注射前一天口服泼尼松10mg/次 bid，连服3天。青霉素过敏者 四环素500mg qid，连服30天。

4. 神经梅毒　应住院治疗，为避免治疗中产生吉海反应，在注射青霉素前一天口服泼尼松，每次10mg bid，连服3天。

5. 妊娠期梅毒　普鲁卡因青霉素G 80万U/d im，连续10天1疗程。妊娠初3个月内，注射1疗程，妊娠末3个月注射1疗程。对青霉素过敏者，用红霉素治疗，500mg/次 qid，早期梅毒连服15天，二期复发及晚期梅毒连服30天。妊娠初3个月与妊娠末3个月各进行1个疗程（禁用四环素及多西环素），但所生婴

儿应用青霉素补治。

6. 先天梅毒（胎传梅毒）

(1) 早期先天梅毒（2 岁以内）脑脊液异常者　水剂青霉素 G 5 万 U/（kg·d），分 2 次 im 或 iv gtt，共 10 天。普鲁卡因青霉素 G 5 万 U/（kg·d）im，共 10 天。脑脊液正常者：苄星青霉素 5 万 U/（kg·d）im st。未查脑脊液者，可按脑脊液异常者治疗。

(2) 晚期先天梅毒（2 岁以上）普鲁卡因青霉素 G 5 万 U/（kg·d）im，连续 10 天为 1 疗程，总量不超过成人剂量。对青霉素过敏者可用红霉素，7.5～12.5mg/（kg·d），分 4 次服，连服 30 天，8 岁以下儿童禁用四环素。

三、住院医嘱示范

（一）长期医嘱

- 内科常规护理
- 二级护理
- 普食
- 抗生素静点

（二）临时医嘱

- 血常规＋ESR＋CRP
- 尿常规
- 便常规
- 心肌酶
- 血生化（肝、肾功能，电解质等）
- 中性粒细胞碱性磷酸酶积分
- 梅毒血清学试验
- 皮肤黏膜损害处或淋巴结穿刺暗视野显微镜检查
- 皮肤黏膜病变病理

病程观察

一、病情观察

1. 症状和体征的改变　主要观察患者硬下疳及全身并发症变化情况。

2. 辅助检查结果的变化　梅毒血清学反应变化。

二、疗效分析及处理

1. 病情好转　一期梅毒（硬下疳）、二期梅毒及三期梅毒（包括皮肤、黏膜、骨骼、眼、鼻等）损害愈合或消退，症状消失。梅毒血清学反应（非梅毒螺旋体抗原试验，如 VDRL、RPR、UsR 试验）由阳性转变为阴性，脑脊液检查阴性。应继续目前抗生素治疗。

2. 病情无变化　一期梅毒（硬下疳）、二期梅毒及三期梅毒（包括皮肤、黏膜、骨骼、眼、鼻等）损害无明显变化。梅毒血清学反应（非梅毒螺旋体抗原试验，如 VDRL、RPR、UsR 试验）仍为阳性，下一步：疗程是否达到？必要时调整抗生素。

3. 病情反复　患者一期梅毒（硬下疳）、二期梅毒及三期梅毒（包括皮肤、黏膜、骨骼、眼、鼻等）损害好转后又加重。梅毒血清学反应（非梅毒螺旋体抗原试验，如 VDRL、RPR、UsR 试验）转阴后再次呈阳性，下一步：①原发病反复？是否合并其他疾病？②调整抗生素。

4. 病情恶化　患者一期梅毒（硬下疳）、二期梅毒及三期梅毒（包括皮肤、黏膜、骨骼、眼、鼻等）损害加重。梅毒血清学反应（非梅毒螺旋体抗原试验，如 VDRL、RPR、UsR 试验）持续呈阳性，滴度增加，下一步：①调整抗生素；②积极处理并发症。

5. 治愈标准　梅毒是否治愈，其标准有：临床治愈及血清治愈。

临床治愈：一期梅毒（硬下疳）、二期梅毒及三期梅毒（包括皮肤、黏膜、骨骼、眼、鼻等）损害愈合或消退，症状消失。

血清治愈：抗梅治疗后 2 年内梅毒血清学反应（非梅毒螺旋体抗原试验，如 VDRL、RPR、UsR 试验）由阳性转变为阴性，脑脊液检查阴性。

住院小结

一、确定诊断

根据流行病学史，临床表现及实验室检查：梅毒血清学试验阳性或皮肤黏膜病变典型的病理改变，确诊为梅毒。

二、预后评估

早期梅毒经过充分足量的治疗，下疳基本可达到根治。二期梅毒疹虽经充分治疗，皮疹消失，无功能性障碍，但已有一部分患者血清不能阴转，持续阳性。虽不具有传染性，但仍有复发的可能。晚期皮肤黏膜、骨、关节梅毒：经充分治疗能够痊愈，形成瘢痕，功能障碍有的得到恢复，有的损害如鼻骨的树胶肿、上腭穿孔等则不能恢复。心血管梅毒、神经梅毒预后不良。

三、出院医嘱

- 明天出院
- 出院带药
- 按时服药，2周后门诊复查

病例教学

病历摘要

患者××，女，20岁，患者2个月前发现大腿内侧及外阴散在结节，伴有轻微瘙痒，未经治疗，自行缓解，现留下褐色色素沉着，同时阴道分泌物增多，色黄、伴尿频、尿急、尿痛、近天来外阴部及肛门周围部新出现散在斑丘疹，伴疼痛。

人院查体：口腔黏膜光滑无溃疡，心肺无异常，大腿内侧散在近大米粒大小圆形和椭圆形褐色色素沉着，外阴部小阴唇和肛门周围有散在大小不等扁平样斑丘疹，中心稍凹陷，表面溃烂，有脓苔、触痛，妇科检查外阴、阴道外口及尿道口充血红肿，阴道黏膜点状充血，无结节，宫颈度糜烂，宫体压痛，双侧附件区域压痛。

问题

1. 为明确诊断，主要需要做哪些检查?

2. 若血清学试验梅毒螺旋体强阳性、淋病实验阳性，HIV抗体阴性，最终诊断?

答案

1. 学习目的　列出疑似梅毒患者的适当检查。

梅毒血清学试验、阴道分泌物涂片、外阴部斑丘疹病理学检查、皮肤黏膜病变病理、HIV抗体等。

2. 学习目的　了解各种性传播疾病的诊断。

根据患者临床表现及实验室检查结果，诊断为二期梅毒合并淋病。

第 31 章

脊髓灰质炎

概述

脊髓灰质炎是由脊髓灰质炎病毒引起的急性传染病，临床表现主要以发热、上呼吸道症状、肢体疼痛为主，部分患者可发生迟缓性神经麻痹并留下瘫痪后遗症，一般多感染 5 岁以下小儿，故俗称小儿麻痹。该病多发于夏秋季，患儿及无症状携带者为传染源。2000 年 10 月，世界卫生组织西太平洋地区宣布成为无脊髓灰质炎区域，标志着我国已达到无脊髓灰质炎目标。

入院评估

一、病史询问要点

1. 流行病学资料　询问患儿预防接种史。

2. 主要症状　前驱期可有发热、烦躁不安、多汗、恶心、呕吐、嗜睡及上呼吸道症状。瘫痪前期可表现为软弱无力伴颈背僵直、四肢肌肉疼痛，不愿被抚摸或搬动。瘫痪期则出现逐天加重的弛缓性瘫痪。

二、体格检查要点

1. 四肢检查　瘫痪器官表现为肌张力减弱，反射减弱或消失。三脚架症、吻膝试验阳性。

2. 神经系统检查　脑膜刺激征阳性，颈强直、Kernig 症阳性、Brudzinski 症阳性。

三、分析门诊资料

1. 血常规　白细胞总数及中性粒细胞百分比大多正常，少数患者白细胞及中性粒细胞轻度增多。

2. 红细胞沉降率　增快。

3. 脑脊液检查　白细胞数常增多，早期中性粒细胞居多，后期单核增多，蛋白增多。瘫痪出现后 2 周，细胞数先下降而出现“细胞与蛋白分离现象”，对诊断本病可作参考。极少数瘫痪型患者脑脊液检查可始终正常。

四、继续检查项目

1. 免疫学检查 血清中特异性 IgG 抗体升高 4 倍以上有意义。脑脊液中特异性 IgM 抗体，阳性率高，可作早期诊断。

2. 病毒分离 从患者粪便和咽洗液中分离病毒，早期阳性率高。

五、门诊医嘱示范

+ 隔离治疗
+ 卧床休息
+ 物理降温或对乙酰氨基酚 0.5g prn（体温≥38.5℃时）
+ 维生素 B_{12} 100mg im qd
+ 维生素 C 0.1 po bid
+ 地巴唑 1.5mg po qd

病情分析

一、基本诊断

根据流行病学资料，当地有本病发生，未服用疫苗者接触患者后发生多汗、烦躁、感觉过敏、颈背疼痛、强直，腱反射消失等现象，应疑及本病。弛缓性瘫痪的出现有助于诊断。病毒分离和血清特异性抗体检测可确诊。

二、临床类型/临床分期

临床上可表现多种类型：轻型、顿挫型、无瘫痪型、瘫痪型。

轻型：本病 90%以上为无症状或轻型病例，仅能从粪便或鼻咽部分泌物中分离出病毒抗体。

顿挫型：无特异性临床表现，仅有发热、头痛、乏力、咽痛、恶心、腹痛等症状，一般不伴神经系统症状体征。

无瘫痪型：与顿挫型相比，出现脑膜刺激征，全身症状较重。

瘫痪型主要分为以下各期：

1. 前驱期 发热、头痛、乏力、咽痛、咳嗽、恶心、腹痛等不适。

2. 瘫痪前期 发热、头痛、恶心呕吐、烦躁或嗜睡，感觉过敏、肢体强直灼痛。体检脑膜刺激征阳性。

3. 瘫痪期　起病后3～10天出现肢体瘫痪，多于体温开始下降时出现，瘫痪前可有肌力减弱，伴腱反射减弱或消失，并逐渐加重。无感觉障碍。可分为以下几型：

（1）脊髓型　最常见。表现为四肢弛缓性瘫，不对称，腱反射消失，肌张力减退，尤以下肢瘫居多。躯干肌群瘫痪时头不能直立，颈背无力，不能坐起和翻身。颈胸部脊髓病变严重时可累及呼吸肌而影响呼吸运动，表现呼吸浅速、咳嗽无力等。

（2）延髓型　系延髓和脑桥受损所致。呼吸中枢受损时出现呼吸不规则，呼吸暂停，严重时出现呼吸衰竭。血管运动中枢受损时可有血压和脉率变化，乃至循环衰竭。脑神经受损时则出现相应的症状和体征。

（3）脑型　表现为高热、头痛、烦躁、惊厥或嗜睡，可有神志改变。

（4）混合型　以上几型同时存在时。

4. 恢复期

5. 后遗症期

三、鉴别诊断

1. 外伤　关节脱臼、骨折、韧带肌肉损伤等外伤都会影响肢体活动。

2. 感染性多发性神经根炎　一般患者可以无发热或在上呼吸道感染症状以后，发生周围神经炎的临床表现，也为迟缓性瘫痪，从下肢逐渐上升至腹、胸肌，对称性，大多远端比近端重，腱反射消失，主观感觉异常明显，而检查改变轻微，恢复较迅速而完全。脑脊液检查，蛋白高而细胞数一般无明显增加。

3. 急性脊髓炎　临床表现以下躯体和下肢多见，于原发疾病发生几天后，患儿出现发热及背部、腿部肌肉疼痛，病灶平面以下有明显的感觉和运动障碍，对称或不对称。若炎症发生于颈部，则除下肢瘫痪外，上肢也有瘫痪，呼吸肌也可被波及，脑脊液检查单核细胞及蛋白稍增加。

4. 白喉后瘫痪　一般在白喉后4周发生，无发热，进展缓慢，眼肌、软腭肌和咽肌常发生瘫痪而后波及四肢，呈对称性。

脑脊液偶有蛋白增加。

5. 家族性周期性瘫痪　周期性发作性四肢软瘫，两侧对称，近端较重，瘫痪1～2小时达高峰，对刺激无反应，但无感觉障碍，脑脊液检查阴性。发作时血钾减低，补钾后迅速恢复。

6. 急性弛缓性瘫痪　由柯萨奇病毒、ECHO病毒和流行性腮腺炎病毒感染也可引起肢体瘫痪，但一般较轻，如同时出现胸疼、疱疹性咽峡炎、心肌炎等，对柯萨奇病毒、ECHO病毒感染的诊断可资参考。确诊需靠血清学试验或病毒分离。

四、并发症及后遗症

（一）并发症

1. 心肌炎　重型患儿多见，出现临床及心电图改变。

2. 休克　多见于重型患儿，常因心肌炎、血容量不足、营养不良等因素所致。

3. 消化道出血和尿潴留　多见于脑干型，因中枢神经系统受侵犯，意识障碍，而发生功能障碍，或不能进食而发生消化道溃疡、出血，随病情恢复而痊愈。

（二）后遗症

由于脊髓神经元的严重损伤而造成下肢瘫痪，半年以上未能恢复者称为后遗症。表现肢体肌肉萎缩和畸形，常见足内翻、足下垂、足外翻、脊柱前弯和侧弯。

治疗计划

一、治疗原则

本病目前尚无特效抗病毒治疗。处理原则是对症治疗、预防及处理并发症、康复治疗。

二、治疗办法

（一）前驱期及瘫痪前期

1. 一般治疗　卧床至热退后1周，避免各种引起瘫痪发生的因素，如剧烈活动、肌内注射、手术等。保证补液量及热量的供给。

2. 对症治疗　必要时可使用退热药物、镇静剂缓解肌肉痉挛和疼痛。

（二）瘫痪期

1. 保持功能体位。

2. 营养补充、维持电解质平衡。

3. 促进神经功能恢复 使用营养神经细胞的药物如维生素B_1、B_{12}及促神经传导药物地巴唑；增进肌肉张力药物如加兰他敏等。

4. 延髓型瘫痪 保持气道通畅，监测血气、血压等，呼吸肌瘫痪导致呼吸障碍者，可采取呼吸机辅助通气。

（三）恢复期及后遗症期

体温正常、肌肉疼痛消失和瘫痪停止发展后应进行积极康复治疗。

三、住院医嘱示范

（一）长期医嘱

- 内科常规护理
- 一级护理
- 吸氧 prn
- 普食
- 维生素 C
- 地巴唑
- 维生素 B_{12}
- 干扰素 prn

（二）临时医嘱

- 血常规＋ESR＋CRP
- 尿常规
- 便常规
- 心肌酶
- 血生化（肝、肾功能，电解质等）
- 血气
- 免疫球蛋白＋补体
- 病毒九项
- X线胸部正、侧位片
- 血清脊髓灰质炎病毒抗体检测（IgM 和 IgG）

- 脑脊液常规
- 脑脊液生化
- 脑脊液脊髓灰质炎病毒抗体检测（IgM 和 IgG）
- 脑脊液找脊髓灰质炎病毒
- 便分离脊髓灰质炎病毒
- 咽拭子分离脊髓灰质炎病毒

病程观察

一、病情观察

1. 症状和体征的改变　主要观察患者体温、神志、四肢肌力、感觉及腱反射变化。

2. 辅助检查结果的变化　血常规、脑脊液常规及血清特异性抗体水平的变化。

二、疗效分析及处理

1. 病情好转　体温逐渐恢复正常、肌肉疼痛消失、瘫痪停止发展。下一步应进行积极康复治疗。

2. 病情无变化　体温逐渐正常或仍有发热，肢体肌力减弱，腱反射减弱或消失，并逐渐加重。下一步调整治疗方案，加强监护，积极防止病情进展。

3. 病情反复　患者体温正常后又出现发热，肌肉疼痛再次出现，受累肢体瘫痪进一步加重。下一步调整治疗方案，加强监护，积极防止并发症的出现。

4. 病情恶化　肢体瘫痪进行性加重，可累及呼吸中枢和心血管中枢等，出现呼吸衰竭、循环衰竭等。下一步：①调整治疗方案；②积极处理并发症。

住院小结

一、确定诊断

根据流行病学资料，未服用疫苗者接触患者后发生多汗、烦躁、感觉过敏、颈背疼痛、强直，腱反射消失、弛缓性瘫痪等，病毒分离和血清特异性抗体检测可确诊。

二、预后评估

轻型、顿挫型及无瘫痪型预后较好，一般不会遗留肢体瘫痪。瘫痪型病情较轻且无并发症者预后较好，后期经积极康复治疗，肢体瘫痪可有一定程度的恢复。

三、出院医嘱

+ 明天出院
+ 出院带药
+ 按时服药，2 周后门诊复查
+ 康复锻炼

病例教学

病历摘要

患者，女性，1.5 岁，未按时预防接种，本村 2 个月前有一“小儿麻痹症患者”。主诉 9 天前出现发热，伴咳嗽、流涕，予青霉素、庆大霉素、安乃近等治疗，无明显效果。2 天前晨起发现右下肢不能站立，次天左下肢不能站立。查体 T 37.8℃、HR 120 次/分、BP 100/60mmHg、R 32 次/分。右下肢肌力 Ⅰ～Ⅱ 级，左下肢肌力 Ⅲ 级，双膝反射及跟腱反射消失。

问题

1. 患者问诊时应注意什么?
2. 患者重要的体格检查项目是什么?
3. 应该做哪些实验室检查项目?
4. 应该采用哪些恰当的经验治疗?
5. 该患者应隔离多长时间?

答案

1. 学习目的　问诊时注意询问流行病学史。

根据流行病学资料，当地有本病发生，未服用疫苗者接触患者后发生多汗、烦躁、感觉过敏、颈背疼痛、强直，腱反射消失等现象，应疑及本病。

2. 学习目的　列出脊髓灰质炎患者重要的阳线体征。

检查四肢肌力、浅感觉、跟腱、膝反射。查三角架症、吻膝试验及脑膜刺激征。

3. 学习目的　列出诊断脊髓灰质炎确诊需要的实验室项目。

1）血尿常规。2）脑脊液常规。3）免疫学检查和病毒分离。

4. 学习目的　掌握脊髓灰质炎常规治疗方法。

维生素 B_{12} 100mg im qd，维生素 C 0.1po bid，复合维生素 B_1

片 po bid，地巴唑 1.5mg po qd，r-氨酪酸 0.25po bid 及干扰素。

5. **学习目的　掌握如何管理传染源。**

患者自起病之日至少隔离 40 天。

（苏艳丽）

第32章

麻　　疹

概述

麻疹（measles）是由麻疹病毒引起的急性呼吸道传染病，主要临床表现有发热、咳嗽、流涕、眼结合膜炎、口腔麻疹黏膜斑及皮肤斑丘疹。发病以冬春季为主，但全年均可发生。自从婴幼儿广泛接种麻疹减毒活疫苗以来，该病的流行已基本得到控制。

入院评估

一、病史询问要点

1. 流行病学资料　当地有无麻疹流行，病人有无麻疹接触史。

2. 主要症状　急起发热、咳嗽、鼻塞、流涕、结膜充血、畏光、皮疹等

二、体格检查要点

1. 口腔检查　口腔麻疹黏膜斑。

2. 皮肤检查　多在发热后3～4天出现皮疹，皮疹首先见于耳后、发际，渐及前额、面、颈，自上而下至胸、腹、背及四肢，最后达手掌和足底，2～3天遍及全身。

三、分析门诊资料

1. 血常规　血白细胞总数减少，淋巴细胞相对增多。如果白细胞数增加，有中性粒细胞增加，提示继发细菌感染。若淋巴细胞严重减少，常提示预后不好。

2. 血清学抗体检查　血清中特异性IgG抗体恢复期较早期升高4倍以上有意义。特异性IgM抗体是诊断麻疹的标准方法。

四、继续检查项目

1. 血清学检查　血清中特异性IgG抗体恢复期较早期升高4倍以上有意义。特异性IgM抗体是诊断麻疹的标准方法。

2. 病原学检查　病毒分离，病毒抗原检测，核酸检测。

五、门诊医嘱示范

- 物理降温或对乙酰氨基酚 1 片 prn（体温≥38.5℃时）
- 板蓝根 1 袋　冲饮 tid
- 止咳祛痰治疗

病情分析

一、基本诊断

根据当地有麻疹流行，病人有麻疹接触史，典型麻疹的临床表现如急起发热、上呼吸道卡他症状、结膜充血、畏光、口腔麻疹黏膜斑及典型皮疹等即可诊断。非典型病人需依赖于实验室检查。

二、临床类型/临床分期

典型麻疹临床过程分三期：

1. 前驱期　主要为上呼吸道炎症及眼结合膜炎所致的卡他症状。约 90％以上病人口腔出现麻疹黏膜斑，为此期特征性体征。

2. 出疹期　呼吸道症状明显加重，多在发热后 3～4 天出现皮疹。皮疹首先见于耳后、发际，渐及前额、面、颈，自上而下至胸、腹、背及四肢，最后达手掌和足底，2～3 天遍及全身。随出疹达高峰，全身毒血症状加重。

3. 恢复期　皮疹达高峰后，常于 1～2 天内迅速好转，体温下降，全身症状明显减轻，皮疹随之按出疹顺序依次消退。

三、鉴别诊断

1. 风疹　全身症状和呼吸道症状轻，无麻疹黏膜斑，发热 1～2 天出疹，皮疹分布以面、颈、躯干为主。1～2 天疹退，无色素沉着和脱屑，常伴耳后、颈部淋巴结肿大。

2. 幼儿急疹　突起高热，持续 3～5 天，上呼吸道症状轻，热骤降后出现皮疹，皮疹散在呈玫瑰色，多位于躯干，1～3 天皮疹完全消退，热退出疹为其特点。

3. 猩红热　前驱期发热、咽痛明显，1～2 天后全身出现针尖大小红色丘疹，疹间皮肤充血，压之褪色，面部无皮疹，口周呈苍白圈，热降后皮疹消退，出现大片脱皮。外周血白细胞总数及中性粒细胞增高显著。

4. 药物疹　近期服药史，皮疹多有瘙痒，低热或无热，无黏膜斑及卡他症状，停药后皮疹渐消退。血嗜酸粒细胞增多。

四、并发症

1. 喉炎 表现为声嘶、犬吠样咳嗽、呼吸困难等。

2. 肺炎 最常见并发症，占麻疹患儿死因的90%以上。表现为病情突然加重，咳嗽、咳脓痰，X线胸片可见肺部病变。

3. 心肌炎 2岁以下幼儿易患，表现为气促、烦躁、发绀、听诊心音低钝、心率快。心电图示T波和ST段改变。

4. 脑炎 即使无神经系统症状，麻疹患者中50%可有脑电图异常。病死率15%，临床表现与其他病毒性脑炎类似，多数可恢复，部分患者留有智力低下、癫痫、瘫痪等后遗症。

5. 亚急性硬化性全脑炎 是麻疹的一种远期并发症，属慢性或亚急性进行性脑炎，罕见。常在原发麻疹后2～17年发病，逐渐出现智力障碍、性格改变、运动不协调、语言和视听障碍、癫痫发作等，最后因昏迷、强直性瘫痪而死亡。

治疗计划

一、治疗原则

对麻疹病毒尚无特效抗病毒药物，主要为对症治疗，加强护理，预防和治疗并发症。

二、治疗办法

1. 一般治疗 卧床休息，保持室内空气清新。多饮水。住院患儿应补充维生素A，来降低并发症和病死率。

2. 对症治疗 麻疹为自限性疾病，主要为对症治疗，必要时可使用中药如板蓝根等药物抗病毒；持续高热可给予小剂量退热剂；咳嗽剧烈可给予镇咳剂；出现支气管肺炎等并发症时，可适当给予抗生素；保持水电解质及酸碱平衡。

3. 并发症治疗 并发喉炎、肺炎或心肌炎应进行相应治疗。

三、住院医嘱示范

（一）长期医嘱

- 内科护理常规
- 二级护理
- 普食
- 中成药抗病毒

- 止咳祛痰药

（二）临时医嘱

- 血常规＋ESR＋CRP
- 尿常规
- 便常规
- 心肌酶
- 血生化（肝、肾功能，电解质等）
- 免疫球蛋白＋补体
- 麻疹病毒特异性 IgM 抗体及 IgG 抗体检测
- 麻疹病毒检测
- X 线胸片
- 心电图
- 心肌酶

病程观察

一、病情观察

1. 症状和体征的改变　主要观察患者体温、皮疹的变化情况。

2. 辅助检查结果的变化　血常规（WBC、GR%）、血清特异性 IgM、IgG 的变化。

二、疗效分析及处理

1. 病情好转　体温逐渐恢复正常、皮疹消退。

2. 病情无变化　仍有发热，皮疹继续增加。下一步：①考虑诊断是否正确？②对症治疗，监测病情变化。

3. 病情反复　患者体温正常后又出现发热。下一步：①原发病反复？合并感染？积极寻找病原学证据；②加强对症治疗，监测病情变化，积极治疗并发症。

4. 病情恶化　高热，皮疹无消退，出现瘀斑，全身中毒症状重，同时可出现循环衰竭等。下一步：①监测病情变化；②积极处理并发症。

住院小结

一、确定诊断

根据当地有麻疹流行，病人有麻疹接触史，典型麻疹的临床表现如急起发热、上呼吸道卡他症状、结膜充血、畏光、口腔麻疹黏膜斑及典型皮疹等即可诊断。非典型病人需依赖于实验室检查：特异性 IgM 抗体阳性；病原学检查检测到麻疹病毒。

二、预后评估

单纯麻疹预后良好，重型麻疹病死率较高。

三、出院医嘱

- 明天出院
- 出院带药
- 按时服药，2 周后门诊复查
- 避免受凉、过劳

病例教学

病历摘要

患者，女性，33 岁，主诉 6 天前无诱因出现发热，伴畏光、流泪、鼻塞、流涕、咳嗽、咳痰。自服“阿莫西林、白加黑”等药物，疗效差，2 天前，体温升高到 40℃，咳嗽加重，并全身皮肤陆续出现淡红色皮疹，先于头面部，后逐渐遍及全身，无瘙痒。查体 T 38.6℃、HR 120 次/分、BP 125/80mmHg、R 24 次/分。全身皮肤可见散在分布红色斑丘疹，大小不等。口腔黏膜可见柯氏斑、扁桃体Ⅰ度肿大。

1. 需要进一步做哪些检查?
2. 本病应与哪些疾病相鉴别?
3. 本患者如何治疗?

答案

1. 学习目的　掌握诊断麻疹的基本实验室检查。

(1) 血常规、肝功能、电解质、心肌酶检查。

(2) 麻疹病毒 IgM 抗体、麻疹病毒 IgM 抗体。

(3) X 线胸片。

2. 学习目的　掌握本病应与哪些疾病相鉴别。

(1) 风疹　全身症状和呼吸道症状轻，无麻疹黏膜斑，发热 1～2 天出疹，皮疹分布以面、颈、躯干为主。1～2 天疹退，无色素沉着和脱屑，常伴耳后、颈部淋巴结肿大。

(2) 幼儿急疹　突起高热，持续 3～5 天，上呼吸道症状轻，热骤降后出现皮疹，皮疹散在呈玫瑰色，多位于躯干，1～3 天皮疹完全消退，热退出疹为其特点。

(3) 猩红热　前驱期发热，咽痛明显，1～2 天后全身出现针尖大小红色丘疹，疹间皮肤充血，压之褪色，面部无皮疹，口周呈苍白圈，热降后皮疹消退，出现大片脱皮。外周血白细胞总数及中性粒细胞增高显著。

(4) 药物疹　近期服药史，皮疹多有瘙痒，低热或无热，无黏膜斑及卡他症状，停药后皮疹渐消退。血嗜酸粒细胞增多。

3. 学习目的　掌握麻疹的一般治疗。

可使用中药如板蓝根等药物抗病毒；患者处于出疹期时，应慎用退热剂，持续高热时可给予小剂量退热剂；咳嗽剧烈时可给予镇咳剂；出现支气管肺炎等并发症时，可适当给予抗生素；出现肝功能损害时，可适当给予保肝治疗。

（苏艳丽）

第33章

百 日 咳

概述

百日咳（pertussis，whooping cough）是由百日咳杆菌引起的急性呼吸道传染病，临床特点为阵发性痉挛性咳嗽，以及咳嗽终止时伴有鸡鸣样吸气喉声为特征。本病病程较长，未经治疗，咳嗽症状可持续2～3个月，故名百日咳。多发于儿童。该病四季均可发生，但冬春两季多见。5岁以下小儿易感性最高。

入院评估

一、病史询问要点

1. 流行病学资料　询问患儿预防接种史，有无百日咳接触史。

2. 主要症状　急起发热，上呼吸道卡他症状如咳嗽、咳痰、鼻塞、流涕，体温下降后咳嗽反而加剧，夜间加剧等。

二、体格检查要点

1. 肺部体征　无并发症者肺部无阳性体征。

2. 其他体征　可呈急性病容，心率增快。严重者呼吸急促、发绀、颈静脉怒张等。

三、分析门诊资料

1. 血常规　起病第1周末及痉咳早期，白细胞计数多增高，一般在（2万～3万）/mm^3或更高，淋巴细胞占60%～80%。如有继发感染时，淋巴细胞即相对减少。

2. 细菌培养　发现百日咳杆菌菌落可明确诊断。

四、继续检查项目

1. 免疫学检查　血清中特异性IgM抗体，阳性率高。

2. 细菌学方法　目前常用鼻咽拭培养法。

五、门诊医嘱示范（不必住院治疗的疾病或轻型的病例，列出门诊医嘱）

✦ 罗红霉素，小儿每天2.5～5mg/kg分2次口服

- 成人 150mg，bid
- 止咳祛痰
- 物理降温或对乙酰氨基酚　0.5g prn（体温≥38.5℃时）

病情分析

一、基本诊断

根据当地流行病学资料，若患儿有发热，体温下降后咳嗽反而加重，尤以夜间为甚且无明显肺部体征，结合白细胞计数和淋巴细胞分类明显增高可作出临床诊断。确诊需靠细菌学或血清学检查。

二、临床类型/临床分期

典型临床经过分三期：

1. 卡他期　可有低热、咳嗽、喷嚏、流泪等，类似感冒症状，持续约 7～10 天。咳嗽开始为单声干咳，3～4 天后热退，但咳嗽加剧，尤以夜晚为甚。此期传染性最强。

2. 痉咳期　此期不发热，但有特征性的阵发性、痉挛性咳嗽。痉咳频繁者可出现颜面水肿。婴幼儿和新生儿可表现为窒息性发作。此发作常在夜晚发生，若抢救不及时，可因窒息而死亡。

3. 恢复期　阵发性痉咳次数减少至消失，持续 2～3 周后咳嗽好转痊愈。

三、鉴别诊断

1. 百日咳在卡他期与其他疾病鉴别，应注意询问接触史，免疫接种史。

2. 副百日咳　一般症状表现轻，缺乏典型水肿面容，病程也短，病原学检查可鉴别。

3. 肺门淋巴结结核　当肺门淋巴结结核时，肿胀而压迫气管和大支气管时，可引起阵咳，但无昼轻夜重现象。肺部 X 线检查和其他的结核病感染证据，可做出诊断。

4. 淋巴细胞白血病　有少数患儿临床表现不典型，白细胞总数及淋巴细胞分类计数增多，可能怀疑淋巴细胞白血病，但全身淋巴结不大，无贫血现象，可查血涂片，必要时可做骨穿鉴别。

四、并发症

1. 支气管肺炎　是最常见并发症，严重者可并发肺不张、肺气肿及皮下气肿。

2. 百日咳脑病　表现高热、抽搐、意识障碍、瘫痪，多见于重型百日咳并发肺炎的年幼儿，表现阵挛性或阵挛强直性癫痫状抽搐。两次惊厥期间，多数患儿虽然一切恢复正常，但神志不清，呼吸节律不齐，甚至频繁呕吐。

治疗计划

一、治疗原则

按呼吸道传染病隔离，痉咳剧烈者可给镇静剂，卡他期应用抗生素治疗可以减轻或阻断痉咳。

二、治疗办法

1. 一般治疗和对症治疗

痉咳剧烈者可给镇静剂，如苯巴比妥钠、地西泮等。沙丁胺醇亦能减轻咳嗽，可试用。

2. 抗菌治疗

卡他期应用抗生素治疗可以减轻或阻断痉咳。红霉素，30～50mg/（kg·d）分3～4次服用；也可用罗红霉素，小儿2.5～5mg/（kg·d）分2次服用；成人每次150mg bid，疗程不少于10天。

3. 肾上腺皮质激素与高价免疫球蛋白治疗

重症婴幼儿可应用泼尼松1～2mg/（kg·d），能减轻症状，疗程3～5天。亦可应用免疫球蛋白，能减少痉咳次数和缩短痉咳期。

4. 并发症治疗

肺不张并发感染给予抗生素治疗。单纯肺不张可采取体位引流。百日咳脑病发生惊厥时可应用苯巴比妥钠每次5mg/kg im或地西泮每次0.1～0.3mg/kg iv gtt，出现脑水肿时可静脉给予甘露醇。

三、住院医嘱示范

（一）长期医嘱

- 内科常规护理
- 二级护理
- 吸氧 prn

- 普食
- 抗生素静点
- 止咳祛痰药

（二）临时医嘱

- 血常规＋ESR＋CRP
- 尿常规
- 便常规
- 心肌酶
- 血生化（肝、肾功能，电解质等）
- 中性粒细胞碱性磷酸酶积分
- 血气
- 血清特异性 IgM 抗体检测
- 鼻咽拭子培养＋药敏
- 痰涂片
- 痰培养＋药敏
- 血培养＋药敏（T≥38℃）
- 肺炎支原体抗体
- 肺炎衣原体抗体
- 军团菌抗体
- 痰找结核菌
- 病毒九项
- X 线胸部正、侧位片
- 胸部 CT prn

病程观察

一、病情观察

1. 症状和体征的改变　主要观察患者体温、咳嗽的变化情况。

2. 辅助检查结果的变化　血常规（WBC、GR%）、血清特异性抗体的变化。

二、疗效分析及处理

1. 病情好转　体温逐渐恢复正常、咳嗽好转，血 WBC 恢复正常。应继续目前抗生素治疗。

2. 病情无变化　仍有发热，咳嗽等无明显减轻，血 WBC 仍升高。下一步：①考虑诊断是否正确？②调整治疗方案。

3. 病情反复　患者体温正常后又出现发热，咳嗽等症状好转后又加重，血 WBC 下降或恢复正常后又升高或降低。下一步：①原发病反复？合并感染？②调整治疗方案。

4. 病情恶化　体温继续升高，咳嗽症状加重或出现肺部感染表现。下一步：①调整抗生素；②积极处理并发症。

住院小结

一、确定诊断

根据当地流行病学资料，若患儿有发热，体温下降后咳嗽反而加重，尤以夜间为甚且无明显肺部体征，结合白细胞计数和淋巴细胞分类明显增高可作出临床诊断。确诊需靠细菌学或血清学检查。

二、预后评估

与患者年龄、一般健康情况、有无并发症有关。近年来由于多能早期治疗，病死率显著降低；但新生儿和幼婴易并发肺炎和脑病，预后仍危重。佝偻病患儿感染百日咳，病情多较重。

三、出院医嘱

- 明天出院
- 出院带药
- 按时服药，2 周后门诊复查
- 避免受凉、过劳

病例教学

病历摘要

患者，女性，2 岁，主诉 6 天前受凉后出现发热，伴鼻塞、流涕、咳嗽、咳痰。予“头孢克洛、退烧药”等药物，2 天前，体温降至正常，但仍有咳嗽，且咳嗽较前加重，以夜间为著，伴呼吸困难。查体 T 36.6℃、HR 120 次/分、BP 125/80mmHg、R 32 次/分。

问题

1. 需要进一步做哪些检查？

2. 本病应与哪些疾病相鉴别？

3. 本患者如何治疗？

答案

1. 学习目的　掌握诊断百日咳的基本实验室检查。

(1) 血常规，电解质，血气 prn 检查。

(2) 血清中特异性 IgM 抗体检查及咽拭子或痰细菌培养。

(3) X 线胸片。

2. 学习目的　掌握本病应与哪些疾病相鉴别。

(1) 百日咳在卡他期与其他疾病鉴别，应注意询问接触史，免疫接种史。

(2) 副百日咳　一般症状表现轻，缺乏典型水肿面容，病程也短，病原学检查可鉴别。

(3) 肺门淋巴结结核　当肺门淋巴结结核时，肿胀而压迫气管和大支气管时，可引起阵咳，但无昼轻夜重现象。肺部 X 线检查和其他的结核病感染证据，可做出诊断。

(4) 淋巴细胞白血病　有少数患儿临床表现不典型，白细胞总数及淋巴细胞分类计数增多，可能怀疑淋巴细胞白血病，但全身淋巴结不大，无贫血现象，可查血分片必要时可做骨穿鉴别。

3. 学习目的　掌握百日咳的一般治疗。

痉咳剧烈者可给镇静剂，如苯巴比妥钠、地西泮等。卡他期应用抗生素治疗可以减轻或阻断痉咳。罗红霉素，小儿 2.5～5mg/(kg·d) 分 2 次服用，疗程不少于 10 天。

（苏艳丽）

第 34 章

白　喉

概述

白喉（diphtheria）是由白喉杆菌引起的急性呼吸道传染病。临床特征为咽、喉部灰白色假膜和全身毒血症症状，严重者可并发心肌炎和周围神经瘫痪。本病以散发为主，冬春季多发，主要经呼吸道传播，人群普遍易感。

入院评估

一、病史询问要点

1. 流行病学资料　询问患儿预防接种史。

2. 主要症状　咽痛、发热、全身不适等。

二、体格检查要点

扁桃体检查：扁桃体肿大，局部有灰白色片状假膜形成。

三、分析门诊资料

1. 血常规　白细胞升高，多在（10～20）$\times10^9$/L，中性粒细胞增高，严重时可出现核左移、中毒颗粒。

2. 细菌培养　咽拭子细菌培养白喉杆菌阳性。

四、继续检查项目

咽培养白喉杆菌阳性。抗 EBV IgM、嗜异性凝集试验阴性。

五、门诊医嘱示范

+ 白喉抗毒素治疗
+ 青霉素 80 万～160 万 U iv gtt
+ 或红霉素 10～15mg/（kg・d）po 分 4 次

病情分析

一、基本诊断

根据流行病学资料和典型临床表现即可作出临床诊断。细菌学检查阳性即可确诊。

二、临床类型/临床分期

1. 咽白喉 又分四型

(1) 普通型 起病缓慢，表现为咽痛、发热、全身不适等。扁桃体肿大，局部有灰白色片状假膜形成。

(2) 轻型 全身症状轻，可仅有轻微发热、咽痛。假膜多限于扁桃体。

(3) 重型 全身症状重，体温常超过 39℃，面色苍白、恶心、呕吐。假膜广泛而后，可扩大至腭弓、腭垂及咽喉壁。可并发心肌炎及周围神经麻痹。

(4) 极重型 假膜更广泛，污黑色，颈部似“牛颈”。体温高达 40℃，伴有呼吸急促、烦躁不安、面色苍白、口唇发绀。可有心脏扩大、心律失常或中毒性休克等。

2. 喉白喉 特征性表现为“犬吠样”咳嗽、声音嘶哑或失声、“三凹”征等。

3. 鼻白喉 表现为鼻塞、浆液血性鼻涕。

4. 其他部位白喉 皮肤白喉、眼结膜白喉等。常表现为局部假膜，而全身症状轻。

三、鉴别诊断

(一) 咽白喉应与以下疾病鉴别

1. 急性扁桃体炎 起病急，发热高，咽痛重，扁桃体上有点状或小片状黄白色渗出物，易擦去。

2. 鹅口疮 多发生于体弱患者。不发热，有颜色洁白呈豆渣状的附着物散在口腔中，除咽部外，软腭及颊黏膜上均可看到，涂片可找到念珠状菌。

(二) 喉白喉应与以下疾病鉴别

1. 急性喉炎 起病急，呼吸困难，常周期性发作，咽部及喉镜检查不见假膜。

2. 变态反应性喉水肿 骤然发病，有过敏史，注射肾上腺素有特效。

3. 喉头异物 骤然发病，有吸入异物史，喉镜检查及 X 线检查可确诊。

(三) 鼻白喉应与鼻腔异物、慢性鼻炎等鉴别

四、并发症

1. 中毒性心肌炎 常见于重型白喉。也是本病死亡的主要原因。

2. 周围神经麻痹 常表现为软腭麻痹，出现鼻音声重、进食呛咳等。其次为颜面肌、眼肌及四肢肌麻痹等。一般数周内可恢复，多无后遗症。

3. 支气管肺炎。

4. 其他化脓性感染 如中耳炎、颈部淋巴结炎等。

治疗计划

一、治疗原则

就地隔离治疗，早期使用抗毒素和抗生素治疗是治疗成功与否的关键。

二、治疗办法

（一）一般治疗

严格卧床2～6周。高热量流质饮食，维持水与电解质平衡，注意口腔护理。

（二）病原治疗

早期应用抗毒素和抗生素是治疗成功与否的关键。

1. 抗毒素 白喉抗毒素是本病的特异性治疗方法。宜尽早使用。用量按假膜部位、中毒症状、治疗早晚而定，轻中型为3万～5万U，重型6万～10万U。喉白喉适当减量。重型及治疗晚者常将其稀释于100～200ml葡萄糖液缓慢静脉滴注。

2. 抗生素 首选药物为青霉素G。对各型白喉均有效。每天80万～160万U，分2～4次肌内注射。用至症状消失和白喉杆菌培养阴性为止。对青霉素过敏或用药1周后培养仍阳性者，可改用红霉素，10～15mg/（kg·d），分4次口服。也可用阿奇霉素或头孢菌素治疗。疗程7～10天。

（三）对症治疗

并发心肌炎或中毒症状重者可用肾上腺皮质激素，并酌情用镇静剂。喉梗阻或脱落假膜堵塞气道者可行气管切开或喉镜取膜。咽肌瘫痪者鼻饲，必要时呼吸机辅助治疗。

三、住院医嘱示范

（一）长期医嘱

+ 内科常规护理
+ 二级护理
+ 口腔护理
+ 流食
+ 白喉抗毒素治疗
+ 抗生素静点

（二）临时医嘱

+ 血常规＋ESR＋CRP
+ 尿常规
+ 便常规
+ 心肌酶
+ 血生化（肝、肾功能，电解质等）
+ 假膜涂片
+ 假膜细菌培养
+ 血培养
+ 心肌酶
+ 病毒九项
+ 嗜异性凝集试验
+ 心电图
+ X线胸片

病程观察

一、病情观察

1. 症状和体征的改变　主要观察患者体温、咽部假膜的变化情况。

2. 辅助检查结果的变化　血常规（WBC、GR%）、细菌培养的变化。

二、疗效分析及处理

1. 病情好转　体温逐渐恢复正常、咽痛减轻、咽部假膜脱落。应继续目前抗生素治疗。

2. 病情无变化　仍有发热，咽痛无明显减轻，仍有咽部假膜，血WBC仍升高。下一步调整治疗方案。

3. 病情反复 患者体温正常后又出现发热，咽痛等症状好转后又加重，血WBC下降或恢复正常后又升高或降低。下一步：①原发病反复？合并感染？积极寻找病原学证据；②调整治疗。

4. 病情恶化 体温继续升高，全身症状加重，假膜广泛而后，可扩大到腭弓、腭垂等，同时可出现并发症，血WBC继续升高或低于正常值。下一步：①密切监测病情变化，调整治疗方案；②积极处理并发症。

住院小结

一、确定诊断

根据流行病学资料和典型临床表现即可作出临床诊断。细菌学检查阳性即可确诊。

二、预后评估

预后与年龄、治疗早晚、临床类型、并发症及是否接受预防接种等有关，应用抗毒素和抗生素治疗后，病死率已降至5%以下，多死于心肌炎。

三、出院医嘱

- 明天出院
- 出院带药
- 按时服药，2周后门诊复查
- 避免受凉、过劳

病例教学

病历摘要

患者，男性，30岁，主诉3天前劳累后出现咽部不适，疼痛，伴畏寒、发热，体温高达39.5°C，食欲下降，当地医院诊断“急性化脓性扁桃体炎”。给予青霉素400万U静脉滴注，体温无明显下降，咽痛无好转，自感吞咽困难，伴有头痛、刺激性咳嗽、咳白色泡沫痰。查体T 39.8℃、HR 120次/分、BP 125/85mmHg、R 25次/分。双下颌触及多个绿豆大小淋巴结，触痛明显。咽部充血，双侧扁桃体Ⅲ度肿大，双侧扁桃体、咽腭弓、咽后壁有大量灰白色假膜，较厚，不易脱落。

问题

1. 需要进一步做哪些检查?

2. 本病应与哪些疾病相鉴别?

3. 本患者如何治疗?

答案

1. 学习目的　掌握诊断白喉的基本实验室检查。

需进一步查血常规、血分片找异常淋巴细胞、咽拭子培养、抗 EBV IgM、嗜异性凝集试验等。

2. 学习目的　掌握本病应与哪些疾病相鉴别。

(1) 急性扁桃体炎　起病急、发热高、咽痛重，扁桃体上有点状或小片状黄白色渗出物，易擦去。

(2) 鹅口疮　多发生于体弱患者。不发热，有颜色洁白呈豆渣状的附着物散在口腔中，除咽部外，软腭及颊黏膜上均可看到，涂片可找到念珠状菌。

(3) 传染性单核细胞增多症　患者发热、咽痛、扁桃体上有白膜，消退慢。外周血象增高，血分片有异常淋巴细胞，嗜异性凝集试验和 EB 病毒抗体检测阳性。

3. 学习目的　掌握白喉的一般治疗。

(1) 病原治疗　首选药物为青霉素，疗程 7～10 天。用至症状消失和白喉杆菌培养阴性为止。对青霉素过敏或用药 1 周后培养仍阳性者，可改用红霉素。

(2) 抗毒素　白喉抗毒素是本病的特异性治疗方法。宜尽早使用。轻中型为 3 万～5 万 U，重型 6 万～10 万 U。

(3) 对症治疗　卧床休息，减少活动，一般不少于 3 周，假膜广泛者延长至 4～6 周。注意口腔和鼻部卫生。

（苏艳丽）

第 35 章

流行性脑脊髓膜炎

概述

流行性脑脊髓膜炎（meningococcal meningitis）简称流脑，由脑膜炎奈瑟菌引起的急性化脓性脑膜炎。临床表现为突发高热、剧烈头痛、呕吐、皮肤黏膜瘀点、瘀斑及脑膜刺激征，严重者可有败血症休克和脑实质损害，危及生命。患者和带菌者是本病的传染源。本病呈季节性流行，流行高峰期在 2～4 月份，7～10 月份可散在发生。

入院评估

一、病史询问要点

1. 流行病学资料　询问患儿预防接种史及当地是否有本病发生或 1 周内有无流脑患者接触史。

2. 主要症状　上呼吸道感染症状如发热、鼻塞、流涕、咳嗽、咽痛以及恶心、呕吐、头痛、惊厥等症状。

二、体格检查要点

1. 一般项目　重点检查血压、神志、皮肤黏膜有无瘀点、瘀斑。

2. 神经系统检查　脑膜刺激征阳性：颈强直、Kernig 征阳性、Brudzinski 征阳性。

三、分析门诊资料

1. 血常规　血白细胞总数增加，并发 DIC 者血小板减少。

2. 红细胞沉降率　增快。

3. 脑脊液检查　压力增高，脑脊液外观呈浑浊米汤样甚或脓样。白细胞数明显增高至 1000×10^6/L 以上，以多核细胞为主，糖及氯化物明显减少，蛋白含量升高。

四、继续检查项目

1. 脑脊液或瘀斑组织液的涂片及细菌培养。

2. 应用免疫学方法进行脑膜炎奈瑟菌抗原检查。

3. 脑膜炎奈瑟菌的DNA特异性片段检测、鲎试验。

五、门诊医嘱示范

✦ 就地隔离住院治疗

病情分析

一、基本诊断

（一）疑似病例

1. 有流脑流行病学史如流脑患者接触史；

2. 临床表现及脑脊液检查符合化脓性脑膜炎表现应疑似本病。

（二）临床诊断病例

1. 有流脑流行病学史如流脑患者接触史；

2. 临床表现及脑脊液检查符合化脓性脑膜炎表现，伴有皮肤黏膜瘀点、瘀斑。或虽无化脓性脑膜炎表现，但在感染中毒性休克表现的同时伴有迅速增多的皮肤黏膜瘀点、瘀斑。

3. 确诊病例

在临床诊断病例的基础上，加上细菌学或流脑特异性血清免疫学检查阳性。

二、临床类型/临床分期

临床上流脑分为四型：

（一）普通型　90%以上患者属于此型。

1. 上呼吸道感染期　突然发热、鼻塞、咽痛等。

2. 败血症期　高热、寒战、体温迅速升高到40℃以上，伴全身中毒症状，头痛、肌肉酸痛、神志淡漠。皮疹见于70%左右的患者，主要为瘀点、瘀斑。多在1～2天内发展为脑膜炎。

3. 脑膜脑炎期　持续高热、剧烈头痛、呕吐频繁，烦躁惊厥，颈项强直，脑膜刺激征阳性。1～2天进入谵语、昏迷状态。

4. 恢复期　体温下降，意识改善，皮肤瘀点、瘀斑吸收，神经系统检查恢复正常。

（二）暴发型　又分为以下三型：

1. 暴发型休克型　本型多见于儿童。突起高热、头痛、呕吐，精神极度萎靡。常在短期内全身出现广泛瘀点、瘀斑，且迅速融合成大片。面色苍灰，唇周及指端发绀，四肢厥冷，皮肤发花，脉搏细速，血压下降，甚至不可测出。

2. 暴发型脑膜脑炎型　早期表现颅内压增高症状，剧烈头痛、躁动不安、频繁呕吐、反复惊厥、肌张力增高或强直。患者血压升高，瞳孔对光反应迟钝，大小不等或忽大忽小，甚至发生脑疝，出现中枢性呼吸衰竭。

3. 混合型　本病最严重的一型，病死率常高达80%，兼有二种暴发型的临床表现，常同时或先后出现。

（三）轻型

多见于流脑流行后期。体温中等度升高，神志清晰，可无皮肤出血点，易误诊为上感，需做腰穿检查脑脊液以确定诊断。

（四）慢性型

成人患者较多，少见。病程可前沿数周甚至数月。表现为间歇性发冷、发热，每次发热历时12小时后缓解，相隔1～4天再次发作。每次发作后常成批出现皮疹。常伴关节痛、脾大、血白细胞增多。

三、鉴别诊断

1. 其他化脓性脑膜炎　肺炎球菌脑膜炎、流感杆菌脑膜炎、葡萄球菌脑膜炎等大多体内有感染灶存在。如肺炎球菌脑膜炎大多发生在肺炎、中耳炎的基础上；葡萄球菌脑膜炎大多发生在葡萄球菌败血症病程中。确切的诊断需依脑脊液、血液细菌学和免疫学检查。

2. 无菌性脑膜炎　某些急性感染病人有严重毒血症时可出现脑膜刺激征，但除脑脊液压力略高外，余均正常。

3. 结核性脑膜炎　多有结核史。起病缓慢，伴有低热、盗汗、消瘦等症状，无瘀点和疱疹。脑脊液的细胞数为数十至数百个左右，以淋巴细胞为主。脑脊液在试管内放置12～24小时有薄膜形成，薄膜和脑脊液沉淀涂片抗酸染色可检出结核杆菌。

4. 流行性乙型脑炎　发病多在7～9月份，有蚊叮咬史，起病后脑实质损害严重，惊厥、昏迷较多见，皮肤一般无瘀点。脑脊液早期清亮，晚期微浑，细胞数多在（0.1～0.5）$\times 10^9$/L，很少超过1×10^9/L、蛋白质稍增加，糖正常或略高，氧化物正常。确诊有赖双份血清补体结合试验、血凝抑制试验等及脑组织分离病毒。

四、并发症及后遗症

早期抗菌药物治疗，并发症及后遗症均少见。可有中耳炎、化脓性关节炎、心内膜炎、心包炎、肺炎、脑积水、硬膜下积液、肢端坏死等，也可有瘫痪、癫痫等。

治疗计划

一、治疗原则

强调早期诊断，就地住院隔离治疗，密切监护，一旦高度怀疑流脑，应在30min内给予抗菌治疗。抗菌治疗应尽早、足量应用细菌敏感并能通过血脑屏障的药物。同时预防并发症。

二、治疗办法

1. 一般治疗　就地隔离住院治疗，密切监护，保证足够液体量、热量及电解质。高热时可用物理降温和药物降温。颅内高压时可予20%甘露醇1～2g/kg，快速静脉滴注，根据病情4～6小时1次，可重复使用。

2. 病原治疗

青霉素：成人800万U　q8h

儿童20万U～40万U/kg，分3次加入5%葡萄糖液中iv gtt

疗程5～7天

或头孢噻肟　成人2.0g q6h

儿童50mg/kg q6h

疗程7天

或头孢曲松　成人2.0g q12h

儿童50～100mg/kg q12h

疗程7天

3. 存在休克时，应迅速纠正

（1）扩容及纠正酸中毒治疗　最初1小时内成年人1000ml，儿童10～20ml/kg，快速iv gtt。24小时输入液量在2000～3000ml，儿童为50～80ml/kg。5%碳酸氢钠纠正酸中毒。

（2）应用血管升压药物　如多巴胺等。

4. DIC治疗　肝素0.5～1.0mg/kg，4～6小时重复1次。应用肝素，注意监测凝血时间。也可使用低分子肝素。

5. 防治脑水肿、脑疝 及早发现脑水肿，积极脱水治疗，预防脑疝发生。20%甘露醇1～2g/kg，快速iv gtt，根据病情4～6小时1次，可重复使用。此外还可使用白蛋白、呋塞米、激素等药物。

6. 防治呼吸衰竭 保持呼吸道通畅，必要时气管插管，使用呼吸机治疗。

7. 肾上腺皮质激素 毒血症症状明显患者可小剂量给予地塞米松，但疗程不超过3天。

三、住院医嘱示范

（一）长期医嘱

+ 内科常规护理
+ 一级护理
+ 心电监护
+ 吸氧 prn
+ 流食
+ 抗生素静点
+ 防治脑水肿治疗

（二）临时医嘱

+ 血常规＋ESR＋CRP
+ 尿常规
+ 便常规
+ 心肌酶
+ 血生化（肝、肾功能，电解质等）
+ 血气
+ 脑脊液常规
+ 脑脊液生化
+ 脑脊液找脑膜炎奈瑟菌
+ 脑脊液细菌培养
+ 血脑膜炎奈瑟菌抗原检测
+ 鲎试验

病程观察

一、病情观察

1. 症状和体征的改变 主要观察患者体温、血压、尿量、神志、皮疹、脑膜刺激征等变化。

2. 辅助检查结果的变化 血常规、脑脊液常规的变化。

二、疗效分析及处理

1. 病情好转 体温逐渐恢复正常、意识及精神状态改善，皮肤瘀点、瘀斑吸收或愈合。神经系统检查均恢复正常。

2. 病情无变化 仍有发热、头痛、呕吐、意识障碍，持续存在脑膜刺激征等。下一步：①考虑诊断是否正确？合并细菌感染？②根据病原学调整治疗方案，加强监护，积极防止病情进展。

3. 病情反复 患者体温正常后又出现发热、头痛、呕吐、意识障碍等。下一步：①原发病复发？合并细菌感染？积极寻找病原学证据；②调整治疗方案，加强监护，积极防止并发症的出现。

4. 病情恶化 高热、惊厥、意识障碍加重神志昏迷、皮肤瘀斑增多、血压下降、尿量减少等。下一步：①加强监护、调整治疗方案；②积极处理并发症。

住院小结

一、确定诊断

有流脑流行病学史，临床表现及脑脊液检查符合化脓性脑膜炎表现，伴有皮肤黏膜瘀点、瘀斑，细菌学或流脑特异性血清免疫学检查阳性可确诊。

二、预后评估

本病普通型如及时诊断，合理治疗则预后良好，多能治愈，并发症和后遗症少见。暴发型病死率较高，其中脑膜脑炎型及混合型预后更差。小于1岁的婴幼儿及老年人预后差。如能早期诊断，及时予以综合治疗，病死率可显著下降。

三、出院医嘱

- 明天出院
- 出院带药
- 按时服药，2周后门诊复查
- 避免受凉、过劳

病例教学

病历摘要

患者，女性，4岁，主诉2天前无明显诱因出现发热，体温最高39℃，伴全身乏力、头痛、恶心、呕吐3～4次，为胃内容物。次天仍发热，且四肢及躯干出现散在红色皮疹。半天前出现神志恍惚，躁动不安，呼之不应。既往体健。查体阳性体征：T 38.5℃、HR 140次/分、BP 55/30mmHg、R 26次/分。神志不清、呼之不应。全身皮肤可见大量瘀点、瘀斑。球结膜轻度水肿，颈有抵抗，心肺及腹部检查阴性，克氏征（+）、布氏征（+）、巴氏征（+）。

问题

1. 问诊时应注意什么？
2. 需要进一步做哪些检查？
3. 本患者如何治疗？
4. 密切接触者观察期多长？
5. 接触者如何药物预防？

答案

1. 学习目的　问诊时注意询问流行病学史。

根据流行病学资料，临床表现及脑脊液检查符合化脓性脑膜炎表现，伴有皮肤黏膜瘀点、瘀斑应高度怀疑本病。

2. 学习目的　掌握诊断流脑的基本实验室检查。

（1）血、尿、便常规。

（2）血生化。

（3）脑脊液压力、常规、生化检查，脑脊液涂片、培养。

（4）咽拭子培养、血培养。

3. 学习目的　掌握流脑的一般治疗。

青霉素320万U iv gtt q8h。甘露醇脱水4～6小时1次。扩容、纠酸、纠正休克。补充热量。维持水、电解质平衡及对症治疗。

4. 学习目的　掌握流脑的流行病学特征。

7天。

5. 学习目的　掌握如何预防密接者流脑的发生。

磺胺嘧啶4g/d，分次口服，连服3天。复方新诺明（SMZco）2g/d，分2次口服，连服3～5天。

（苏艳丽）

第 36 章

猩 红 热

概述

猩红热是由 A 组溶血性链球菌引起的急性呼吸道传染病。

入院评估

一、病史询问要点

1. 起病因素　冬春季多发，多见于小儿，尤以 2～8 岁居多，可有流行病学接触史。

2. 主要症状　发热、咽峡炎，全身弥漫性鲜红色皮疹和疹褪后脱屑。

二、体格检查要点

咽峡部脓性渗出物、草莓舌、杨梅舌，颌下颈部淋巴结肿大，弥漫充血性皮疹、针尖大小、压之褪色、伴痒感。严重者可出现血疹。开始于耳后、颈部、上胸部，一天内迅速遍布全身，然后依出疹顺序消退。

三、门诊资料分析

血常规：白细胞总数及中性粒细胞比例增加，严重病例更高，出疹后嗜酸粒细胞可增高至 5%～10%。

四、继续检查项目

1. 咽拭子涂片

2. 咽拭子培养

3. 血培养

五、门诊医嘱示范

✦ 青霉素 80 万 U，im bid～tid

病情分析

一、基本诊断

根据患者发热，典型皮疹，实验室白细胞总数升高，出疹后嗜酸粒细胞可增高至 5%～10%，咽拭子，脓液培养出 A 组链球菌可以确诊。

二、临床类型

1. 普通型 在流行期间占95%。起病急，初期呈咽峡炎表现，发热、咽痛、头痛，吞咽时咽痛加重。颈下淋巴结肿大。舌面苔白，舌乳头红肿突出苔外称“草莓舌”。病后3天白苔脱落，舌面光滑呈肉红色的“杨梅舌”表现。患者多在发病后第2天从耳后、颈、胸部开始顺序出疹，24小时内遍及全身。皮疹出现后48小时达高峰，然后依出疹先后顺序消退，2～4天可完全消退。皮疹消退后1周又依出疹顺序开始脱皮，呈糠屑样或片状，历时3～5周。病后2～3周，有2%～3%患者出现风湿性关节炎、心肌炎和心包炎，急性期过后可出现心脏瓣膜病变。还可发生与猩红热病情轻重无正相关的急性肾小球肾炎等并发症，少数可迁延成慢性肾炎。

2. 脓毒型 咽峡炎重，可致扁桃体周围炎，咽后壁脓肿，中耳炎等化脓性病灶，也可引起败血症。

3. 中毒型 见于严重A组链球菌感染，除猩红热皮疹外，常发生败血症，深部软组织感染，中毒性休克和多脏器功能衰竭。

4. 外科型 包括产科型。病菌从伤口侵入。皮疹首先出现在伤口周围，然后向全身蔓延。症状轻预后好。

三、鉴别诊断

1. 其他咽峡炎 细菌学检查有助于诊断。

2. 其他皮疹性疾病

(1) 麻疹 皮疹第4天出现，呈暗红色丘疹，疹间皮肤正常。

(2) 风疹 起病第1天即出疹，第2天躯干部增多且融合成片，第3天消退，无脱屑。

(3) 药疹 有用药史，皮疹多样性，分布不均，出疹无顺序。

(4) 金黄色葡萄球菌感染 鉴别主要依靠细菌培养。

四、并发症

1. 化脓性并发症 可由本病病原菌或其他细菌直接侵袭附近组织器官所引起。常见的如中耳炎、乳突炎、鼻旁窦炎、颈部软组织炎、蜂窝织炎、肺炎等。由于早期应用抗菌疗法，此类并发症已少见。

2. 中毒性并发症　由细菌各种生物因子引起，多见于第 1 周。如中毒性心肌炎、心包炎等。病变多为一过性，且预后良好。

3. 变态反应性并发症　一般见于恢复期，可出现风湿性关节炎、心肌炎、心内膜炎、心包炎及急性肾小球肾炎。并发急性肾炎时一般病性轻，多能自愈，很少转为慢性。

治疗计划

一、治疗原则

以抗感染为主的综合治疗。

二、治疗办法

1. 一般治疗　急性期卧床休息，呼吸道隔离。

2. 抗感染治疗　青霉素为首选。青霉素过敏者可用红霉素或磺胺类药物。对带菌者使用常规治疗剂量青霉素 7 天，一般可转阴。

3. 对症治疗　发生脓毒性休克给予补充血容量，纠正酸中毒，给予血管活性药物等。对已经化脓的病灶可切开引流或手术治疗。

三、住院医嘱示范

（一）长期医嘱

- 内科常规护理
- 二级护理
- 吸氧 prn
- 普食
- 抗生素 iv gtt

（二）临时医嘱

- 血常规＋ESR＋CRP
- 尿常规
- 便常规
- 心肌酶
- 血生化（肝、肾功能，电解质等）

- ASO
- 咽拭子培养
- 血培养＋药敏（T≥38℃）

病程观察

一、病情观察

1. 症状和体征的改变　主要观察患者体温、皮疹的变化情况。

2. 辅助检查结果的变化　血常规：WBC、GR%的变化。

二、疗效分析及处理

1. 病情好转　体温逐渐恢复正常、血 WBC 下降或恢复正常，继续目前治疗。

2. 病情无变化　仍有发热，皮疹无明显减轻，血 WBC 仍升高或降低。下一步：①考虑诊断是否正确？②根据病原学或药敏调整抗生素。

3. 病情反复　患者体温正常后又升高，血 WBC 恢复正常后又升高或降低。下一步：①原发病反复？合并感染？积极寻找病原学证据；②调整抗生素。

4. 病情恶化　体温继续升高，皮疹加重或出现合并症，血 WBC 继续升高或低于正常值。下一步：①调整抗生素；②积极处理并发症。

住院小结

一、确定诊断

根据患者发热，典型皮疹，实验室白细胞总数升高，出疹后嗜酸粒细胞增高至 5%～10%，咽拭子，脓液培养出 A 组链球菌可以确诊。病史中有猩红热或咽峡炎患者接触史有助于诊断。

二、预后评估

侵袭性 A 组链球菌感染病死率高。非侵袭性 A 组链球菌感染，早期应用青霉素治疗后预后良好。

三、出院医嘱

- 明天出院
- 出院带药青霉素口服剂型
- 按时服药，2 周后门诊复查

✦ 避免受凉、过劳

病例教学

病历摘要

患者，男性，16 岁，主诉两天前开始出现发热，咽痛，体温最高 38.5℃，昨天开始出现皮疹。皮疹从耳后遍布全身。

问题

1. 最可能的诊断是什么?
2. 还需要其他哪些信息?
3. 需要与哪些疾病鉴别?

答案

1. 学习目的　猩红热患者皮疹特点。

该患者最可能的诊断为猩红热。猩红热患者多在发病后第 2 天从耳后、颈、胸部开始顺序出疹，24 小时内遍及全身。皮疹出现后 48 小时达高峰，然后依出疹先后顺序消退，2～4 天可完全消退。皮疹消退后 1 周又依出疹顺序开始脱皮，呈糠屑样或片状，历时 3～ 5 周。

2. 学习目的　列出疑似猩红热患者的适当检查。

应检查生命体征、脉搏、血常规、咽拭子培养，血培养等。

3. 学习目的　皮疹的鉴别。

麻疹，皮疹第 4 天出现，呈暗红色丘疹，疹间皮肤正常。风疹，起病第 1 天即出疹，第 2 天躯干部增多且融合成片，第 3 天消退，无脱屑。药疹，有用药史，皮疹多样性，分布不均，出疹无顺序。金黄色葡萄球菌感染，鉴别主要依靠细菌培养。

（胡　岚）

第37章

流行性出血热

概述

流行性出血热（epidemic hemorrhagic fever，EHF）亦称为肾综合征出血热（hemorrhagic fever with renal syndrome，HFRS)，是由布尼亚病毒科的汉坦病毒引起的自然疫源性疾病。流行性出血热发病过程复杂，其发病机制尚未完全阐明，多数研究提示与汉坦病毒及其产物造成的感染细胞结构与功能的损伤有关，尤与广泛的小血管和毛细血管损伤、机体免疫反应及Ⅰ、Ⅲ型变态反应有关。流行性出血热在临床上以急性起病、发热、出血、低血压、肾损害为特征。

入院评估

一、病史询问要点

1. 起病因素　于本病流行季节、流行地区，或于病前两个月内有疫区逗留史，与鼠类等宿主动物或其排泌物的直接或间接接触史，或食用过鼠类污染的食物史对诊断有重要参考价值。

2. 主要症状　潜伏期2～42天，一般为2周，部分患者可有呼吸道和胃肠道前驱症状。典型病例可分为发热期、低血压期、少尿期、多尿期、恢复期等五期，但也有越期或交叉重叠。

(1) 发热期　患者起病急骤，有发热、畏寒、寒战、头痛、腰痛、眼眶痛、恶心、呕吐、腹痛、腹泻等。其中头痛、腰痛、眼眶痛一般称为“三痛”。发热常在39～40℃，以稽留热和弛张热多见。皮肤因毛细血管损害而出现充血，主要见于颜面、颈、胸等部，似醉酒貌，称为“三红”。腋下、软腭、咽部可见散在针尖大小的出血点或出血斑，有时呈条索状或抓痕样。球结膜亦可有水肿、充血、片状出血。部分病人因血小板急骤下降或功能障碍，可有DIC，表现为皮肤大片瘀斑及腔道出血。本期一般持续5～6天，末期出现肾损害，表现为蛋白尿或尿镜检异常。

(2) 低血压期　一般于病程3～7天时出现，多在热退时出现低血压，持续数小时至数天不等。一般轻者低血压持续时间短，患者有动脉压及脉压下降，心动过速，意识障碍。严重病人可出现脸色苍白、四肢厥冷、脉搏细速、尿量减少等典型休克症状。出血倾向表现为毛细血管内出血。少数患者可有 ARDS 和急性肾衰发生，死亡率很高。

（3）少尿期 多于病程 5～7 天出现，患者尿量明显减少，24 小时少于 400ml，甚至无尿（＜50ml）。此期以胃肠道症状、神经系统症状和出血倾向为显著表现。患者有呕吐、腹痛、腹泻、呃逆、谵语、幻觉、抽搐、嗜睡、昏迷、鼻出血、呕血、咯血、血尿等，皮肤黏膜出血点增多。因患者肾功能受损，常有水、电解质紊乱、水肿或高血容量综合征。

（4）多尿期 多于病程 10～12 天出现，因肾小球滤过率改善，新的肾小管吸收功能尚未完善，加上少尿期在体内储留的尿素等代谢产物引起的渗透性利尿作用，出现多尿。一般每天尿量可达 4000～8000ml，少数可达 15000ml 以上。由于大量尿液排出，若水、电解质补充不足可出现水电解质紊乱，特别是低钾血症和休克。

（5）恢复期 经多尿期后尿量逐渐恢复正常，一般 1～2 个月体力可恢复。

二、体格检查要点

1. 充血、出血和渗出的体征 毛细血管损害主要表现为充血、出血和渗出水肿征。皮肤充血主要见于颜面、颈、胸等部位潮红，重者呈酒醉貌。黏膜充血见于眼结膜、软腭和咽部。皮肤出血多见于腋下和胸背部，常呈条索点状或搔抓样瘀点。黏膜出血常见于软腭呈针尖样出血点，眼结膜呈片状出血。部分病人因血小板急骤下降或功能障碍，可有 DIC，表现为皮肤大片瘀斑及腔道出血。渗出水肿征表现在球结膜水肿，轻者眼球转动时结膜有涟漪波，重者球结膜呈水泡样，甚至突出睑裂。部分患者出现腹水。

2. 低血压休克的体征 表现为动脉压及脉压下降、心动过速、脸色苍白、四肢厥冷、脉搏细弱或不能触及。当脑供血不足时可出现烦躁、谵妄、意识障碍。少数顽固性休克患者，由于长期组织灌注不良而出现发绀。

3. 高血容量综合征 少尿期可出现肺水肿和高血容量综合征，表现为体表静脉充盈，脉搏洪大，脉压差增大，脸部胀满和心率增快，还可出现烦躁、嗜睡甚至昏迷、抽搐。电解质紊乱如低血钠、高血钾时可出现心律失常或脑水肿。

三、门诊资料分析

1. 血常规 发热期白细胞总数上升，初期中性粒细胞增多，后期淋巴细胞增多，并出现较多的异型淋巴细胞。发热后期和低血压期血红蛋白和红细胞上升。血小板明显减少。

2. 尿常规 发热期尿中有蛋白，红白细胞及管型，低血压期尿蛋白上升，可有肉眼血尿，部分患者尿中出现膜状物，为大量蛋白和脱落上皮凝聚物。尿沉渣中可发现巨大的融合细胞，此细胞能检出流行性出血热病毒抗原，这是病毒的包膜糖蛋白在酸性条件下引起泌尿系脱落细胞的融合。

3. 血生化检查 血尿素氮和肌酐在低血压休克期上升，血电解质可出现紊乱。常有低血钾症。

4. 凝血功能检查 发热期血小板减少，黏附、凝聚功能下降。纤维蛋白原、凝血酶原时间、凝血酶时间、纤维蛋白降解产物可有不同程度异常。

四、继续检查项目

1. 血清学检查 包括血清 IgG 和 IgM 抗体，IgM 抗体 1∶20 为阳性，IgG 抗体 1∶40 为阳性，特异性 IgM 阳性或发病早期和恢复期两次血清特异性 IgG 抗体效价递增 4 倍以上，均有确诊价值。

2. 病原学检查 早期患者也可检测特异性抗原或用 PCR 法检测汉坦病毒核酸。

五、门诊医嘱示范

- 填报传染病卡
- 物理降温
- 利巴韦林 1g 加入 10%葡萄糖液中 iv gtt qd
- 收住院

病情分析

一、基本诊断

根据患者①流行病学资料：于本病流行季节、流行地区，或于病前两个月内有疫区逗留史，与鼠类等宿主动物或其排泌物的直接或间接接触史，或食用过鼠类污染的食物史对诊断有重要参考价值；②症状：起病急，有畏寒、发热，全身疲乏，以及“三痛”等中毒症状，有充血、出血、外渗征和肾损害，有发热期、低血压休克期、少尿期、多尿期、恢复期五期经过应考虑本病。不典型者可以越期或前三期之间有重叠。患者热退后症状反而加重，是与其他感染性疾病不同的特点，有助于诊断；③查体：有充血、出血和渗出的体征，如“三红”体征或酒醉样外貌，球结膜水肿，咽部与软腭黏膜出血点，皮肤黏膜有条索状或簇状分布的出血点。低血压休克期可出现动脉压及脉压下降、心动过速、脸色苍白、四肢厥冷、脉搏细弱或不能触及等。少尿期还可有高血容量综合征和肺水肿等表现；④血常规：白细胞总数上升，初期中性粒细胞增多，后期淋巴细胞增多，并出现较多的异型淋巴细胞，血小板明显减少，发热后期和低血压期血红蛋白和红细胞上升。尿常规中有蛋白，红白细胞及管型，可有肉眼血尿，部分患者尿中出现膜状物，尿沉渣中可发现巨大的融合细胞。血尿素氮和肌酐在低血压休克期上升，血电解质可出现紊乱。凝血功能检查血小板减少，黏附、凝聚功能下降，纤维蛋白原、凝血酶原时间、凝血酶时间、纤维蛋白降解产物可有不同程度异常；⑤血清学检查：特异性 IgM 抗体阳性或发病早期和恢复期两次血清特异性 IgG 抗体效价递增 4 倍以上，有确诊价值；早期患者也可检测特异性抗原或用 PCR 法检测汉坦病毒核酸。

二、临床类型/临床分期

1. 轻型　体温 39℃以下，中毒症状轻，除出血点外无其他出血现象，肾损害轻，无休克和少尿。

2. 中型　体温 39～40℃，中毒症状较重，有明显球结膜水肿，病程中收缩压小于 90mmHg 或脉压小于 26mmHg，有明显出血现象及少尿，尿蛋白＋＋＋。

3. 重型　体温高于 40℃，中毒症状严重，可出现中毒性精神症状。有皮肤瘀斑和腔道出血，出现休克，少尿持续5天以内或无尿2天以内。

4. 危重型 在重型基础上出现以下症状之一：难治性休克、重要脏器出血、少尿持续大于5天或无尿2天以上或尿素氮大于120mg/dl、出现心力衰竭、肺水肿、中枢神经系统并发症、严重感染。

三、鉴别诊断

本病发热期应与上呼吸道感染、流感、败血症、伤寒、钩端螺旋体病区别；休克期应与败血症、暴发型流行性脑脊髓膜炎、其他病原体引起的感染性休克鉴别；少尿期则需与急性肾炎及其他原因引起的急性肾衰竭相鉴别；有皮肤出血斑者应与血小板减少性紫癜区别；腹痛应与急性阑尾炎、急性胆囊炎区别；消化道出血应与溃疡病出血区别，咯血应与支气管扩张、肺结核咯血相鉴别。

1. 病毒性上呼吸道感染或流感 有受凉史或流感流行史，呼吸道症状突出，热退后病人症状明显好转，而流行性出血热患者热退病情反而加重。

2. 伤寒 起病较缓，体温常呈阶梯上升，以相对缓脉、肝、脾大为特点，可出现玫瑰疹，稀少，淡红色，压之褪色，多无低血压，少见出血及尿量变化。外周血白细胞减少，嗜酸性粒细胞减少或消失，肥达反应阳性，血、尿、便或骨髓培养可有伤寒杆菌生长。

3. 钩端螺旋体病 多发生于夏秋季，有疫水接触史，以腓肠肌压痛、全身淋巴结肿大为突出表现，少数病人（肺出血型、黄疸出血型）有出血。外周血白细胞升高，中性粒细胞为主，特异性血清学检测有诊断意义。

4. 败血症 常有原发病灶，寒战高热，中毒症状重，但无明显渗出表现。外周血白细胞升高，中性粒细胞为主，异型淋巴细胞少见，血培养阳性可确诊。

5. 流行性脑脊髓膜炎 流行于冬春季节，儿童好发。有明显的脑膜刺激征，意识障碍出现早，脑脊液呈化脓性改变，可找到脑膜炎双球菌。

四、病因分析

本病多见于东亚，东南欧及北欧。我国目前几乎全境均有病例报告。疫区多为河湖低洼地，林间湿草地和水网稻田，城市内多为居住环境较差处。本病病毒宿主动物范围较广，曾在猫、狗、家兔等动物体内检出病毒。其主要传染源为鼠类，包括黑线姬鼠、大林姬鼠与褐家鼠。流行季节分为两类，由黑线姬鼠传播的野鼠型以秋冬季（10～12 月）为流行高峰，春夏季（5～7 月）为小高峰，家鼠传播的以春季为多。国内主要传染源是黑线姬鼠和褐家鼠。虽有个别病例报道接触流行性出血热患者早期的血和尿而感染本病，但人不是主要传染源。主要传播途径包括呼吸道传播：携带病毒的鼠类的粪、尿、唾液可污染尘埃，人经呼吸道吸入后可发病；消化道传播：被鼠类排泄物污染的食物经胃肠道或破损口腔黏膜可引起发病；接触传播：含有病毒的血液和排泄物接触皮肤或被感染鼠咬伤而感染的病例已有报道；母婴传播：病毒可经胎盘感染胎儿，造成胎儿流产；虫媒传播：有人提出寄生在黑线姬鼠身上的寄生虫革螨可通过叮咬吸血在鼠—人之间传播本病。人群普遍易感，家鼠型疫区隐性感染率较高，感染后可获得持久性免疫。

五、并发症

1. 腔道出血　常见大量呕血、便血而引起继发性休克。大量咯血可导致窒息。腹腔出血，鼻出血和阴道出血等均较常见。

2. 中枢神经系统并发症　包括由流行性出血热病毒侵犯中枢神经系统而引起脑炎和脑膜炎，因休克、凝血功能障碍、电解质紊乱和高血容量综合征等引起的脑水肿、高血压脑病和颅内出血等。CT 颅脑检查有助于以上诊断。

3. 成人呼吸窘迫综合征　由于肺间质水肿导致低氧血症。患者呼吸急促，可以出现发绀。X 线表现为双肺斑点状或片状毛玻璃样阴影。血气分析动脉血氧分压低于 60mmHg。常见于休克期和少尿期。

4. 其他　可发生心肌损害、急性心功能衰竭、继发性呼吸系统和泌尿系统感染、自发性肾破裂、肝损害等并发症。

治疗计划

一、治疗原则

本病治疗以综合疗法为主，早期应用抗病毒治疗，中晚期则针对病理生理进行对症治疗。“三早一就”仍为本病治疗原则，即早期发现、早期休息、早期治疗和就近治疗。治疗中要注意防治休克、肾衰竭和出血。

二、治疗办法

（一）发热期的治疗

1. 支持治疗　此期应补充足够的液体和电解质，1000～2000ml/d iv gtt。

2. 改善中毒症状　高热以物理降温为主；症状重者可予地塞米松 5～10mg iv gtt qd，疗程 3～4 天。

3. 减轻外渗　早期卧床休息，为降低血管通透性可给予路丁、维生素 C 等。发热后期给予 20%甘露醇 125～250ml iv gtt，以提高血浆渗透压、减轻外渗和组织水肿。

4. 抗病毒治疗　发病 4 天以内患者可应用利巴韦林 1000mg 溶于葡萄糖液中 iv gtt qd，疗程 3～4 天。

5. 预防 DIC　适当给予低分子右旋糖酐或丹参注射液静滴，以降低血液黏滞性。高热、中毒症状和渗出征严重者，应定期检测凝血时间，高凝状态可给予小剂量肝素抗凝，一般 0.5～1mg/kg，6～12 小时 1 次缓慢静脉注射，疗程 1～3 天。再次用药前宜作凝血时间检测。

（二）低血压期的治疗

1. 扩充血容量　早期补充血容量是治疗低血压休克的关键。常用 10%低分子右旋糖酐，一般每天输注 500～1000ml。超过此数量可用平衡盐液或 5%葡萄糖盐水，每天补液总量一般不超过 2500～3000ml。

2. 调整血浆胶体渗透压　及时输注血浆，调整血浆胶体渗透压，稳定血压，减轻组织水肿，有利于休克逆转。由于本期存在血液浓缩，不宜应用全血。

3. 纠正酸中毒　可用 5%碳酸氢钠，根据二氧化碳结合力分次补充。

4. 血管活性药物的应用 适用于冷休克病例，在补足血容量基础上应用。可用多巴胺 10～20mg/100ml iv gtt，滴速 2～5μg/kg·min 或苄胺唑啉 0.1～0.2mg/kg 置于 100ml 液体中静脉滴注。

5. 强心药物的应用 适用于心功能不全而休克持续者。常用毛花苷 C 0.2～0.4mg 置于 40ml 葡萄糖溶液中静脉缓慢推注。

（三）少尿期的治疗

患者出现少尿后，必须严格区分肾前性或肾性少尿。确定肾性少尿后，可按急性肾衰竭处理。

1. 稳定内环境 限制入液量，根据患者排出量决定摄入量，即前天尿量和呕吐量加 400ml。少尿或无尿时，24 小时入液量不宜超过 1000ml，并以口服为主。

2. 促进利尿 呋塞米 20～200mg/次静脉推注。效果不明显时可加大用量或应用血管扩张剂如酚妥拉明 10mg 静脉滴注，2～3 次/天。

3. 导泻疗法 可使体内液体、电解质和尿素氮经肠道排出体外。20%甘露醇 250～350ml 一次口服。亦可应用硫酸镁或大黄煎水口服。

4. 透析疗法 无尿 1 天、药物利尿无效，高钾血症，高血容量综合征，严重出血倾向患者，可应用血液透析或腹膜透析。

5. 出血 有明显出血者应输新鲜血，血小板明显减少者应输血小板。

（四）多尿期的治疗

多尿主要引起水、电解质紊乱，应补充足量液体和钾盐，以口服为主，同时应注意预防继发感染。

（五）恢复期的治疗

病人恢复后，应继续休息 1～2 个月，补充营养，逐步恢复工作。

三、住院医嘱示范

（一）长期医嘱

✦ 内科护理常规

✦ 一级护理

✦ 普食或半流食

✦ 物理降温

- 补液
- 利巴韦林 iv gtt
- 肾上腺皮质激素 iv gtt（中毒症状重者）
- 利尿剂（少尿期）
- 血管扩张剂（少尿期）
- 导泻（少尿期）
- 补充电解质（多尿期）
- 止血药物（严重出血）
- 高频通气或应用呼吸机进行呼气末正压通气（成人呼吸窘迫综合征患者）

（二）临时医嘱

- 血常规＋ESR＋CRP
- 尿常规
- 便常规
- 心肌酶
- 血生化（肝、肾功能，电解质等）
- 血气分析
- 中性粒细胞碱性磷酸酶积分
- 凝血功能
- 血培养＋药敏（T≥38℃）
- 肥达外斐反应
- 流行性出血热病毒抗体检测
- 流行性出血热病毒抗原检测（有条件时进行）
- PCR 法检测流行性出血热病毒核酸（有条件时进行）
- X 线胸部正、侧位片
- 20％甘露醇 125～250ml iv gtt
- 低分子右旋糖酐、血浆和白蛋白 iv gtt（低血压休克者）
- 5％碳酸氢钠 iv gtt（存在酸中毒者）
- 血管活性药物（低血压休克者）
- 补充凝血因子或血小板（严重出血者）
- 血液透析或腹膜透析（明显氮质血症、高血钾、酸中毒或高血容量综合征患者）

病程观察

一、病情观察

1. 症状和体征的改变　主要观察患者体温、血压、呼吸、尿量、出血倾向及中枢神经系统症状的变化情况。

2. 辅助检查结果的变化　血常规：WBC、血小板；血生化：肌酐、尿素氮、电解质以及凝血功能的变化。

二、疗效分析及处理

1. 病情好转　体温正常；血压稳定；尿量增加后逐渐恢复正常；无出血倾向；中枢神经系统症状好转；血白细胞、血小板恢复正常；肌酐、尿素氮、电解质以及凝血功能逐渐恢复正常。应继续目前治疗。

2. 病情无变化　仍有发热、少尿、出血倾向，血白细胞、血小板、肌酐、尿素氮、电解质以及凝血功能未恢复正常。下一步：①考虑诊断是否正确？②积极寻找其他可能病因；③加强对症支持治疗，积极处理并发症。

3. 病情反复　患者体温正常后又出现发热，尿量增加后又减少，血白细胞、血小板、肌酐、尿素氮、电解质以及凝血功能逐渐恢复正常后再次出现异常。下一步：①原发病反复？合并其他感染？积极寻找病原学证据；②出现严重并发症？③加强对症支持治疗，积极处理并发症，如有其他感染证据，予以相应治疗。

4. 病情恶化　体温继续升高，出现血压下降、休克、心功能不全、ARDS、腔道出血、少尿或无尿、中枢神经系统症状加重或出现意识障碍等。下一步：①考虑诊断是否正确？②积极寻找其他可能病因；③加强对症支持治疗，积极处理并发症。

住院小结

一、确定诊断

血清特异性 IgM 抗体阳性或发病早期和恢复期两次血清特异性 IgG 抗体效价递增 4 倍以上，有确诊价值；早期患者也可检测特异性抗原或用 PCR 法检测汉坦病毒核酸。

二、预后评估

本病预后与病型轻重，治疗迟早及措施是否正确相关。近年来通过早期诊断和治疗措施改进，病死率已由 10%降为 3%～

5%。主要死因是休克、尿毒症、肺水肿、出血（主要是脑出血和肺出血）。

三、出院医嘱

- 明日出院
- 出院带药
- 按时服药，1 周后门诊复查
- 避免受凉、过劳，注意个人卫生，灭鼠

病例教学

病历摘要

某年冬季，一 42 岁男子，因发热，头痛、眼眶痛、腰痛 3 天来某医院就诊，患者自诉居住环境中有老鼠出没。查体：T 40.3℃、P 70/40mmHg、R 110 次/分，面部潮红，眼球结膜充血水肿，软腭有网状充血并有出血点，腋下及胸前见散在出血点，皮肤可见瘀斑，心肺未见异常，双肾区叩击痛阳性。化验：血常规：WBC 22×10^9/L，中性 89%，HgB 175g/L，血小板 35×10^9/L；尿蛋白（+++）。

问题

1. 患者最可能的诊断是什么？
2. 为确诊还应进行何种检查？
3. 还应与哪些疾病鉴别？
4. 根据病情轻重分型，该患者属于哪一型？
5. 该患者目前应尽快进行何种治疗？

答案

1. **学习目的** 了解流行性出血热的主要诊断依据。

患者有发热，头痛、腰痛、眼眶痛等“三痛”症状；有因毛细血管损害而出现的充血、出血和渗出的体征，如面部潮红，球结膜充血水肿，软腭网状充血并有出血点，腋下及胸前散在出血点等，并出现低血压休克；血常规白细胞总数上升，中性粒细胞增多，血小板明显减少，尿常规中有蛋白；结合其生活环境中可能接触到老鼠，故首先考虑流行性出血热的诊断。

2. **学习目的** 明确流行性出血热的确诊依据。

为确定诊断还应进行流行性出血热病毒抗体的血清学检查。

血清特异性 IgM 抗体阳性或发病早期和恢复期两次血清特异性 IgG 抗体效价递增 4 倍以上，有确诊价值；早期患者也可检测特异性抗原或用 PCR 法检测汉坦病毒核酸。

3. 学习目的　了解流行性出血热的鉴别诊断。

该患者应与上呼吸道感染、流感、败血症、伤寒、钩端螺旋体病、暴发型流行性脑脊髓膜炎、其他病原体引起的感染性休克、血小板减少性紫癜等疾病相鉴别。此外，流行性出血热少尿期患者需与急性肾炎及其他原因引起的急性肾衰竭相鉴别；有腹痛者应与急性阑尾炎、急性胆囊炎区别；消化道出血者应与溃疡病出血鉴别；咯血者应与支气管扩张、肺结核咯血相鉴别。

4. 学习目的　了解流行性出血热的临床分型。

根据流行性出血热患者临床表现、病情轻重可分为 4 型：

(1) 轻型　体温 39℃以下，中毒症状轻，除出血点外无其他出血现象，肾损害轻，无休克和少尿。

(2) 中型　体温 39～40℃，中毒症状较重，有明显球结膜水肿，病程中收缩压小于 90mmHg 或脉压小于 26mmHg，有明显出血现象及少尿，尿蛋白＋＋＋。

(3) 重型　体温高于 40℃，中毒症状严重，可出现中毒性精神症状。有皮肤瘀斑和腔道出血，出现休克，少尿持续 5 天以内或无尿 2 天以内。

(4) 危重型　在重型基础上出现以下症状之一：难治性休克、重要脏器出血、少尿持续大于 5 天或无尿 2 天以上或尿素氮大于 120mg/dl、出现心衰、肺水肿、中枢神经系统并发症、严重感染。

该患者属于重型。

5. 学习目的　了解流行性出血热低血压休克期的治疗原则。

该患者应尽快扩容补液、提高胶体渗透压、纠正酸中毒，改善休克症状，保持血压稳定。可酌情予糖皮质激素减轻中毒症状。发病 3 天，也可试用抗病毒治疗。此外应加强支持治疗，注意监测生命体征及尿量，维持电解质及酸碱平衡。

(1) 扩充血容量　早期补充血容量是治疗低血压休克的关键。常用 10％低分子右旋糖酐，一般每天输注 500～1000ml。超过此数量可用平衡盐液或 5%葡萄糖盐水，每天补液总量一般不超过 2500～3000ml。

(2) 调整血浆胶体渗透压　及时输注血浆，调整血浆胶体渗透压，稳定血压，减轻组织水肿，有利于休克逆转。由于本期存在血液浓缩，不宜应用全血。

(3) 纠正酸中毒　可用 5%碳酸氢钠，根据二氧化碳结合力分次补充。

(4) 血管活性药物的应用　适用于冷休克病例，在补足血容量基础上应用。可用多巴胺 10～20mg/100ml iv gtt，滴速 2～5μg/kg·min 或苄胺唑啉 0.1～0.2mg/kg 置于 100ml 液体中 iv gtt。

(5) 强心药物的应用　适用于心功能不全而休克持续者。常用毛花苷 C 0.2～0.4mg 置于 40ml 葡萄糖溶液中静脉缓慢推注。

（田　瑛）

第38章

钩端螺旋体病

概述

钩端螺旋体病（leptospirosis）是由各种不同型别的致病性钩端螺旋体所引起的一种急性人畜共患传染病。鼠类和猪是主要传染源，经皮肤和黏膜接触含钩体的疫水而感染。人对钩体普遍易感，感染后可获较强免疫力。主要临床表现有急起高热、眼结膜充血、淋巴结肿大，腓肠肌压痛等，重型有明显的肝、肾、中枢神经系统损害和肺弥漫性出血。

入院评估

一、病史询问要点

1. 起病因素　流行地区、流行季节，易感者在近期（20天内）有接触疫水或接触病畜史，潜伏期2～28天，一般为7～13天。

2. 主要症状

（1）早期（钩体败血症期）可有发热、伴畏寒或寒战，稽留热，少数弛张热。头痛、全身肌痛、乏力明显、可伴恶心、呕吐及腹泻。

（2）中期（器官损伤期）肺出血型出现痰中带血或咯血；黄疸出血型出现纳差、恶心、呕吐、呕血、咯血、尿血、阴道流血、少尿等；脑膜脑炎型出现头痛、烦躁、嗜睡、神志不清、谵妄、瘫痪、抽搐与昏迷等表现。

（3）后期（恢复期）可有后发热，1～3天自行退热。发热同时及退热后可先后出现脑膜炎、葡萄膜炎、虹膜睫状体炎、闭塞性脑动脉炎表现，如偏瘫、失语、多次反复短暂肢体瘫痪等。

二、体格检查要点

1. 早期　脉搏增快，腹股沟及腋窝淋巴结增大如黄豆或蚕豆，质较软，有压痛，无红肿及化脓；结膜充血，咽充血，扁桃体肿大，软腭小出血点；肝脾轻度肿大；小腿压痛明显。

2. 中期 皮肤黏膜瘀点、瘀斑，鼻出血；肺部无或少许啰音；肝轻至中度大，触痛，轻度脾大：颈抵抗，克氏征和布氏征阳性。

3. 后期 脑膜炎、葡萄膜炎、虹膜睫状体炎、闭塞性脑动脉炎的体征。

三、门诊资料分析

1. 血常规 白细胞总数和中性粒细胞轻度增高或正常。重型患者中性粒左移，血小板下降。

2. 尿常规 有轻度蛋白尿，可见红细胞、白细胞及管型。

3. X线胸片 可有点状或小片状阴影。

四、继续检查项目

1. 腰穿 脑脊液压力增高，蛋白增高，细胞 $500/mm^3$ 以下，淋巴为主，糖及氯化物正常，可分离到钩体。

2. 血清学检查 显微凝集试验，病后 1 周出现阳性，15～20 天达高峰。

3. 血培养

4. PCR 可检测全血、血清、脑脊液（发病 7～10 天）或尿液（发病 2～3 周），用于早期诊断。

五、门诊医嘱示范

1. 建议转传染病专科医院就诊。

2. 报传染病卡片。

3. 隔离患者。

4. 氢化可的松 200mg iv gtt qd（入 500ml 溶液）

5. 青霉素 40 万 U im. q6h

病情分析

一、基本诊断

流行地区、流行季节，易感者在近期（20 天内）有接触疫水或接触病畜史；临床表现急性发热，全身酸痛，腓肠肌疼痛及压痛，腹股沟淋巴结肿大；或并发肺出血、黄疸、肾损害、脑膜脑炎；或在青霉素治疗过程中出现赫氏反应；特异性血清学检查或病原学检查阳性，可明确诊断。

二、临床类型/分期

整个病程分为早期（钩体败血症期）、中期（器官损伤期）和后期（恢复期或后发症期）3 期。

临床类型分为流感伤寒型、肺出血型、黄疸出血型、肾衰竭型和脑膜脑炎型 5 型。

1. 流感伤寒型　以全身症状为特征，急起发热、头痛、眼结膜充血、全身肌痛，伴鼻塞、咽痛及咳嗽，病程 5～10 天。

2. 肺出血型　为早期的症状上，突然出现面色苍白、心率呼吸增快、心慌、烦躁不安、咯血进行性加重，X 线表现双肺广泛弥漫性点片状阴影。

3. 黄疸出血型　为 3～7 天出现黄疸，出血症状包括鼻出血、皮肤瘀点、瘀斑、咯血、尿血、阴道流血、呕血及便血，严重者休克，伴高胆红素血症、肾功能不全。

4. 肾衰竭型　表现蛋白尿、血尿、管型尿、少尿、无尿、氮质血症及酸中毒。

5. 脑膜脑炎型　表现剧烈头痛、全身酸痛、呕吐、腓肠肌痛、腹泻、烦躁不安、神志不清、颈项强直。

三、鉴别诊断

1. 流感伤寒型需与上感、流感、伤寒、败血症等鉴别；

2. 肺出血型应与肺结核咯血和大叶性肺炎鉴别；

3. 黄疸出血型与急性黄疸型病毒性肝炎、肾综合征出血热、急性溶血性贫血相鉴别；

4. 脑膜脑炎型需与病毒性脑膜脑炎、化脓性脑膜炎、结核性脑膜炎等鉴别。

四、并发症

1. 肾衰竭　表现少尿、大量蛋白尿和肉眼血尿、电解质紊乱、氮质血症与尿毒症。

2. 消化道大出血　呕血或黑便，严重者休克。

3. 肝性脑病　扑翼样震颤、谵妄进而昏迷，明显肝功能损害或血氨增高。

治疗计划

一、治疗原则

治疗原则"三早一就地"，即早期发现、早期诊断、早期治疗、就地或就近治疗。

二、治疗方法

（一）一般治疗

早期卧床休息，给予易消化饮食，补充液体和电解质，高热给予物理降温，并加强病情观察与护理。

（二）病原治疗

早期应用有效抗生素，可选青霉素、庆大霉素、四环素、三代头孢和喹诺酮类等。首选青霉素，常用剂量为 40 万 U，q6h～q8h 肌内注射 1 次，疗程 7 天，或至退热后 7 天。为避免赫氏反应，首剂 5 万 U，4 小时后 10 万，渐过渡到 40 万 U，或同用静脉激素。

（三）对症治疗

1. 赫氏反应　尽快使用镇静剂及静脉激素（氢化可的松）。

2. 肺出血型　尽早使用镇静剂及静脉激素。必要时可用强心药，慎用升压药和高渗溶液，补液不宜过快过多，以免加重出血。

3. 黄疸出血型　加强护肝、解毒、止血等治疗，可参照病毒性肝炎的治疗。

（四）后发症治疗

1. 后发热、反应性脑膜炎　简单对症，短期可缓解。

2. 葡萄膜炎　可采用 1%阿托品或 10%去氧肾上腺素滴眼扩瞳，必要时可用激素。

3. 闭塞性脑动脉炎　大剂量青霉素联合激素治疗，辅以血管扩张药。

三、住院医嘱示范

（一）长期医嘱

- 内科常规护理
- 一级护理
- 住隔离病房

- 吸氧 prn
- 普食
- 青霉素 40 万 U im q6h
- 氢化可的松 200mg iv gtt qd（入 500ml 溶液）

（二）临时医嘱

- 血常规＋ESR＋CRP
- 尿常规
- 便常规
- 心肌酶
- 血生化（肝、肾功能，电解质等）
- 中性粒细胞碱性磷酸酶积分
- 血气
- 血培养＋药敏（T≥38℃）
- 病毒九项
- PPD 试验
- 显微凝集试验
- 腰穿
- 脑脊液常规
- 脑脊液生化
- 脑脊液找钩体
- X 线胸部正、侧位片
- 腹部 B 超
- 心电图
- 物理降温（冰袋）

病程观察及处理

一、病程观察

1. 症状和体征的改变　主要观察患者体温、头痛、肌痛、呕吐、腹泻、咯血、尿血、阴道出血症状有无，尿量变化；神志情况、生命体征、皮肤出血点、肺部啰音，肝、脾触诊，颈抵抗及脑膜刺激征等体征变化情况。

2. 辅助检查结果的变化

（1）血常规　WBC、GR％的变化；尿常规：蛋白及细胞的变化。

(2) X线变化　胸片肺部病变的吸收情况。

(3) 腰穿脑脊液常规、生化及病原学改善情况。

(4) 血培养及血清学检查是否阴转。

(5) 血气分析　血氧分压、二氧化碳分压等的变化情况。

二、疗效分析及处理

1. 病情好转　体温逐渐恢复正常、头痛、肌痛、呕吐、腹泻、咯血、尿血、阴道出血症状好转；生命体征稳定，出血点减少，肺部啰音吸收，肝脾触诊好转，脑膜刺激征消失；血白细胞下降或恢复正常，胸部X线示肺部病变较前吸收，血清学检查及血培养转阴。

2. 病情恶化　演进至肺弥漫性出血型，表现心慌或烦躁，血痰或咯血，有窒息和恐惧感，最后至神志恍惚或昏迷；面色苍白或潮红，肺部干湿啰音增多，X线胸片呈点片状阴影、小片或大片融合。或出现休克或急性肾衰竭表现。处理上应及时应用青霉素和氢化可的松治疗，多数患者可获转机，3～5天症状改善；同时应行重症监护，积极补液抗休克治疗，必要时进行肾脏替代治疗。

出院小结

一、确定诊断

根据流行病学史，典型临床表现，特异性血清学检查或病原学检查阳性，可明确诊断。血清学检查可以确定病原的血清群。出院诊断包括分型与分期。

二、预后评估

与病情轻重、治疗早晚和正确与否有关。轻症者预后良好；起病2天内接受抗生素和对症治疗，恢复快，病死率低。重症者未得到及时、正确处理者，其预后不良，病死率高。葡萄膜炎与脑内动脉栓塞者，可遗留长期眼部和神经系统后遗症。

三、出院医嘱示范

- 明天出院
- 出院带药
- 按时服药，2周后门诊复查

✦ 避免受凉、过劳

案例教学

病历摘要

患者，男性，33岁，广东省番禺市农民，突然发热伴头痛、全身痛、纳差4天来诊（1999年7月3天）。1周前自觉乏力，4天前急起发热，伴畏寒及寒战，体温39℃，为稽留热；头痛明显，位于前额部；全身肌肉酸痛明显，包括颈、胸、腹、腰背肌和腿肌；1天前乏力明显，不能站立和行走。查体：眼结膜充血，无分泌物；软腭小出血点，双扁桃体II度肿大，咽部充血；腹股沟和腋窝可触及浅表淋巴结肿大，质软，有压痛，无红肿及化脓。肝脾轻度肿大，腓肠肌压痛。血白细胞 $12.1 \times 10^9/L$，中性粒细胞76%，淋巴细胞20%，红细胞 $5.2 \times 10^{12}/L$，血小板 $213.8 \times 10^9/L$。尿常规轻度蛋白尿，镜检可见红细胞、白细胞及管型。

问题

1. 本病例最可能的诊断是什么？依据是什么？
2. 为了明确诊断，需进一步做哪些检查？
3. 本病例应做哪些鉴别诊断？
4. 明确诊断后，试述治疗措施。

答案

1. 学习目的　了解钩端螺旋体病的临床表现。

本病例最可能的诊断是钩端螺旋体病流感伤寒型。依据是：①流行病学史：患者为年轻男性，居住钩体流行病区，夏季发病；②临床表现：急起发热，伴畏寒及寒战，高热，呈稽留热；头痛，全身肌肉酸痛，眼结膜充血，腹股沟及腋窝浅表淋巴结肿大，肝脾轻度肿大，腓肠肌压痛；③实验室检查：血白细胞总数及中性粒细胞轻度增高，尿常规有轻度蛋白尿，镜检可见红细胞、白细胞及管型。

2. 学习目的　了解确诊钩端螺旋体病的实验室检查。

血培养、显微凝集试验、腰穿脑脊液检查及分离病原。

3. 学习目的　列出钩端螺旋体病的鉴别诊断。

本病例应鉴别：①流行病感冒；②伤寒；③败血症等。

4. **学习目的 列出钩端螺旋体病的治疗措施。**

治疗应强调“三早一就地”治疗原则即早期发现、早期诊断、早期治疗、就地或就近治疗。

（一）一般治疗

早期卧床休息，给予易消化饮食，补充液体和电解质，高热酌予物理降温，并加强病情观察与护理。

（二）病原治疗

早期应用有效抗生素，可选青霉素、庆大霉素、四环素、三代头孢和喹诺酮类等。首选青霉素，常用剂量为 40 万 U，im q6h～q8h，疗程 7 天，或至退热后 7 天。为避免赫氏反应，首剂 5 万 U，4 小时后 10 万，渐过渡到 40 万 U，或同用静脉激素。

（三）对症治疗

如病情转重，可使用镇静剂，如安定、苯巴比妥、异丙嗪或氯丙嗪，必要时可 2～4 小时重复使用。

（赵 勇）

第 39 章

狂 犬 病

概述

狂犬病（rabies）是由狂犬病毒（rabies virus）侵犯中枢神经系统引起的急性传染病，是一种人畜共患疾病。其主要临床表现为特有的狂躁、恐惧不安、恐水、恐声、怕风、流涎和咽肌痉挛、进行性瘫痪。动物是本病的主要传染源，我国的狂犬病主要由犬传播。传播方式分为咬伤型及非咬伤型，后者主要是黏膜感染。人对狂犬病病毒普遍易感。发病与否与咬伤部位、创伤程度、局部处理情况和注射疫苗情况有关。

入院评估

一、病史询问要点

1. 起病因素　有狗或猫咬伤史。潜伏期多于 3 个月以内，平均 66.9 天。

2. 主要症状　前驱期持续 2～4 天，有低热、头痛、纳差，类似感冒；对痛、声、光、风等刺激开始敏感，伴咽喉紧缩感；已愈合的伤口及其神经支配区有麻木、发痒、刺痛或虫爬、蚁走等感觉异常。兴奋期持续 1～2 天，表现高度兴奋、极度恐怖、恐水（咽喉肌痉挛）。可伴大汗、流涎、精神失常、幻视、幻听等。麻痹期持续 6～18 小时，痉挛停止，进入昏迷状态。

二、体格检查要点

兴奋期可出现体温升高、心率快、瞳孔扩大，但神清。麻痹期进入昏迷状态。

三、门诊资料分析

血常规　白细胞总数轻至中度增多，中性粒细胞占 80% 以上。

四、继续检查项目

1. 脑脊液　细胞及蛋白质可稍增多，葡萄糖及氯化物正常。

2. 唾液及脑脊液病毒分离　接种鼠脑，1 周后可获结果。

3. 抗原检查 应用荧光抗体检查病理组织，数小时可获结果。

4. 中和抗体测定 WHO推荐使用快速荧光焦点抑制试验(RFFIT)。

5. 核酸检测 RT－PCR检查病毒RNA。

五、门诊医嘱示范

+ 建议转传染病专科医院就诊
+ 报传染病卡片
+ 隔离患者

病情分析

一、基本诊断

有被狂犬或病畜咬伤或抓伤史，出现典型症状，如恐水、怕风、怕光、多汗、流涎及伤口出现麻木、感觉异常，即可作出临床诊断。确诊有赖于检查病毒抗原、病毒核酸或尸检脑组织内基小体。

二、临床分期

依据临床症状进展可分为前驱期、兴奋期及麻痹期。

三、鉴别诊断

1. 破伤风 破伤风潜伏期短，有牙关紧闭及角弓反张而无恐水症状。

2. 病毒性脑膜脑炎 病毒性脑膜脑炎有严重神志改变及脑膜刺激征，脑脊液发现，免疫学试验及病毒分离等均有助于鉴别。

3. 脊髓灰质炎 脊髓灰质炎无恐水症状，肌痛较著，瘫痪时其他症状大多消退。

4. 类狂犬病性癔症 此类患者在被动物咬伤后不定时间内出现喉紧缩感，饮水困难且兴奋，但无怕风、流涎、发热和瘫痪，经暗示后常可迅速恢复。

四、并发症

1. 抗利尿激素分泌不当综合征 水潴留、尿排钠增多及稀释性低钠血症。

2. 肺炎 发热、咳嗽、咳痰、肺部啰音，X线胸片改变。

3. 急性肾衰 尿量减少、血肌酐水平上升等。

治疗计划

一、治疗原则

发病后以综合对症治疗为主。

二、治疗方法

1. 隔离病人　防止唾液污染，尽量保持患者安静。

2. 加强监护　包括吸氧，纠酸，维持水电平衡。有脑水肿时用脱水剂。有心动过速或心律失常者用β—受体阻滞剂或强心剂。呼吸衰竭可用呼吸机，必要时气管切开。

3. 发病前治疗包括伤口处理及预防接种，我国主要使用原代地鼠肾细胞培养疫苗，0、3、7、14、30 天 5 次，2ml/次 im。

三、住院医嘱示范

（一）长期医嘱

- 内科常规护理
- 特级护理
- 住隔离病房
- 吸氧 prn
- 禁食水
- 静脉补液（计算每天出入量，注意水电平衡及营养支持）

（二）临时医嘱

- 血常规＋ESR＋CRP
- 尿常规
- 便常规
- 心肌酶
- 血生化（肝、肾功能，电解质等）
- 血气
- 快速荧光焦点抑制试验
- 腰穿
- 脑脊液常规
- 脑脊液生化
- 脑脊液病毒分离
- X 线胸部正、侧位片
- 腹部 B 超

+ 心电图

病程观察及处理

一、病程观察

1. 症状和体征的改变　主要观察患者各期不同症状体征的演进。

2. 辅助检查结果的变化　注意水电、酸碱平衡。

3. 密切注意各重要脏器功能变化，以及脏器功能支持后的变化。

二、疗效分析及处理

病情恶化：历经三期典型变化，最终昏迷或呼吸循环衰竭。处理上积极脏器支持。

出院小结

一、确定诊断

确诊有赖于检查病毒抗原、病毒核酸或尸检脑组织内基小体。

二、预后评估

一旦发病，病死率几乎达100%。

案例教学

病历摘要

患者，男性，23岁，四川人。1周前到北京打工，因低热、乏力、恶心、烦躁不安2天来就诊，患者诉近1天对声、光、风刺激敏感，不能进食。既往体健。查体：体温38.0℃，脉搏100次/分，神清，极度恐怖状态，声嘶。

问题

1. 问病史时应注意询问哪些？

2. 为进一步明确诊断，应安排哪些检查？

3. 一旦明确诊断，应予以哪些处理？

答案

1. 学习目的　对狂犬病流行病学的认识。

临床上对于急性发热，进行性加重，对光、声、风敏感的病例，应考虑“狂犬病”的可能，在询问病史的时候，应注意询问有无被动物咬伤史，咬伤部位及愈合时间。

2. 学习目的 列出狂犬病诊断的实验室检查项目。

腰穿检查脑脊液常规及生化、RFFIT 法检测中和抗体、取患者唾液接种鼠脑分离病毒、取患者角膜印片应用荧光抗体技术检测病毒抗原。

3. 学习目的 对狂犬病治疗方法的了解。

治疗上以对症综合治疗为主。

(1) 离病人 防止唾液污染，尽量保持患者安静。

(2) 加强监护 包括吸氧，纠酸，维持水电平衡。有脑水肿时用脱水剂。有心动过速或心律失常者用β—受体阻滞剂或强心剂。呼吸衰竭可用呼吸机，必要时气管切开。

(赵 勇)

第 40 章

布氏杆菌病

概述

布氏杆菌病（brucellosis），也称波状热，是布氏杆菌引起的急性或慢性传染病，属自然疫源性疾病，临床上主要表现为病情轻重不一的发热、多汗、关节痛等。布氏杆菌为多形球状杆菌，革兰染色阴性，无芽胞形成；对光、热、常用化学消毒剂敏感。国内主要的传染源为羊，其次为牛和猪；牧民接羔为主要传染途径；人群普遍易感，多发生于春末夏初或夏秋之间。

入院评估

一、病史询问要点

1. 起病因素　密切接触家畜、野生动物、畜产品、布氏杆菌培养物等，或生活在疫区的居民。潜伏期1～3周，平均2周，有时可长至数月。

2. 主要症状

(1) 急性和亚急性感染　热型以弛张热多见，特征热型为波状热，占5%～20%；多汗常于深夜清晨体温骤降时出现，汗味酸臭；关节痛主要发生于骶髂、髋、膝、肩、腕、肘等大关节，呈锥刺状游走性，一般镇痛药无效；睾丸炎多单侧，可大如鹅卵，压痛明显；可伴有头痛、神经痛、无力、失眠、低热、纳差等症状。

(2) 慢性感染　表现疲劳、全身不适、精神抑郁、固定或反复发作的关节和肌肉疼痛。

二、体格检查要点

体温与脉搏分离。肝、脾、淋巴结大。

三、门诊资料分析

1. 血常规　血白细胞正常或轻度减少，淋巴细胞增多达60%以上，可轻中度贫血。

2. 红细胞沉降率加快。

四、继续检查项目

1. 血培养

2. 骨髓培养

3. 脑脊液培养

4. 试管凝集试验检测布氏杆菌抗体

五、门诊医嘱示范

- 建议转传染病专科医院就诊
- 报传染病卡片
- 隔离患者
- 利福平 600mg po qd
- 多西环素 200mg po qd

病情分析

一、基本诊断

我国CDC布氏菌病诊断标准为：①流行病学接触史；密切接触家畜、野生动物、畜产品、布氏杆菌培养物等，或生活在疫区的居民；②临床症状和体征应排除其他疑似疾病；③实验检查：病原分离、试管凝集试验、补体结合试验、抗人球蛋白试验阳性。凡具备①、②项和第③项中的任何一项检查阳性即可确诊为布氏菌病。

二、临床类型/临床分期

可分为亚临床感染、急性和亚急性感染、慢性感染、复发和局灶性感染。亚临床型可无临床表现，仅血清学呈低滴度阳性；急性及亚急性感染诊断前典型症状持续时间分别为2～3个月和3个月到1年，血清学及骨髓培养均阳性；慢性感染诊断前症状持续大于1年，主要症状以神经精神症状及低热为主，血清学阴性或低滴度；复发类似急性期，但发热较高，出汗、疲劳及衰弱，需与再感染鉴别；局限性感染为未经治疗的亚急性及慢性病例，累及骨、关节、泌尿生殖器、肝及脾，血清学及培养均阳性。

三、鉴别诊断

本病主要需与伤寒、副伤寒、风湿热、肺结核、疟疾等相鉴别。鉴别要点是本病的特征性表现：发热伴出汗、关节痛、神经痛、全身软弱；游走性关节痛；高热但神志精神尚可，很少谵安。再结合流行病学和实验室检查可得出正确诊断。

1. 伤寒　在伤寒流行季节（夏秋季）和流行地区出现，主要表现为持续性高热（40～41℃），稽留热型，持续1～2周以上，并出现特殊中毒面容，相对缓脉，皮肤玫瑰疹，肝、脾大，血白细胞总数低，嗜酸性粒细胞减少或消失，肥达反应及骨髓培养阳性。血清学及培养可以协助鉴别。

2. 肺结核　其常见症状有午后低热、咳嗽、咳痰、咯血、胸痛、气急、伴乏力、盗汗、倦怠、纳差及消瘦；疾病进展扩散时可出现高热，PPD阳性，出现典型肺部X线表现，痰涂片及培养阳性可确定诊断。

3. 疟疾　流行季节曾去流行地区的患者及输血后1～2周发热者中，表现周期性发冷、发热、出汗的发作和间歇期症状的消失，脾肿大及口唇疱疹，血涂片查疟原虫阳性，或应用抗疟治疗后体温下降症状消失可协助诊断。

四、并发症

急性期可并发心内膜炎、心包炎、心肌炎、脑膜脑炎、脑膜炎、脊髓炎、支气管肺炎、胸膜炎、子宫内膜炎等。

治疗计划

一、治疗原则

治疗原则以抗感染为主的综合性治疗。

二、治疗办法

1. 一般治疗　注意休息，补充必要营养，对症治疗。

2. 病原治疗 WHO的首选方案为利福平（600～900mg/d）和多西环素（200mg/d），连用6周。有神经系统受累者选用四环素（2g/d，6周）加链霉素（1g/d，3周）。

3. 对症治疗　高热者可使用解热镇痛药，感染累及神经系统者或长期睾丸痛者可使用激素。

三、住院医嘱示范

（一）长期医嘱

- 内科常规护理
- 二级护理
- 住隔离病房

- 吸氧 prn
- 普食
- 利福平 600mg po qd
- 多西环素 200mg po qd

（二）临时医嘱

- 血常规＋ESR＋CRP
- 尿常规
- 便常规
- 心肌酶
- 血生化（肝、肾功能，电解质等）
- 中性粒细胞碱性磷酸酶积分
- 血气
- 血培养＋药敏（T≥38℃）
- 骨髓培养
- 脑脊液培养
- 试管凝集试验检测布氏杆菌抗体
- 病毒九项
- 肥达外斐反应
- ASO＋RF
- X线胸部正、侧位片
- 腹部B超
- 心电图
- 物理降温（冰袋）
- 脑电图（脑膜病变者）
- 淋巴结病理（淋巴结肿大者）

病程观察

一、病情观察

1. 症状和体征的改变　主要观察患者体温、多汗、关节痛、头痛、乏力、纳差症状变化；淋巴结触诊，肝、脾触诊，颈抵抗及脑膜刺激征等体征变化情况。

2. 辅助检查结果的变化

(1) 血常规　WBC、LYM%、红细胞沉降率的变化。

(2) 腰穿脑脊液常规、生化及病原学改善情况。

(3) 血培养、骨髓培养及血清学检查是否阴转。

二、疗效分析及处理

1. 病情好转　体温逐渐恢复正常、多汗、关节痛、头痛、乏力、纳差症状好转；生命体征稳定，肿大淋巴结消失，肝、脾触诊好转，脑膜刺激征消失；血白细胞恢复正常，血清学检查及血培养转阴。应继续目前抗生素治疗。

2. 病情恶化　体温反复升高，多汗、关节痛、头痛、乏力、纳差症状未见明显缓解，心脏杂音变化，UCG 出现心内膜赘生物；或出现神志改变，脑膜刺激征阳性。下一步：①加强抗感染治疗；②应用激素；③心外科及神经内科会诊；④对症治疗。

出院小结

一、确定诊断

根据流行病学史，典型临床表现，特异性血清学检查或病原学检查阳性，可明确诊断。

二、预后评估

一般预后良好。症状出现 1 个月内，经正规、足疗程的治疗可治愈。主要致死原因为并发心内膜炎和神经系统并发症，其中 84%心内膜炎发生在原有主动脉瓣异常和充血性心力衰竭者。如遗留骨、关节器质性损害，使肢体活动受限。如遗留中枢神经系统后遗症，使肢体活动受限或精神异常。部分慢性病例治疗效果差。

三、出院医嘱示范

- 明天出院
- 出院带药
- 按时服药，2 周后门诊复查
- 避免受凉、过劳

病例教学

病历摘要

患者 42 岁，男性，发热 40 天入院。40 天前无明显诱因出现发热，伴畏寒，体温波动在 38～39℃，夜间体温较高，伴多汗、乏力、头痛、纳差，外院予青霉素、先锋霉素 V 治疗无效，体温持续在39℃左右。既往体健。发病前村庄周围有羊死亡，且其周围有相同发热疾病患者。患者职业为游艺厅经理，出售并经常食用羊肉串。查体：T 39.5℃，P 90次/分，R 20次/分，BP 140/70 mmHg，急性病容；左锁骨上可及数枚淋巴结，最大直径约2.0cm，无触痛，活动好；咽部充血；双肺未及干湿啰音；HR 90次/分，律齐，无杂音；腹软，上腹轻压痛，肝肋下0.5cm，质中，脾肋下0.5cm，质中，肝、脾区无叩痛。血白细胞5.6×10^9/L，淋巴细胞62%，红细胞沉降率20mm/h。

问题

1. 可能的诊断是什么？为明确诊断，下一步应予哪些实验室检查？

2. 患者入院后检查，布氏杆菌凝集试验结果1∶256；B超示脾大，淋巴结活检：组织细胞增生。试述治疗措施。

3. 患者利福平（600～900mg/d）和多西环素（200mg/d）治疗5天后体温正常，7天出院后继续服药1周后停药，出院后2周再次发热，怎么解释，应该如何处理？

答案

1. 学习目的　熟悉布氏杆菌病的临床表现及实验室检查。

患者表现为不规则热，无波浪热，无关节疼痛、泌尿系及神经系统症状，但有多汗、肝、脾和淋巴结大，末梢血淋巴细胞比例增高，结合流行病学情况，发病前村庄周围有羊死亡，且其周围有相同发热疾病患者。诊断首先考虑布氏杆菌病的可能比较大。可立即行血培养、骨髓培养、试管凝集试验检测布氏杆菌抗体。

2. 学习目的　列出治疗原则及方法。

治疗原则以抗感染为主的综合性治疗。

（1）一般治疗　注意休息，补充必要营养，对症治疗。

（2）病原治疗　WHO的首选方案为利福平（600～900mg/d）和多西环素（200mg/d），连用6周。

（3）对症治疗　可使用解热镇痛药。

3. 学习目的　了解布氏杆菌病的治疗过程。

患者住院期间正规联合治疗后，疗效较好；但布氏杆菌寄生于细胞内，疗程要充分（6 周）才能避免复发。此种情况布氏杆菌病复发的可能性很大，可进一步检查确诊。处理上应继续应用两种有效抗生素联合长疗程治疗，以期得到好的疗效。

（赵　勇）

第41章

炭　疽

概述

炭疽（anthrax）是炭疽杆菌引起的动物源性传染性疾病。临床上主要表现为局部皮肤坏死及特异的黑痂，或表现为肺部、肠道及脑膜的急性感染，有时伴有炭疽杆菌性败血症。炭疽杆菌（*Bacillus anthracis*）是一种革兰阳性杆菌，在宿主体内形成荚膜，产生三种外毒素，包括保护性抗原、水肿因子和致死因子。传染源主要为患病的食草动物，如牛、羊、马和骆驼。患者的痰、粪便及病灶渗出物具有传染性。传播途径包括直接或间接接触病畜或半成品，进食污染的食物，吸入带芽胞的尘埃。人群普遍易感，感染后有持久的免疫力。

入院评估

一、病史询问要点

1. 起病因素　注意流行病学接触史，潜伏期1～5天，最短12小时，最长2周。

2. 主要症状　皮肤炭疽多见于面、颈、肩、手和脚等裸露部分的皮肤。初为斑疹或丘疹，次天出现水疱，中心出血坏死，水肿区逐渐扩大。其后焦痂形成，稍痒、不痛，无脓肿形成。1～2周愈合。伴轻中度发热、头痛及全身不适。

肺炭疽早期有流感样症状，2～4天后出现严重呼吸困难、高热、发绀、咯血、喘鸣、胸痛和出汗。肠道炭疽症状包括高热、剧烈腹痛、腹泻、呕血、黑便。口咽部炭疽有严重咽痛、颈部肿胀、吞咽困难、呼吸困难。

二、体格检查要点

1. 裸露部分皮肤斑疹、丘疹、水疱、溃疡、焦痂（炭疽痈），无脓肿。

2. 肺炭疽可出现湿啰音、哮鸣音和胸膜摩擦音。

3. 肠道炭疽可出现腹肌紧张、腹部压痛及反跳痛，合并腹水可出现移动性浊音阳性。

4. 口咽部炭疽可触及颈部淋巴结肿大。

三、门诊资料分析

1. 血常规　白细胞（10～20）$\times 10^9$/L，有时可达 60×10^9/L，中性粒细胞比例增高。

2. X线胸片　可有纵隔增宽、胸腔积液和支气管肺炎征象。

四、继续检查项目

1. 分泌物、水疱液、血液、脑脊液培养及涂片染色

2. 抗荚膜抗体和PA外毒素抗体的免疫印迹试验

3. 标本进行动物接种

4. 血生化及血气

五、门诊医嘱示范

- 立即隔离患者，报传染病卡片，实验室诊断后转传染病专科医院
- 青霉素200万～800万U iv gtt q6h
- 补液

病情分析

一、基本诊断/初步诊断

有比较明确或可疑的流行病学资料；结合无痛性非凹陷性水肿、焦痂溃疡诊断皮肤炭疽；结合出血性肺炎和纵隔影增宽诊断肺炭疽；结合出血性肠炎诊断肠炭疽。结合实验室检查可做出临床诊断。

二、临床类型

依侵入途径不同分为5型，包括皮肤炭疽、肺炭疽、肠道炭疽、口咽部炭疽、炭疽败血症。

三、鉴别诊断

1. 皮肤炭疽鉴别痈、蜂窝织炎、恙虫病；流行病学和典型的皮肤病变演变是鉴别要点。

2. 肺炭疽鉴别大叶性肺炎、钩端螺旋体病和肺鼠疫。

3. 肠炭疽鉴别出血坏死性肠炎、肠套叠。

四、并发症

1. 败血症　常合并于肺、肠和严重皮肤炭疽。除原发部位表

现外，全身毒血症状严重，高热、寒战。易发生休克和脑膜炎而恶化死亡。

2. 脑膜炎　常合并于肺炭疽及炭疽败血症。出现头痛、烦躁、嗜睡、神志不清与昏迷等表现；颈抵抗，克氏征和布氏征阳性。

治疗计划

一、治疗原则

治疗原则以抗感染为主的综合性治疗。

二、治疗方法

1. 一般治疗

患者应严密隔离，卧床休息。污染物及排泄物严格消毒或焚毁。多饮水及给流食或半流食，入量不足者适量静脉补液。皮肤恶性水肿或重症患者应用静脉肾上腺皮质激素，皮肤局部可用1∶2000高锰酸钾温敷。颈部肿胀影响呼吸者可气管插管或切开。对出血、休克、和神经系统症状者给予相应的处理。

2. 病原治疗

青霉素G是治疗炭疽的首选药物。氨基糖苷类、红霉素与氯霉素亦有较好的治疗效果。喹诺酮类抗菌药物对本病亦有疗效。

三、住院医嘱示范

(一) 长期医嘱

✦ 内科常规护理

✦ 一级护理

✦ 住隔离病房

✦ 吸氧 prn

✦ 流食

✦ 青霉素 G 200 万 U iv gtt q6h

✦ 氢化可的松 200mg iv gtt qd

✦ 静脉补液

(二) 临时医嘱

✦ 血常规＋ESR＋CRP

✦ 尿常规

✦ 便常规＋OB

- 心肌酶
- 血生化（肝、肾功能，电解质等）
- 中性粒细胞碱性磷酸酶积分
- 血气
- 分泌物、水疱液、血液、脑脊液涂片染色
- 分泌物、水疱液、血液、脑脊液培养
- 血培养＋药敏（T≥38℃）
- X线胸部正、侧位片
- 腹部B超
- 心电图

病程观察及处理

一、一般处理/病程观察

1. 症状和体征的改变　主要观察患者皮肤病变的演进，其次体温、呼吸困难、咯血、胸痛、腹痛、腹泻、呕血、黑便症状有无好转，生命体征、皮肤出血点、颈部淋巴结、肺部啰音、胸膜摩擦音、腹部肌紧张及压痛、移动性浊音等体征变化情况。

2. 辅助检查结果的变化

（1）血常规　WBC、GR%的变化。

（2）X线变化　胸片肺部病变的吸收情况。

（3）血及各种体液培养及血清学检查是否阴转。

（4）血气分析　血氧分压、二氧化碳分压等的变化情况。

二、疗效分析及处理

1. 病情好转　皮肤病变焦痂形成并脱落愈合；体温逐渐恢复正常、呼吸困难、咯血、胸痛、腹痛、腹泻、呕血、黑便症状好转；生命体征稳定，出血点减少，肺部啰音吸收，胸膜摩擦音消失，腹部压痛好转，移动性浊音消失；血白细胞下降或恢复正常，胸部X线示肺部病变较前吸收，血清学检查及血培养转阴。

2. 病情恶化　发热、寒战等全身毒血症状严重。出现感染性休克及脑膜炎表现。下一步：①加强监护各脏器功能及水电酸碱平衡；②积极液体复苏及各脏器功能支持；③加大青霉素剂量，可800万U，q6h。

出院小结

一、确定诊断

根据流行病学史，典型临床表现，特异性血清学检查或病原学检查阳性，可明确诊断。出院诊断注明不同的入侵途径。

二、预后评估

预后与就诊早晚有直接关系。皮肤型炭疽病死率为5%～11%，吸入型肺炭疽死亡率80%以上，肠道炭疽死亡率25%～75%，炭疽败血症病死率为80%～100%。

三、出院医嘱示范

- 明天出院
- 出院带药
- 按时服药，2周后门诊复查
- 避免受凉、过劳

病例教学

病历摘要

患者男性，55岁，农民，发热3天来诊。3天前出现发热，37.5℃，伴头痛、身痛、乏力，自服感冒药无效；1天来加重，持续高热，伴畏寒、寒战，剧烈咳嗽，咳血性痰，伴胸痛及呼吸困难。起病前1天曾帮助邻居剥牛皮及分割牛肉，牛为病死牛，口鼻出血而亡。查体：T39.8℃、BP90/50mmHg、P140次/分、R30次/分。急性重病容、呼吸困难、双肺满布湿啰音，颈无抵抗、克氏征（—），肢端发凉及发绀。血白细胞19×10^9/L，中性粒90%。

问题

1. 可能的诊断是什么？为明确诊断，下一步应予哪些实验室检查？

2. 此情况下最重要的预防措施是什么？

3. 明确诊断后，试述治疗措施。

答案

1. 学习目的　熟悉炭疽的临床表现及实验室检查。

患者表现为严重出血型肺炎，结合病死畜接触的流行病学史，诊断首先肺炭疽的可能比较大，并有败血症的可能。可立即行痰涂片检查炭疽杆菌，可见粗大竹节状革兰阳性细菌。进一步使用免疫印迹试验检查抗荚膜抗体。

2. 学习目的　了解传染源及预防措施。

因为严重的肺炭疽患者存在传染性，对此患者应严格隔离。

3. 学习目的　列出治疗原则及方法。

治疗原则以抗感染为主的综合性治疗。

(1) 一般治疗

患者应严密隔离，卧床休息。污染物及排泄物严格消毒或焚毁。多饮水及给流食或半流食，入量不足者适量静脉补液。此患者应密切注意各脏器功能并给予脏器保护。

(2) 病原治疗

青霉素G是治疗炭疽的首选药物。氨基糖苷类、红霉素与氯霉素亦有较好的治疗效果。喹诺酮类抗菌药物对本病亦有疗效。

（赵　勇）

第42章

流行性斑疹伤寒

概述

流行性斑疹伤寒（epidemic typhus）是由普氏立克次体通过体虱传播感染人体所致的急性传染病。其临床表现为高热、皮疹及中枢神经系统症状。本病的流行与天灾、饥荒、战争有密切关系。

入院评估

一、病史询问要点

1. 起病因素　本病多发生于冬春季，尤其当发生天灾或战争时，发病季节、疫区居民或病前1月内曾到疫区旅游、有被虱叮咬史等对诊断有重要参考价值。

2. 主要症状　高热、皮疹及中枢神经系统症状为常见临床表现。发热多呈稽留热型，伴畏寒、寒战、头痛、肌痛、面部及眼结膜充血。如无并发症，高热持续2～3周消退，于2～3天内体温迅速降至正常。常于病程第4～6天开始出现皮疹，先见于躯干上部，迅速波及全身，但面部极少发生。中枢神经系统症状可有头痛、头晕、失眠、耳鸣及听力减退，也可表现为反应迟钝、烦躁不安、谵妄甚至昏迷，可有脑膜刺激征。心血管系统可出现心率加快、心律失常、低血压、休克等表现；呼吸系统可出现支气管炎的表现；消化系统症状可表现为纳差、恶心、呕吐、腹胀、便秘。

二、体格检查要点

1. 皮疹　常于病程第4～6天开始出现皮疹，先见于躯干上部，迅速波及全身，但面部极少发生。皮疹初为鲜红色充血性斑丘疹，压之褪色，后变为暗红色或出血性。皮疹持续1～2周后消退，退后遗留有色素沉着。

2. 其他体征　可呈急性病容，心率增快，可有脑膜刺激征，90％患者可出现脾大，部分病例可出现肝大。

三、门诊资料分析

1. 血常规 周围血白细胞计数多正常，中性粒细胞可升高，嗜酸性粒细胞显著减少，血小板也减少。

2. 尿常规 蛋白尿常见，偶有红白细胞及管型。

四、继续检查项目

1. 血清学检查

(1) 外斐反应 普氏立克次体与变形杆菌 OX_{19} 的抗原部分相同，故患者血清与变形杆菌 OX_{19} 可产生凝集反应。效价大于1∶160或病程中前后有4倍以上增高者有意义。起病2～3周时效价最高，3～6个月内转阴。本试验特异性较差，不能与地方性斑疹伤寒相鉴别。其他如回归热、布氏菌病、钩端螺旋体病、疟疾、伤寒等也可能出现阳性反应，但效价较低。

(2) 普氏立克次体凝集试验 用普氏立克次体与患者血清进行凝集试验，特异性高，病程第5天即可出现阳性反应，2～3周阳性率几乎达100%。地方性斑疹伤寒患者也可出现效价较低的阳性反应。

(3) 补体结合试验 用普氏立克次体抗原与患者血清进行补体结合试验，第1周阳性率可达65%，第2周达100%。用提纯的普氏立克次体颗粒性抗原进行补体结合试验，具有种特异性，可以区别流行性斑疹伤寒和地方性斑疹伤寒。

(4) 间接血凝试验 敏感性较外斐反应高，也不能与地方性斑疹伤寒鉴别。血凝抗体于病程第5～7天出现，迅速上升，维持2～10周，效价大于1∶100为阳性。

2. 病原体分离 立克次体血症通常出现于病后1周内，在发病早期最好是应用抗菌药物之前取患者血液3～5ml接种于雄性豚鼠腹腔，7～10天后豚鼠可出现发热，取其睾丸鞘膜和腹膜刮片检查或取脑、肾上腺、脾组织涂片，染色后镜检，可于胞浆中找到大量立克次体。

3. 分子生物学检查 聚合酶链反应可检测患者血清中或白细胞内的普氏立克次体DNA，敏感性高，特异性强，但可出现假阳性。

五、门诊医嘱示范

✦ 填报传染病卡

- 多西环素 0.1 bid
- 物理降温或对乙酰氨基酚 1片 prn（体温≥38.5℃时）
- 收住院

病情分析

一、基本诊断

根据患者①流行病学资料：发病季节、疫区居民或病前1月内曾到疫区旅游、有被虱叮咬史等对诊断有重要参考价值；②症状：突起高热，病程第4～6天出现皮疹，伴有中枢神经系统症状应考虑本病；③查体：常于病程第4～6天开始出现皮疹，先见于躯干上部，迅速波及全身，但面部极少发生。皮疹初为鲜红色充血性斑丘疹，压之褪色，后变为暗红色或出血性。此外可有肝、脾大等；④血常规周围血白细胞计数多正常，中性粒细胞可升高，嗜酸性粒细胞显著减少，血小板也减少；⑤外斐反应：效价大于1∶160或双份血清效价有4倍以上升高者，有诊断价值；有条件者也可进行其他特异性实验室检查。

二、临床类型/临床分期

1. 典型斑疹伤寒　起病多急骤，少数患者发病前2～3天可出现前驱症状，如疲乏、头痛、头晕、畏寒等。发热：多于起病1～2天内上升至39～40℃，呈稽留热型，伴畏寒、寒战、头痛、肌痛、面部及眼结膜充血。如无并发症，高热持续2～3周消退，于2～3天内体温迅速降至正常。皮疹：常于病程第4～6天开始出现皮疹，先见于躯干上部，迅速波及全身，但面部极少发生。皮疹初为鲜红色充血性斑丘疹，压之褪色，后变为暗红色或出血性。皮疹持续1～2周后消退，退后遗留有色素沉着。中枢神经系统症状：可有头痛、头晕、失眠、耳鸣及听力减退，也可表现为反应迟钝、烦躁不安、谵妄甚至昏迷，可有脑膜刺激征。

2. 轻型斑疹伤寒　常见于本病流行区的居民。热程较短，1～2周，热度低，39℃左右，多为弛张型。全身中毒症状较轻，主要表现为头痛及全身疼痛。皮疹少或无，仅见于胸腹部，1～2天消退。中枢神经系统症状不明显，肝脾大少见。

3. 复发型斑疹伤寒　我国少见。患者多因首次患病后，普氏立克次体长期潜伏于体内，当机体免疫力下降时复发。病情较轻，热程短，7～11 天，弛张热型，少或无皮疹，除头痛外，全身中毒症状及中枢神经系统症状均不明显。

三、鉴别诊断

1. 地方性斑疹伤寒　多为地方流行或散发，夏秋季常见，由鼠蚤传播。病情较轻，皮疹少，多为充血性，出血性皮疹少见，神经系统症状较轻。患者血清对莫氏立克次体发生凝集反应，病原体分离可区分两种斑疹伤寒。

2. 恙虫病　有一定的地区性分布，临床上以发热、原发性焦痂或溃疡、淋巴结肿大及皮疹为特征。变形杆菌 OX_{19} 凝集试验阴性而 OX_k 凝集试验阳性，立克次体凝集试验及补体结合试验可以鉴别。

3. 伤寒　起病较缓，体温常呈阶梯上升，相对缓脉。可出现玫瑰疹，稀少，淡红色，压之褪色，疹退后无色素沉着。血白细胞常减少，嗜酸细胞减少或消失。肥达反应阳性，外斐反应阴性或低效价阳性，血、尿、便或骨髓培养可有伤寒杆菌生长。

4. 回归热　有典型热型，皮疹少见，有腓肠肌压痛，血涂片及骨髓涂片可找到回归热螺旋体。

5. 流行性出血热　有发热、出血表现及肾损害，出现异型淋巴细胞，血清学检查特异性抗体阳性。

6. 流行性脑脊髓膜炎　有明显的脑膜刺激征，意识障碍出现早，皮肤可见淤点或淤斑，脑脊液有明显改变，可找到脑膜炎双球菌。

除上述疾病外，本病还需与钩端螺旋体病、麻疹等疾病鉴别。

四、病因分析

本病多发生于冬春季，尤其当发生天灾或战争时，由于卫生条件差，不能经常洗澡或换洗衣服，使体虱孳生传播本病。本病患者是主要的传染源，自潜伏期末 1～2 天至热退后数天，患者的血液均具有传染性，而以病程第 1 周传染性最强。体虱是主要的传播媒介，头虱、阴虱也可传播本病。体虱吸入患者血液后，普氏立克次体在虱的肠上皮细胞中繁殖，再进入其肠腔随粪便排出。当体虱吸血时，常排出粪便，而人被虱叮咬处发痒，搔痒使病原体通过皮肤破损处侵入人体致病。干燥虱粪中的普氏立克次体偶可通过呼吸道和眼结膜侵入人体。人对普氏立克次体普遍易感，病后可获得持久的免疫力。

五、并发症

1. 支气管肺炎　支气管肺炎是流行性斑疹伤寒常见的并发症。可出现咳嗽、咳痰等症状，胸片可见斑片影。

2. 脑膜脑炎　可有头痛、恶心、呕吐及脑膜刺激征。

3. 胸膜炎　可有胸痛、气急等症状，听诊有胸膜摩擦音，胸片可有胸腔积液表现。

4. 其他　可并发中耳炎、腮腺炎、心内膜炎、心肌炎、中毒性肝炎、急性肾炎等。

治疗计划

一、治疗原则

治疗原则为以抗感染为主的综合性治疗。

二、治疗办法

1. 对症和支持治疗　病人必须更衣灭虱，卧床休息，注意口腔护理及体位变换，防止发生肺部感染及褥疮。给予高热量半流质饮食，供给足够的水分，成人 3000ml/d 左右，心功能不全者酌减。

2. 抗感染治疗　四环素或氯霉素，成人 1.5～2g/d，分 4 次口服；多西环素，成人 0.2g/d，分 2 次口服；红霉素，成人 1g/d，分 4 次口服。儿童剂量酌减。如不能口服，可静脉内给药。通常用药后 1～2 天可退热，体温正常后可继续用药 3～4 天，皮疹于体温正常后数天消退。

3. 并发症的治疗　有剧烈头痛可予止痛剂，有严重神经系统症状者可予镇静剂，毒血症状严重者可予肾上腺皮质激素，出现心功能不全可予强心剂，出现急性肾衰竭者可行血液透析。

三、住院医嘱示范

（一）长期医嘱

✦ 内科护理常规

✦ 二级护理

✦ 普食或半流食

✦ 抗生素静点或口服

✦ 补液

（二）临时医嘱

✦ 血常规＋ESR＋CRP

✦ 尿常规

✦ 便常规

✦ 血气分析

✦ 心肌酶

✦ 血生化（肝、肾功能，电解质等）

✦ 中性粒细胞碱性磷酸酶积分

✦ 肥达外斐反应

✦ 普氏立克次体凝集试验（有条件时可进行）

✦ 血培养＋药敏（T≥38℃）

✦ X线胸部正、侧位片

病程观察

一、病情观察

1. 症状和体征的改变　主要观察患者体温、皮疹及中枢神经系统症状的变化情况。

2. 辅助检查结果的变化　血常规：WBC、GR%、EOS%、血小板的变化。

二、疗效分析及处理

1. 病情好转　体温逐渐恢复正常；头痛、头晕、失眠、耳鸣等中枢神经系统症状好转；皮疹消退；血白细胞、嗜酸性粒细胞、血小板恢复正常。应继续目前抗生素治疗。

2. 病情无变化　仍有发热，头痛、头晕、失眠、耳鸣等中枢神经系统症状无好转；血白细胞、嗜酸性粒细胞、血小板未恢复正常。下一步：①考虑诊断是否正确？②是否需调整抗生素。

3. 病情反复　患者体温正常后又出现发热，血WBC正常后又升高或降低。下一步：①原发病反复？合并感染？出现并发症？积极寻找病原学证据；②调整抗生素；③积极处理并发症。

4. 病情恶化　体温继续升高，中枢神经系统症状加重或出现意识障碍，或出现血压下降、休克、心肾功能不全等。下一步：

①考虑诊断是否正确？②积极寻找其他可能病因；③加强对症支持治疗；④积极处理并发症。

住院小结

一、确定诊断

外斐反应：效价大于 1∶160 或双份血清效价有 4 倍以上升高；普氏立克次体凝集试验阳性，颗粒性抗原补体结合试验阳性；有条件者可进行分子生物学检查。

二、预后评估

由于应用有效的抗生素治疗，病死率已明显下降。预后取决于年龄、有无并发症、开始治疗时间等因素。有严重毒血症状、支气管肺炎、显著中枢神经系统症状等预后不良。

三、出院医嘱

- 明日出院
- 出院带药
- 按时服药，2 周后门诊复查
- 避免受凉、过劳，注意个人卫生，灭虱

病例教学

病历摘要

患者男性，20 岁农民，于 12 月 20 日就诊，主诉 4 天前突然发冷、发热，最高体温达 39℃以上，伴头痛，可疑曾被虱叮咬。查体：T39℃，结膜充血，皮肤散在充血性斑丘疹，肝、脾大，外斐反应变形杆菌 OX_{19} 凝集试验阳性。

问题

1. 患者最可能的诊断是什么？
2. 还应与哪些疾病鉴别？
3. 应该采用何种药物治疗？
4. 住院 4 天后仍发热 38.4℃，并出现咳嗽，怎么解释，应该如何处理？

答案

1. 学习目的　明确流行性斑疹伤寒的诊断依据。

患者居住在农村，发热伴头痛、皮疹、肝大、脾大，外斐反应变形杆菌 OX_{19} 凝集试验阳性，首先考虑斑疹伤寒的可能性。冬季发病，有可疑虱叮咬史，流行性斑疹伤寒可能性大。进一步与地方性斑疹伤寒鉴别可以行立克次体凝集试验、补体结合试验或病原体分离。

2. 学习目的　了解应与流行性斑疹伤寒进行鉴别诊断的常见疾病。

首先应与地方性斑疹伤寒鉴别：地方性斑疹伤寒多为地方流行或散发，夏秋季常见，由鼠蚤传播，病情较轻，皮疹少，神经系统症状较轻，患者血清对莫氏立克次体发生凝集反应，病原体分离可区分两种斑疹伤寒。恙虫病：临床上以发热、原发性焦痂或溃疡、淋巴结肿大及皮疹为特征，外斐反应变形杆菌 OX_{19} 凝集试验阴性而 OX_{k} 凝集试验阳性，立克次体凝集试验及补体结合试验可以鉴别。伤寒：起病较缓，体温常呈阶梯上升，相对缓脉，可出现玫瑰疹，血白细胞常减少，嗜酸细胞减少或消失，肥达反应阳性，外斐反应阴性或低效价阳性，血、尿、便或骨髓培养可有伤寒杆菌生长。此外，还应与回归热、流行性出血热、流行性脑脊髓膜炎、钩端螺旋体病、麻疹等疾病鉴别。

3. 学习目的　了解流行性斑疹伤寒的治疗原则。

以抗感染治疗为主。抗生素选择主要为四环素、氯霉素或多西环素，也可使用红霉素。如不能口服，可静脉内给药。

4. 学习目的　认识流行性斑疹伤寒常见并发症的诊治。

支气管肺炎是流行性斑疹伤寒常见的并发症。患者经针对病原体的治疗后仍发热，并出现呼吸道症状，应注意出现并发症的可能。应查X线胸片、血培养和痰培养，根据结果予以相应治疗。

（田　瑛）

第43章

地方性斑疹伤寒

概述

地方性斑疹伤寒（endemic typhus）是由莫氏立克次体通过鼠蚤传播感染人体引起的急性传染病，其临床表现、发病原理、诊断和治疗都与流行性斑疹伤寒相似，但病情较轻，病程较短，病死率低。

入院评估

一、病史询问要点

1. 起病因素　居住在本病流行区或发病前1个月曾到过本病流行区，工作或生活环境中有鼠类活动，曾被蚤叮咬等对诊断有重要参考价值。

2. 主要症状　高热、皮疹及中枢神经系统症状为常见临床表现，与流行性斑疹伤寒相似，但病情较轻，病程较短。起病多急骤，少数有1～2天前驱症状，如头痛、疲乏、纳差。多为弛张热，体温在1周左右达高峰，一般在39℃左右，伴有头痛、全身疼痛、结膜充血等。热程9～14天，然后逐渐退热。50％～80％病例出现皮疹，一般开始于病程第5（2～8）天。中枢神经系统症状一般较轻，可出现头痛、头晕、失眠、烦躁、听力减退，偶见谵妄、脑膜刺激征等，极少发生意识障碍。约半数病人出现脾肿大，肝大较少见。支气管炎多见，偶有支气管肺炎。循环系统受累较少，可有心动过缓和轻度低血压。

二、体格检查要点

1. 皮疹　50％～80％病例出现皮疹，一般开始于病程第5（2～8）天。首先出现于躯干上部，1～2天内遍及全身，数量较流行性斑疹伤寒少，面、颈、手掌、足心一般无皮疹。皮疹初起为粉红色斑疹，压之褪色，逐渐转为暗红色斑丘疹，压之不褪色。皮疹多于7～10天内消退。

2. 其他体征　可有脑膜刺激征，约半数病人出现脾大，肝大较少见。可有心动过缓和轻度低血压。

三、门诊资料分析

1. 血常规　发病早期，部分病例有白细胞及血小板减少。而后，部分患者白细胞总数可升高。

2. 血生化　部分病例血清 ALT、AST、AKP 和 LDH 等升高，还可有低蛋白血症、低钠血症和低钙血症等。

四、继续检查项目

1. 血清学检查

(1) 外斐反应　患者血清也可与变形杆菌 OX_{19} 发生凝集反应，但效价较流行性斑疹伤寒低，阳性反应出现于病程第 5～17 天。效价大于 1∶160 或病程中前后有 4 倍以上增高者有意义。外斐反应特异性较差，不能与流行性斑疹伤寒鉴别。

(2) 立克次体凝集试验　用莫氏立克次体与患者血清进行凝集试验，阳性率高，特异性强，与流行性斑疹伤寒有部分交叉凝集。

(3) 补体结合试验　用莫氏立克次体颗粒性抗原进行补体结合试验，具有种特异性，可以区别流行性斑疹伤寒和地方性斑疹伤寒。

2. 病原体分离　立克次体血症通常出现于病后 1 周内，在发病早期最好是应用抗菌药物之前取患者血液 3～5ml 接种于雄性豚鼠腹腔，豚鼠出现发热后取其睾丸鞘膜和腹膜刮片检查或取脑、肾上腺、脾组织涂片，染色后镜检，可于胞浆中找到大量立克次体。

3. 分子生物学检查　聚合酶链反应可检测患者血清中或白细胞内的莫氏立克次体 DNA，敏感性高，特异性强，但可出现假阳性。

五、门诊医嘱示范

- 填报传染病卡
- 多西环素 0.1 bid
- 物理降温或对乙酰氨基酚　1 片 prn（体温≥38.5℃时）
- 收住院

病情分析

一、基本诊断

根据患者①流行病学资料：居住在本病流行区或发病前1个月曾到过本病流行区，工作或生活环境中有鼠类活动，曾被蚤叮咬等对诊断有重要参考价值；②症状：发热、头痛、全身疼痛、眼结膜充血，伴有斑丘疹应考虑本病；③查体：50%～80%病例出现皮疹，一般开始于病程第5天。首先出现于躯干上部，1～2天内遍及全身，面、颈、手掌、足心一般无皮疹。皮疹初起为粉红色斑疹，压之褪色，逐渐转为暗红色斑丘疹，压之不褪色。皮疹多于7～10天内消退。此外可有肝、脾大等；④血常规：发病早期，部分病例有白细胞及血小板减少，而后，部分患者白细胞总数可升高；⑤外斐反应：阳性有诊断意义，有条件者可做特异性立克次体凝集试验、补体结合试验、分子生物学检查及豚鼠阴囊反应等进一步明确诊断。

二、临床类型/临床分期

症状、体征及临床经过与流行性斑疹伤寒相似，但病情较轻、病程较短，皮疹很少呈出血性。

三、鉴别诊断

1. 流行性斑疹伤寒　常于冬春季发病，体虱为传播媒介。病程较长，病情较重，神经系统症状明显，皮疹较多。外斐反应效价高，立克次体凝集试验、颗粒性抗原补体结合试验及豚鼠阴囊反应可以区别两种斑疹伤寒。

2. 恙虫病　有一定的地区性分布，临床上以发热、原发性焦痂或溃疡、淋巴结肿大及皮疹为特征。变形杆菌 OX_{19} 凝集试验阴性而 OX_k 凝集试验阳性，立克次体凝集试验及补体结合试验可以鉴别。

3. 伤寒　起病较缓，体温常呈阶梯上升，相对缓脉。可出现玫瑰疹，稀少，淡红色，压之褪色，疹退后无色素沉着。血白细胞常减少，嗜酸细胞减少或消失。肥达反应阳性，外斐反应阴性或低效价阳性，血、尿、便或骨髓培养可有伤寒杆菌生长。

4. 回归热　有典型热型，皮疹少见，有腓肠肌压痛，血涂片及骨髓涂片可找到回归热螺旋体。

5. 流行性出血热　有发热、出血表现及肾损害，出现异型淋巴细胞，血清学检查特异性抗体阳性。

6. 流行性脑脊髓膜炎　有明显的脑膜刺激征，意识障碍出现早，皮肤可见淤点或淤斑，脑脊液有明显改变，可找到脑膜炎双球菌。

除上述疾病外，本病还需与钩端螺旋体病、麻疹等疾病鉴别。

四、病因分析

本病散发于世界各地，多见于热带和亚热带，夏、秋季多发。家鼠为本病的主要传染源。通常情况下，莫氏立克次体通过鼠蚤在鼠间传播，鼠死亡后，寄生于其身上的鼠蚤转而吸吮人血，使人感染。此外，本病患者和其他被感染的动物也可成为传染源。鼠蚤是传播媒介，本身并不因感染而死亡。莫氏立克次体在鼠蚤的肠黏膜上皮细胞中繁殖，再进入其肠腔随粪便排出。蚤粪中的立克次体经皮肤伤口感染人体，也可通过呼吸道或眼结膜使人感染，食入被病鼠排泄物污染的食物也可致病。人对本病普遍易感。病后可获得较强而持久的免疫力，与流行性斑疹伤寒有一定的交叉免疫。

五、并发症

并发症以支气管炎最多见，支气管肺炎偶有发生。其他并发症有肝炎、脑膜炎、肾衰竭等。

治疗计划

一、治疗原则

治疗原则为以抗感染为主的综合性治疗。

二、治疗办法

1. 对症和支持治疗　卧床休息，注意口腔护理及体位变换，防止发生肺部感染及褥疮。给予高热量半流质饮食，供给足够的水分，成人3000ml/d左右，心功能不全者酌减。

2. 抗感染治疗　四环素或氯霉素，成人1.5～2g/d，分4次口服；多西环素，成人0.2g/d，分2次口服；红霉素，成人1g/d，分4次口服。儿童剂量酌减。氟喹诺酮类药物对本病也有效。如不能口服，可静脉内给药。通常用药后1～3天可退热，体温正常后可继续用药3～4天。

3. 并发症的治疗　有剧烈头痛可予止痛剂，有严重神经系统症状者可予镇静剂，毒血症状严重者可予肾上腺皮质激素，出现心功能不全可予强心剂，出现急性肾衰竭者可行血液透析。

三、住院医嘱示范

（一）长期医嘱

- 内科护理常规
- 二级护理
- 普食
- 抗生素静点或口服
- 补液

（二）临时医嘱

- 血常规＋ESR＋CRP
- 尿常规
- 便常规
- 心肌酶
- 血生化（肝、肾功能，电解质等）
- 血气分析
- 中性粒细胞碱性磷酸酶积分
- 肥达外斐反应
- 莫氏立克次体凝集试验（有条件时可进行）
- 血培养＋药敏（T≥38℃）
- X线胸部正、侧位片

病程观察

一、病情观察

1. 症状和体征的改变　主要观察患者体温、皮疹及中枢神经系统症状的变化情况。

2. 辅助检查结果的变化　血常规：WBC、GR％、EOS％、血小板以及肝、肾功能的变化。

二、疗效分析及处理

1. 病情好转　体温逐渐恢复正常，头痛、头晕、失眠、耳鸣等中枢神经系统症状好转，皮疹消退，血白细胞、嗜酸性粒细胞、血小板恢复正常。应继续目前抗生素治疗。

2. 病情无变化 仍有发热，头痛、头晕、失眠、耳鸣等中枢神经系统症状无好转；血白细胞、嗜酸性粒细胞、血小板未恢复正常。下一步：①考虑诊断是否正确？②是否需调整抗生素。

3. 病情反复 患者体温正常后又出现发热，血 WBC 正常后又升高或降低。下一步：①原发病反复？合并感染？出现并发症？积极寻找病原学证据；②调整抗生素；③积极处理并发症。

4. 病情恶化 体温继续升高，中枢神经系统症状加重或出现意识障碍，或出现血压下降、休克、心肾功能不全等。下一步：①考虑诊断是否正确？②积极寻找其他可能病因；③积极处理并发症。

住院小结

一、确定诊断

外斐反应 效价大于 1∶160 或双份血清效价有 4 倍以上升高；莫氏立克次体凝集试验阳性，颗粒性抗原补体结合试验阳性；有条件者可进行分子生物学检查。

二、预后评估

本病病情较轻，并发症较少，病死率低。预后取决于年龄、有无并发症、开始治疗时间等因素。

三、出院医嘱

- 明日出院
- 出院带药
- 按时服药，2 周后门诊复查
- 避免受凉、过劳

病例教学

病历摘要

患者男性，22 岁，农民，于 7 月 20 日就诊，主诉 4 天来发热、头晕、头痛、食欲减退。居住环境中有老鼠出没，可疑曾被蚤叮咬。体检皮肤有少量散在淡红色斑丘疹，脾于侧位肋下 1cm，外斐反应变形杆菌 OX_{19} 凝集试验阳性，流行性出血热抗体阴性。

问题

1. 患者最可能的诊断是什么?

2. 还应与哪些疾病鉴别?

3. 应该采用何种药物治疗?

4. 住院 4 天后仍发热，并出现咳嗽，怎么解释，应该如何处理?

答案

1. 学习目的 明确地方性斑疹伤寒的诊断依据。

患者居住在农村，发热伴头痛、皮疹，脾大，外斐反应变形杆菌 OX_{19} 凝集试验阳性，首先考虑斑疹伤寒的可能性。夏季发病，居住环境中有老鼠，可疑被蚤叮咬史，地方性斑疹伤寒可能性大。进一步与流行性斑疹伤寒鉴别可以行立克次体凝集试验、补体结合试验或病原体分离。

2. 学习目的 了解应与地方性斑疹伤寒进行鉴别诊断的常见疾病。

首先应与流行性斑疹伤寒鉴别：流行性斑疹伤寒多发生于冬春季，体虱为传播媒介，病程较长，病情较重，神经系统症状明显，皮疹较多，外斐反应效价高，立克次体凝集试验、颗粒性抗原补体结合试验、豚鼠阴囊反应、病原体分离可区分两种斑疹伤寒。恙虫病：临床上以发热、原发性焦痂或溃疡、淋巴结肿大及皮疹为特征，外斐反应变形杆菌 OX_{19} 凝集试验阴性而 OX_k 凝集试验阳性，立克次体凝集试验及补体结合试验可以鉴别。伤寒：起病较缓，体温常呈阶梯上升，相对缓脉，可出现玫瑰疹，血白细胞常减少，嗜酸细胞减少或消失，肥达反应阳性，外斐反应阴性或低效价阳性，血、尿、便或骨髓培养可有伤寒杆菌生长。此外，还应与回归热、流行性出血热、流行性脑脊髓膜炎、钩端螺旋体病、麻疹等疾病鉴别。

3. 学习目的 了解地方性斑疹伤寒的治疗原则。

以抗感染治疗为主。抗生素选择主要为四环素、氯霉素或多西环素，也可使用红霉素、氟喹诺酮类药物。如不能口服，可静脉内给药。

4. 学习目的 认识地方性斑疹伤寒常见并发症的诊治。

支气管炎及肺炎是地方性斑疹伤寒常见的并发症。患者经针对病原体的治疗后仍发热，并出现呼吸道症状，应注意出现并发症的可能。应查X线胸片、血培养和痰培养，根据结果予以相应治疗。

（田　瑛）

第44章

流行性乙型脑炎

概述

流行性乙型脑炎（epidemic encephalitis B）是由乙脑病毒经蚊子传播而引起的疾病。蚊子叮咬人体后，病毒在局部定植，侵入血流形成病毒血症。发病与否取决于机体的免疫力和病毒的数量和毒性。若免疫力强，则形成隐性感染。若病毒数量多、毒力强，则经血行播散至全身。因病毒有嗜神经性，故能突破血脑屏障而侵入中枢神经系统，引起大脑皮质、脑干和基底核的广泛病变。疾病流行多见于夏秋季，以急性高热、意识障碍、惊厥、强直性痉挛和脑膜刺激征为主要表现，重症患者可留有后遗症。

入院评估

一、病史询问要点

1. 起病因素　在乙脑流行区居住，在蚊虫叮咬季节发病或发病前25天内在蚊虫叮咬季节到过乙脑流行区，10岁以下儿童多见。本病有严格的季节性，90%的病例发生在7、8、9月，且发病率与蚊子的密度成正比。

2. 主要症状　典型病程分4个阶段：①初期：急性起病，高热，伴有头痛、恶心、呕吐，可有颈项强直。②极期：持续高热，神经系统症状加重，意识障碍明显，表现为嗜睡、昏迷甚至全身抽搐、强直性瘫痪。严重脑水肿、缺氧、脑疝等可出现中枢性呼吸衰竭，包括呼吸不规律、潮式呼吸甚至呼吸暂停。③恢复期：体温下降，意识转清，但失语、面瘫、四肢强直等神经系统损伤表现有些需经过半年以上时间的治疗才可能恢复。④后遗症期：约10%的患者，经过半年积极治疗仍然留有神经系统症状。

二、体格检查要点

1. 脑膜刺激征　可有颈项强直及其他病理征阳性表现。

2. 其他体征　可有意识障碍、强直性瘫痪。可出现中枢性呼吸衰竭，包括呼吸不规律、潮式呼吸甚至呼吸暂停。

三、门诊资料分析

1. 血常规　多数患者白细胞升高到（10～20）$\times 10^9$/L，病初中性粒细胞在80%以上，以后淋巴细胞占多数，可出现异型淋巴细胞。

2. 脑脊液　无色透明，压力升高，白细胞数增加到50～500/mm^3，病初以多核细胞为主，以后单核细胞为主。蛋白轻度升高，余基本正常。

四、继续检查项目

1. 特异性乙脑病毒抗体检测

（1）特异性IgM抗体测定　感染后3～4天出现，2周可达高峰，血或脑脊液中IgM抗体在3周内阳性率可达70%～90%，有早期诊断意义。

（2）单克隆抗体反向血凝抑制实验　阳性率高，方法简便快速。

（3）特异性IgG抗体检测　恢复期抗体滴度较急性期4倍以上升高有诊断意义。

（4）血凝抑制试验　抗体产生早，灵敏度高，用于诊断和流行病学调查。

（5）补体结合试验和中和试验　常用于流行病学调查。

2. 病毒分离　病程一周内死亡病例脑组织中可分离到病毒，临床上少用。

五、门诊医嘱示范

- 填报传染病卡
- 卧床休息
- 物理降温或对乙酰氨基酚1片 prn（体温≥38.5℃时）
- 收住院

病情分析

一、基本诊断

根据患者①流行病学资料：在乙脑流行区居住，在蚊虫叮咬季节发病或发病前25天内在蚊虫叮咬季节到过乙脑流行区，10岁以下儿童多见；②症状：急性起病，高热伴头痛、恶心、呕吐，或伴有意识障碍、抽搐等中枢神经系统症状应考虑本病；

③查体：可有脑膜刺激征及其他病理征阳性表现；④血常规白细胞可升高到（10～20）$\times 10^9$/L，病初中性粒细胞在80%以上，以后淋巴细胞占多数，可出现异型淋巴细胞；⑤脑脊液：无色透明，压力升高，白细胞数增加到50～500/mm^3，病初以多核细胞为主，以后单核细胞为主，蛋白轻度升高，余基本正常；⑥1个月内未接种过乙脑疫苗者，血或脑脊液中乙脑病毒IgM抗体阳性有早期诊断意义，特异性IgG检测恢复期抗体滴度较急性期4倍以上升高有诊断意义。有条件者也可进行病毒分离。

二、临床类型/临床分期

乙脑可分为4型：

1. 轻型　患者意识清，有不同程度的嗜睡，体温可以升高，多在数天内恢复，根据血清学确诊。

2. 普通型　有不同程度的意识障碍，有体温升高和短期抽搐表现，病程一般不超过2周，无后遗症。

3. 重型　体温40℃以上持续发热，神志丧失，持续或反复抽搐，出现病理反射和中枢性呼吸衰竭。病程超过2周，恢复期有神经系统症状，部分患者有后遗症。

4. 暴发型　体温骤升，持续不退，反复或持续痉挛发作，2～3天内出现深昏迷，瞳孔反射迟钝，呼吸衰竭和脑疝表现，抢救不及时则死亡，存活者常留有后遗症。

三、鉴别诊断

1. 中毒性菌痢　流行季节和乙脑相似，但起病更急，常在24小时内出现高热、抽搐、昏迷，休克为其常见表现。无脑膜刺激征，脑脊液检查多正常。做肛拭子或生理盐水灌肠镜检可见大量脓细胞。

2. 化脓性脑膜炎　为细菌感染所致，多可找到原发病灶，血常规和脑脊液常规中，白细胞和中性粒细胞比例显著升高，脑脊液涂片或培养可发现细菌。部分病例在早期鉴别困难。

3. 结核性脑膜炎　无季节性，起病缓，病程长，常有结核病史，其他部位可找到结核病灶。脑脊液蛋白明显升高，糖和氯化物降低，偶尔可找到抗酸杆菌。

4. 其他病毒性脑炎　临床表现与乙脑相似，鉴别需靠血或脑脊液中特异性抗体检测或病毒分离。

四、病因分析

流行性乙型脑炎是由乙脑病毒经蚊子传播而引起的疾病。幼猪是主要传染源，其次为马、牛、羊、狗等，一般在人群流行前1～2周，乙脑在家禽中流行。蚊子（以三带喙库蚊为主）的叮咬是主要传播途径。人群普遍易感，成人多呈隐性感染，发病多见于10岁以下儿童。病后1周出现中和抗体，有抗病能力，可持续5年以上，故二次感染少见。本病有严格的季节性，90%的病例发生在7、8、9月，且发病率与蚊子的密度成正比。

五、并发症

发生率约10%，常见各种继发感染，以支气管肺炎最多见，还可有肺不张、泌尿系感染、褥疮、败血症等。重型患者可因应激性溃疡引起上消化道出血。

治疗计划

一、治疗原则

目前尚无特效的抗病毒药物，治疗原则以对症支持治疗为主。

二、治疗办法

1. 一般治疗　住院治疗，在有防蚊设备的病室中隔离，高热、惊厥患者易失水，补充液体，成人1500～2000ml/d。注意口腔及皮肤的清洁，防止发生褥疮。注意精神、意识、体温、呼吸、脉搏、血压以及瞳孔的变化。给予足够的营养及维生素。

2. 对症支持治疗

（1）降温　高热时采用物理或药物降温，防止大量出汗而引起虚脱。

（2）惊厥和抽搐的处理　包括去除病因和镇静止痉。因高热所致者应降温；因脑水肿或脑疝引起者，应采用脱水剂治疗，一般使用20%甘露醇快速静点或静脉推注，也可合用肾上腺皮质激素、呋塞米等；因呼吸道分泌物阻塞所致缺氧者，应及时吸痰、保持呼吸道通畅，必要时做气管切开；因脑实质病变所致者可使用镇静止痉剂，如地西泮、水合氯醛和苯妥英钠等。

（3）呼吸障碍和呼吸衰竭的处理　深昏迷患者，可经口腔、鼻腔吸引分泌物和采用体位引流。如因脑水肿或脑疝引起的呼吸衰竭，用脱水剂和皮质激素改善脑水肿。如自主呼吸停止，可行插管或气管切开并呼吸机辅助呼吸。呼吸浅弱者，可以用呼吸兴奋剂。

(4) 循环衰竭的处理　如为心源性循环衰竭，可加用毛花苷C。如因高热和失水过多引起的循环衰竭，应补充血容量。

3. 皮质激素　对早期和重症的病人可选用皮质激素，一般使用不超过1周，症状好转后马上减量停药。

4. 抗病毒治疗　目前尚无特效的抗病毒药物，病程早期可选用利巴韦林、干扰素等，疗效不确定。

5. 后遗症和康复治疗　重点在智力、语言、吞咽、肢体活动等功能的恢复，可采用理疗、针灸、按摩等中西医结合治疗。

三、住院医嘱示范

(一) 长期医嘱

+ 内科护理常规
+ 一级护理
+ 普食
+ 吸氧（必要时）
+ 吸痰（必要时）
+ 补液
+ 20%甘露醇快速静点（出现脑水肿时）
+ 镇静止痉药物
+ 肾上腺皮质激素（重症患者）
+ 抗病毒药物（病程早期）

(二) 临时医嘱

+ 血常规＋ESR＋CRP
+ 尿常规
+ 便常规
+ 心肌酶
+ 血生化（肝、肾功能，电解质等）
+ 血气分析
+ 中性粒细胞碱性磷酸酶积分

- 血培养+药敏（T≥38℃）
- 血清乙脑病毒特异性 IgM 抗体测定
- 血清乙脑病毒特异性 IgG 抗体测定（急性期、恢复期）
- 脑脊液常规
- 脑脊液生化
- 脑脊液涂片
- 脑脊液培养
- 脑脊液墨汁染色
- 脑脊液找抗酸杆菌
- 脑脊液乙脑病毒特异性 IgM 抗体测定
- 脑脊液乙脑病毒特异性 IgG 抗体测定（急性期、恢复期）
- X 线胸部正、侧位片
- 头颅 CT 或核磁
- 物理降温或对乙酰氨基酚 1 片 prn（体温≥38.5℃时）

病程观察

一、病情观察

1. 症状和体征的改变　主要观察患者体温、呼吸、血压、意识及中枢神经系统症状体征的变化情况。

2. 辅助检查结果的变化　血常规、脑脊液压力、脑脊液常规、生化的变化情况。

二、疗效分析及处理

1. 病情好转　体温逐渐恢复正常；头痛、恶心、呕吐等症状消失；意识转清；中枢神经系统症状好转；血常规、脑脊液压力、脑脊液常规、生化恢复正常。应继续目前对症支持治疗。

2. 病情无变化　仍有发热、头痛、恶心、呕吐等症状及意识障碍，血常规、脑脊液压力、脑脊液常规、生化等未恢复正常。下一步：①考虑诊断是否正确？②反复进行脑脊液检查除外其他脑膜炎及脑炎可能；③加强对症支持治疗，积极处理并发症。

3. 病情反复　患者体温正常、中枢神经系统症状改善后又加重，血常规、脑脊液压力、常规恢复正常后再次出现异常。下一步：①原发病反复？合并其他感染？积极寻找病原学证据；②加强对症支持治疗，如有合并其他感染证据，予以相应治疗。

4. 病情恶化 体温继续升高，中枢神经系统症状加重或出现意识障碍、呼吸衰竭、血压下降、休克、心功能不全等。下一步：①考虑诊断是否正确？②积极寻找其他可能病因；③加强对症支持治疗，积极处理并发症。

住院小结

一、确定诊断

脑脊液：无色透明，压力升高，白细胞数增加到（50～500）/mm^3，病初以多核细胞为主，以后单核细胞为主，蛋白轻度升高，余基本正常；1个月内未接种过乙脑疫苗者，血或脑脊液中乙脑病毒IgM抗体阳性有早期诊断意义；特异性IgG检测恢复期抗体滴度较急性期4倍以上升高有诊断意义。

二、预后评估

大部分患者能痊愈，少部分重症和暴发型患者可留有长期后遗症和死亡。

三、出院医嘱

- 明日出院
- 出院带药
- 按时服药，1周后门诊复查
- 继续功能锻炼、针灸、理疗等
- 避免受凉、过劳，防蚊灭蚊

病例教学

病历摘要

患儿6岁，发热、头痛、恶心5天，伴抽搐、意识障碍2天，于2001年8月10日入院。入院后查体发现：T40.5℃，意识呈浅昏迷状态，病理征阳性，脑膜刺激征阳性。血常规：WBC 14×10^9/L，中性86%，血小板180×10^9/L，尿常规未见异常。

问题

1. 患者最可能的诊断是什么？
2. 为明确诊断应尽快进行哪些检查？
3. 还应与哪些疾病鉴别？
4. 应该采用何种治疗？
5. 住院4天后仍发热38.4℃，并出现咳嗽，怎么解释，应该如何处理？

答案

1. 学习目的　了解流行性乙型脑炎的常见临床表现和诊断依据。

患者发热伴头痛、恶心，并出现意识障碍、抽搐，脑膜刺激征及病理征阳性，首先考虑中枢神经系统感染。患者为儿童，急性起病，在蚊虫叮咬季节发病，流行性乙型脑炎可能性大。进一步诊断需做脑脊液检查。

2. 学习目的　列出疑似乙脑患者的适当检查和明确诊断的依据。

应检查脑脊液压力、常规、生化、涂片、培养、找抗酸杆菌、墨汁染色等，还应进行血或脑脊液乙脑病毒特异性IgM抗体测定，有条件者还可行头颅CT或核磁检查。

3. 学习目的　了解常见的应与流行性乙型脑炎相鉴别的疾病。

乙脑应与中毒性菌痢鉴别：中毒性菌痢流行季节和乙脑相似，但起病更急，常在24小时内出现高热、抽搐、昏迷，休克为其常见表现。无脑膜刺激征，脑脊液检查多正常。做肛拭子或生理盐水灌肠镜检可见大量脓细胞。此外，乙脑还应与其他各种脑膜炎、脑炎相鉴别。常见的如化脓性脑膜炎：为细菌感染所致，多可找到原发病灶，血常规和脑脊液常规中，白细胞和中性粒细胞比例显著升高，脑脊液涂片或培养可发现细菌。部分病例在早期鉴别困难。结核性脑膜炎：无季节性，起病缓，病程长，常有结核病史，其他部位可找到结核病灶。脑脊液蛋白明显升高，糖和氯化物降低，偶尔可找到抗酸杆菌。其他病毒性脑炎：临床表现与乙脑相似，鉴别需靠血或脑脊液中特异性抗体检测或病毒分离。

4. 学习目的　了解流行性乙型脑炎的治疗原则。

目前尚无特效的抗病毒药物，治疗原则以对症支持治疗为主。监测生命体征，补充液体，给予足够的营养及维生素。注意口腔及皮肤的清洁，防止发生褥疮。高热时采用物理或药物降温。有惊厥和抽搐者应去除病因，并予镇静止痉治疗。深昏迷患者，可经口腔、鼻腔吸引分泌物和采用体位引流。如因脑水肿或脑疝引起的呼吸衰竭，用脱水剂和皮质激素改善脑水肿。如自主呼吸停止，可行插管或气管切开并呼吸机辅助呼吸。呼吸浅弱者，可以用呼吸兴奋剂。对早期和重症的病人可选用皮质激素。病程早期可选用利巴韦林、干扰素等抗病毒治疗，疗效不确定。

5. 学习目的　认识流行性乙型脑炎常见并发症的诊治。

支气管肺炎是流行性乙型脑炎常见的并发症。患者经对症支持治疗后仍发热，并出现呼吸道症状，应注意出现并发症的可能。应查X线胸片、血培养和痰培养，根据结果予以相应治疗。

（田　瑛）

第45章

登 革 热

概述

登革热（dengue fever）是由登革病毒经埃及伊蚊或白纹伊蚊传播引起的一种急性传染病。登革热临床特征为突起发热、全身肌肉、骨骼及关节疼痛、极度疲乏、皮疹、淋巴结肿大及白细胞、血小板减少。登革出血热（dengue hemorrhagic fever）还有严重出血和（或）休克等临床表现。

入院评估

一、病史询问要点

1. 起病因素　凡到过流行区（东南亚、太平洋岛屿和加勒比海地区等）、在流行季节突然出现发热对诊断有重要参考价值。

2. 主要症状　登革病毒感染的潜伏期5～8天。典型登革热表现为突起高热，伴剧烈头痛、眼球后疼痛、背痛及全身肌肉、关节酸痛，极度疲乏。可有厌食、恶心、呕吐、腹痛、腹泻或便秘等消化道症状。儿童病例起病较慢，发热较低，症状较轻。发热一般持续5～7天后骤降至正常，部分病人发热3～5天即降至正常，1天后再次升高，呈现双峰热或马鞍形热。发热早期脉搏增快，后期有相对缓脉。病程3～6天出现皮疹，以斑丘疹或麻疹样皮疹最为多见，也可为猩红热样、风疹样或荨麻疹样皮疹以及出血点。25%～50%病例有不同程度的出血，如齿龈出血、鼻出血、消化道出血、皮下出血、阴道出血、咯血、血尿以及胸腹腔出血等。登革出血热或登革休克综合征：登革出血热中毒症状重，发病初期即有皮下出血、鼻出血、齿龈出血，后期出现大片淤斑、消化道出血、阴道出血或血尿，束臂试验阳性。血小板≤100×10^9/L，血液浓缩，红细胞压积增加20%或更多，或有毛细血管渗透压增加的客观证据。登革休克综合征除上述临床特点外，于病程3～7天，随体温下降病情突然加重，表现为循环衰竭，脉压差进行性下降，如不及时进行治疗、抢救，即进入休克，可于4～6小时内死亡。

二、体格检查

1. 皮疹 常于病程3～6天出现皮疹，以斑丘疹或麻疹样皮疹最为多见，也可为猩红热样、风疹样或荨麻疹样皮疹以及出血点。同一患者可见两种以上不同形态的皮疹。皮疹最初见于手、足，再播散至全身，为向心性，很少脱屑。皮疹持续3～4天后消退，不留色素沉着。

2. 其他体征 约1/4病例有肝大，个别病例有黄疸，脾大少见。

3. 登革出血热发病初期即有皮下出血、鼻出血、齿龈出血，后期出现大片淤斑、消化道出血、阴道出血或血尿，束臂试验阳性。登革休克综合征除上述临床特点外，于病程3～7天，随体温下降病情突然加重，表现为循环衰竭，脉压差进行性下降，如不及时进行治疗、抢救，即进入休克，可于4～6小时内死亡。

三、门诊资料分析

1. 血常规 多数登革热患者于病程2～3天白细胞显著降低，常低于$4\times10^9/L$，中性粒细胞数也减少，热退后1周逐渐恢复。1/4～3/4的病例有血小板减少，一般低于$100\times10^9/L$。登革出血热患者白细胞和中性粒细胞数增加，可有中毒颗粒，血小板降低，最低可至$10\times10^9/L$以下。

2. 尿常规 大多正常，部分病例尿中有蛋白和红细胞。

3. 便常规 隐血常阳性。

四、继续检查项目

1. 登革病毒特异性抗体检测

（1）血凝抑制试验 是诊断登革热最常用的血清学检查方法。抗体效价大于1∶1280有诊断意义，急性期和恢复期双份血清抗体效价有4倍升高者可以确诊。

（2）补体结合试验 最具特异性，恢复期单份标本抗体效价达1∶32以上有诊断意义，双份血清抗体效价升高4倍以上可确诊。

（3）ELISA法 主要用于登革病毒抗体IgM的检测，可作为近期感染和早期诊断的指标。但因为登革病毒可与其他黄病毒发生交叉反应，故抗体滴度必须在4倍以上才能确诊。ELISA法也可用于检测IgG抗体。IgM和IgG效价的比值可作为鉴定初次感染和二次感染的依据。

2. 病原体分离 将急性期患者血清接种于新生小白鼠（1～3天龄）脑内、猴肾细胞株、白纹伊蚊C6/36细胞株均可分离出病毒，其中以白纹伊蚊C6/36细胞敏感性最好，阳性率可达86.3%。

3. 分子生物学检查 PCR法用于检测登革病毒RNA，敏感性高、特异性强、所需时间短。

五、门诊医嘱示范

- 填报传染病卡
- 卧床休息
- 物理降温或对乙酰氨基酚1片prn（体温≥38.5℃或全身疼痛症状明显时）
- 卡巴克络
- 收住院

病情分析

一、基本诊断

根据患者①流行病学资料：凡到过流行区、在流行季节突然出现发热对诊断有重要参考价值；②症状：突起高热，伴有关节、肌肉痛，颜面潮红，病程3～6天出现皮疹应考虑本病。登革出血热发病初期即有皮下出血、鼻出血、齿龈出血，后期出现大片淤斑、消化道出血、阴道出血或血尿。登革休克综合征除上述临床特点外，于病程3～7天，随体温下降病情突然加重，表现为循环衰竭，休克，可于4～6小时内死亡；③查体：病程3～6天出现皮疹，以斑丘疹或麻疹样皮疹最为多见，也可为猩红热样、风疹样或荨麻疹样皮疹以及出血点。此外可有肝大、黄疸等。登革出血热发病初期即有出血表现，束臂试验阳性。登革休克综合征除上述临床特点外，于病程3～7天，随体温下降病情突然加重，表现为循环衰竭，脉压差进行性下降；④血常规白细胞显著降低，常低于$4\times10^9/L$，中性粒细胞数也减少。1/4～3/4的病例有血小板减少，一般低于$100\times10^9/L$。登革出血热患者白细胞和中性粒细胞数增加，可有中毒颗粒，血小板降低，最低可至 $10\times10^9/L$ 以下。便常规隐血常阳性；⑤特异性 IgM 抗体阳性有早期诊断意义；血凝抑制试验抗体效价大于 1∶1280 有诊断意义，急性期和恢复期双份血清抗体效价有 4 倍升高者可以确诊；补体结合试验恢复期单份标本抗体效价达 1∶32 以上有诊断意义，双份血清抗体效价升高 4 倍以上可确诊；有条件者也可进行其他特异性实验室检查。

二、临床类型/临床分期

根据病情轻重，除上文中所述典型登革热外，临床上还有：

1. 轻型登革热　在流行季节此型较多见，临床症状较典型登革热轻，发热时间短，程度轻，全身疼痛较轻，皮疹少或无，一般无出血倾向，但常有浅表淋巴结肿大，病程 1～4 天。

2. 重型登革热　早期临床表现与典型登革热相似，病程 3～5 天病情突然加重，出现剧烈头痛、呕吐、谵妄、狂躁、昏迷、抽搐、大汗、血压骤降、颈强直、瞳孔缩小等脑膜炎表现。有些病例表现为消化道大出血和出血性休克。重型登革热病情进展迅速，多于 24 小时内因中枢性呼吸衰竭或出血性休克而死亡。

三、鉴别诊断

登革热需与多种病毒和细菌感染相鉴别，如流行性感冒、斑疹伤寒、伤寒、麻疹、猩红热、药疹等。其中最难与基孔肯雅热鉴别，其临床症状与登革热相似，但病情较轻，鉴别主要依靠病毒分离和血清学检测。登革出血热需与流行性出血热、流行性脑脊髓膜炎、黄疸出血型钩端螺旋体病鉴别。

1. 流行性感冒　多流行于冬春季，无皮疹，无浅表淋巴结肿大，无出血倾向，束臂试验阴性，血小板正常。

2. 麻疹　多流行于冬春季节，病人有咳嗽、喷嚏、流涕、流泪、畏光等前驱期卡他症状，有麻疹黏膜斑（Koplik 斑）。皮疹从面部开始且数量较多，皮疹消退后有脱屑和色素沉着。淋巴结肿大和肝大少见。

3. 猩红热　多流行于冬春季节，病人咽痛、扁桃体肿大、软腭充血。皮疹出现早（起病第 2 天），皮疹消退后有脱屑。外周血白细胞升高，中性粒细胞为主。

4. 斑疹伤寒　急起发热，伴头痛、全身肌肉疼痛，但无骨关节痛。有充血性斑丘疹，但无明显出血倾向。神经系统症状明显。外斐反应变形杆菌 OX_{19} 凝集试验阳性。

5. 伤寒　起病较缓，体温常呈阶梯上升，相对缓脉。可出现玫瑰疹，稀少，淡红色，压之褪色，疹退后无色素沉着。血白细胞常减少，嗜酸细胞减少或消失。肥达反应阳性，血、尿、便或骨髓培养可有伤寒杆菌生长。

6. 流行性出血热　有发热、出血表现及肾损害。出现异型淋巴细胞，血清学检查特异性抗体阳性。

7. 流行性脑脊髓膜炎　有明显的脑膜刺激征，意识障碍。可出现皮肤瘀点或瘀斑，但无麻疹样皮疹或麻疹样猩红热样混合性皮疹。重型病人可出现休克。外周血白细胞升高，中性粒细胞为主。脑脊液有明显改变，可找到脑膜炎双球菌。

8. 钩端螺旋体病　有疫水接触史，全身肌肉酸痛，但无骨关节痛，无皮疹。少数病人（肺出血型、黄疸出血型）有出血，外周血白细胞升高，中性粒细胞为主。

9. 基孔肯雅热　流行于非洲和东南亚热带和亚热带地区，由基孔肯雅病毒（属 A 组虫媒病毒）感染引起，蚊媒传播。临床表现与登革热相似，但病情较轻，鉴别主要依靠病毒分离和血清学检测。

四、病因分析

病人、隐性感染者为主要传染源。病人于发病前 24 小时至病后 3～6 天内血中可检出登革病毒，在此期间内有传染性。轻型患者及隐性感染者数量众多，是更重要的传染源。埃及伊蚊和白纹伊蚊是登革病毒感染的主要传播媒介。人群对登革病毒普遍易感。新流行区发病以成人为主，反复流行后，因成人多已获得免疫力，发病者以儿童为多。登革出血热多发生于流行区居民中，新进入疫区者很少发生，因为当地居民血液中存在抗体增强反应。感染登革病毒后，对同型登革病毒有持久免疫力，最长者可达 40 年，对异型登革病毒有短暂的交叉免疫。

五、并发症

1. 急性血管内溶血　多发生于 6－磷酸葡萄糖脱氢酶（G－

6PD）缺乏的患者，不一定使用过解热镇痛药，出现溶血性黄疸和血红蛋白尿，发生率约为1%。

2. 眼部病变 最常见的症状是突然的视觉模糊，有时在视野中央出现斑块，通常在登革热发病后大约1周左右、当患者已经好转时出现，严重病例会出现视力下降。

其他并发症尚有精神异常、心肌炎、尿毒症、格林－巴利综合征等。

治疗计划

一、治疗原则

登革热为一种自限性疾病，预后较好，无特殊治疗，主要予支持、对症治疗。

二、治疗办法

1. 一般治疗 急性期应卧床休息，给予流质或半流质饮食，在有防蚊设备的病室中隔离至完全退热为止。

2. 对症和支持治疗 发热时首先采用物理降温。由于解热镇痛药可引起G6PD缺乏的患者溶血，而且可引起大量出汗，加重血液浓缩及诱发休克，故应谨慎使用。对持续高热和有明显中毒症状者，可短期小剂量使用肾上腺皮质激素。对持续高热、中毒症状明显或频繁呕吐、腹泻而有脱水者，应及时补液和补充电解质。有出血倾向者，可用各种止血药如卡巴克络、酚磺乙胺、云南白药及维生素K和C等。消化道出血者，可用去甲基肾上腺素加入冷生理盐水中口服或凝血酶口服。子宫出血者可用垂体后叶素等子宫收缩剂止血。亦可输入新鲜血、凝血因子如凝血酶原复合物、纤维蛋白原和血小板，有良好的止血效果。有DIC者应按DIC治疗。早期休克病例，应快速输液以扩充血容量，并加用血浆和血浆代用品，但不宜输入全血，以免加重血液浓缩，可静脉滴注肾上腺皮质激素，以减轻中毒症状和改善休克，严重休克可应用血管活性药物。有脑水肿、中枢性呼吸衰竭者可予20%甘露醇及地塞米松、呋塞米等静脉滴注，可用洛贝林、尼可刹米等呼吸兴奋剂。出现呼吸骤停者应作气管插管或气管切开，使用人工呼吸机辅助呼吸。烦躁不安者可予镇静药物。

三、住院医嘱示范

（一）长期医嘱

- 内科护理常规
- 二级护理
- 流食或半流食
- 吸氧（必要时）
- 补液
- 物理降温
- 止血药物
- 肾上腺皮质激素（中毒症状明显者）

（二）临时医嘱

- 血常规＋ESR＋CRP
- 尿常规
- 便常规
- 心肌酶
- 血生化（肝、肾功能，电解质等）
- 血气分析
- 中性粒细胞碱性磷酸酶积分
- 肥达外斐反应
- 血培养＋药敏（T≥38℃）
- 登革病毒特异性 IgM 抗体检测
- 登革病毒血凝抑制抗体或补体结合抗体检测（急性期、恢复期双份血清）
- 登革病毒 RNA 检测（PCR 法）
- 病毒分离（有条件时进行）
- X 线胸部正、侧位片
- 血浆和血浆代用品（出现休克时）
- 血管活性药物（出现休克时）
- 脱水剂如 20％甘露醇快速静点（出现脑水肿时）
- 呼吸兴奋剂（出现呼吸衰竭者）

病程观察

一、病情观察

1. 症状和体征的改变 主要观察患者体温、血压、呼吸、意识变化及出血倾向。

2. 辅助检查结果的变化 血常规 WBC、GR%、血小板的变化。

二、疗效分析及处理

1. 病情好转 体温逐渐恢复正常；生命体征平稳；无出血倾向；皮疹消退；血白细胞、血小板恢复正常。应继续目前对症支持治疗。

2. 病情无变化 仍有发热、皮疹、出血倾向，血白细胞、血小板仍低。下一步：①考虑诊断是否正确？积极寻找其他可能病因；②加强对症支持治疗。

3. 病情反复 患者体温正常后又出现发热，血白细胞、血小板恢复正常后又降低。下一步：①原发病反复？合并感染？积极寻找病原学证据；②加强对症支持治疗，如有合并细菌感染证据，根据药敏使用抗生素。

4. 病情恶化 体温继续升高，出血症状加重，出现大片淤斑、消化道出血、阴道出血或血尿，或出现血压下降、休克等，血小板进行性下降，血液浓缩，红细胞压积增加 20%或更多。下一步：①考虑诊断是否正确？积极寻找其他可能病因；②加强对症支持治疗；③积极处理并发症。

住院小结

一、确定诊断

血凝抑制试验抗体效价大于 1∶1280 有诊断意义，急性期和恢复期双份血清抗体效价有 4 倍升高者可以确诊；补体结合试验恢复期单份标本抗体效价达 1∶32 以上有诊断意义，双份血清抗体效价升高 4 倍以上可确诊；特异性 IgM 抗体阳性有早期诊断意义。有条件者可行病毒分离或分子生物学检查。

二、预后评估

登革热为一自限性疾病，预后良好，病死率低。登革出血热病死率较高，尤其是出现休克者，可达 10%～40%。

三、出院医嘱

✦ 明日出院

- 出院带药
- 按时服药，2周后门诊复查
- 避免受凉、过劳，防蚊灭蚊

病例教学

病历摘要

患者26岁，男性，于7月10日就诊，10天前曾到东南亚旅游。主诉5天前突然发热，最高体温达39℃以上，伴剧烈头痛、眼球后疼痛、全身肌肉、关节酸痛，极度疲乏，1天前出现皮疹，齿龈出血。查体：T39.5℃，球结膜充血，全身皮肤可见麻疹样皮疹，肝、脾大。血常规白细胞3.5×10^9/L，中性粒细胞45%；血小板90×10^9/L。

问题

1. 患者最可能的诊断是什么？为确诊还应进行何种检查？

2. 还应与哪些疾病鉴别？

3. 应该采用何种治疗？

4. 该患者同事，以前曾在东南亚长期居住，此次与该患者同去旅游，归国后也出现相似症状，并出现皮下出血、血尿，于发病5天后体温下降，但病情突然加重，口唇发绀，烦躁，继而昏睡，呼吸不规则，皮肤湿冷，脉搏快而细弱，血压70/50mmHg，如何解释？应该给予何种处理？

答案

1. 学习目的　了解登革热的临床表现和诊断依据。

患者于高温多雨季节到东南亚旅行，后出现发热伴头痛、全身肌肉、关节酸痛及疲乏，并出现皮疹和出血倾向，血常规白细胞降低，中性粒细胞减少，血小板减少，首先考虑登革热的可能性。确诊需做血清学检查，特异性IgM抗体阳性有早期诊断意义；血凝抑制试验抗体效价大于1∶1280有诊断意义，急性期和恢复期双份血清抗体效价有4倍升高者可以确诊；补体结合试验恢复期单份标本抗体效价达1∶32以上有诊断意义，双份血清抗体效价升高4倍以上可确诊。有条件者也可进行病毒分离和分子生物学检查。

2. 学习目的　了解应与登革热进行鉴别诊断的常见疾病。

登革热需与多种病毒和细菌感染相鉴别，如流行性感冒、斑疹伤寒、伤寒、麻疹、猩红热、药疹等。其中最难与基孔肯雅热鉴别，其临床症状与登革热相似，但病情较轻，鉴别主要依靠病毒分离和血清学检测。登革出血热需与流行性出血热、流行性脑脊髓膜炎、黄疸出血型钩端螺旋体病鉴别。

3. 学习目的　了解登革热的治疗原则。

登革热为一种自限性疾病，预后较好，无特殊治疗，主要予支持、对症治疗。急性期患者应卧床休息，给予流质或半流质饮食，及时补液和补充电解质，在有防蚊设备的病室中隔离至完全退热为止。发热时首先采用物理降温，慎用解热镇痛药。有出血倾向者，可用各种止血药。亦可输入新鲜血、凝血因子如凝血酶原复合物、纤维蛋白原和血小板，有良好的止血效果。有DIC者应按DIC治疗。早期休克病例，应快速输液以扩充血容量，并加用血浆和血浆代用品，可静脉滴注肾上腺皮质激素，以减轻中毒症状和改善休克，严重休克可应用血管活性药物。有脑水肿、中枢性呼吸衰竭者可使用脱水剂和呼吸兴奋剂。出现呼吸骤停者应作气管插管或气管切开，使用人工呼吸机辅助呼吸。

4. 学习目的　了解登革休克综合征及其治疗。

该患者同事，曾在登革热流行区居住，再次去旅游后出现登革热的临床表现，并出现明显出血倾向。发病5天后随体温下降病情突然加重，口唇发绀，昏睡，呼吸不规则，并出现循环衰竭、休克表现，应考虑登革休克综合征。治疗以对症支持疗法为主，注意维持水、电解质平衡。可用各种止血药如卡巴克络、酚磺乙胺、云南白药及维生素K和C等。亦可输入新鲜血、凝血因子如凝血酶原复合物、纤维蛋白原和血小板，有良好的止血效果。早期休克病例，应快速输液以扩充血容量，并加用血浆和血浆代用品，但不宜输入全血，以免加重血液浓缩。可静脉滴注肾上腺皮质激素，以减轻中毒症状和改善休克，严重休克可应用血管活性药物。有脑水肿、中枢性呼吸衰竭者可予20%甘露醇及地塞米松、呋塞米等静脉滴注，可用洛贝林、尼可刹米等呼吸兴奋剂。出现呼吸骤停者应作气管插管或气管切开，使用人工呼吸机辅助呼吸。

（田　瑛）

第 46 章

肺 结 核

概述

肺结核病（tuberculosis）是由结核分枝杆菌经呼吸道传播引起的慢性肺部感染性疾病，占各器官结核病总数的 80%～90%，痰中排菌者为传染性肺结核病。传染性肺结核患者排菌是结核传播的主要来源；传播途径主要为患者与健康人之间经飞沫核传播；人群普遍易感。婴幼儿、青春后期及老年人发病率高；糖尿病、矽肺、过度劳累、妊娠等易诱发结核病；恶性肿瘤、肾移植、肝移植或 AIDS 等好发结核病。

入院评估

一、病史询问要点

1. 起病因素　注意结核接触史，各种原因致免疫力减低易患结核。

2. 主要症状　常见症状有午后低热、咳嗽、咳痰、咯血、胸痛、气急。发热可伴乏力、盗汗、倦怠、纳差及消瘦。疾病进展扩散时可出现高热，呈稽留热或弛张热，伴畏寒，少寒战。青少年女性有时可有四肢大关节的多发性关节痛或关节炎，结节性红斑及环形红斑。

二、体格检查要点

肺实变或干酪性肺炎时叩诊浊音、听诊可及支气管呼吸音和细湿啰音。慢性纤维空洞性肺结核体征有患侧胸廓塌陷、气管向患侧移位、叩诊浊音、听诊呼吸音减低或可闻及湿啰音，有肺气肿体征。支气管结核有局限性哮鸣音，特别是呼气或咳嗽末。胸膜炎时可及呼吸音减弱，触觉语颤减弱，叩诊浊音，听诊可及胸膜摩擦音。

三、门诊资料分析

1. 痰涂片检查　找到抗酸杆菌绝大多数为结核杆菌，可提示诊断。判断标准：0 条/300 视野（阴性）；1～2 条/300 视野（可疑阳性)；3～9 条/100 视野（+）；1～9 条/10 视野（++）；1～9 条/视野（+++）；≥10 条/视野（++++）。

2. 后前位 X 线胸片　典型 X 线表现有诊断价值。原发性肺结核典型特征为原发灶、淋巴管炎和肺门淋巴结组成的哑铃状病灶。急性血行播散性肺结核呈现分布均匀、大小密度相近的粟粒状阴影。继发性肺结核常见表现包括浸润性病灶（云雾状，边缘模糊，密度较淡），干酪样病灶（密度较高，不均一）、空洞（不同形状的透亮区）、纤维钙化的硬结病灶（条索、结节、斑点状病灶，边缘清楚，密度较高）。病变分布以上叶尖后段或下叶背段常见。

3. 结核菌素试验　判断标准为：硬结直径＜5mm（－），5～9mm（+），10～19mm（++），≥20mm（+++）或有水疱或坏死（++++）为强阳性反应。阳性反应在 3 岁以下婴幼儿按活动性结核病论；成人强阳性反应提示活动性结核病可能，阴性反应则可排除结核病。

四、继续检查项目

1. 结核菌培养　有很高的敏感性和特异性，随耐药菌增多，药敏愈显重要。

2. 抗结核抗体　作为诊断参考，采用 PPD 作为抗原检测结核菌 IgG 时敏感性和特异性分别为 60%～80%和 90%。

3. 分子生物学检测　PCR 仅推荐用于涂阳病例来区分结核与非结核分枝杆菌。RFLP 可用于鉴定结核菌是否同源，用于流行病学。

4. 胸部 CT　有助于微小或隐蔽性肺结核病灶的发现和结节性病灶的鉴别诊断。

五、门诊医嘱示范

- 建议转结核病专科医院就诊
- 报传染病卡片
- 异烟肼 0.3 po qd
- 利福平 0.45 po qd
- 乙胺丁醇 0.75 po qd

病情分析

一、基本诊断

1. 菌阳肺结核 痰涂片和（或）培养阳性，并具相应临床和X线表现，确诊肺结核。

2. 菌阴肺结核 符合以下4项中至少3项临床诊断成立：①典型肺结核临床症状和肺部X线表现；②临床可排除其他非结核性肺部病患；③PPD阳性或抗结核抗体阳性；④诊断性抗结核治疗有效。必要时作纤维支气管镜采集微生物标本和活检标本通过微生物学或组织病理学确诊。

3. 活动性判定 是诊断的重要内容，主要依据是痰菌和X线。痰菌阳性为活动性。X线凡渗出性和渗出增生性病灶、干酪性肺炎、干酪灶和空洞（净化空洞除外）都是活动性的征象。

二、临床类型

1999年中华医学会的新分类法分为原发性肺结核、血行播散性肺结核、继发性肺结核、结核性胸膜炎和其他肺外结核。

1. 原发性肺结核 典型病变包括肺部原发灶、引流淋巴管和肺门或纵隔淋巴结的结核性炎症组成哑铃状病灶，多见于儿童及未受过感染的成年人。

2. 血行播散性肺结核 发生于免疫力极度低下者，典型X线表现为分布均匀、大小密度相近的粟粒状阴影；常伴结核性脑膜炎和其他脏器结核。

3. 继发性肺结核 为成人最常见类型，好发于两肺上叶尖后段或下叶背段，易有干酪性坏死和空洞形成，包括浸润型肺结核、增生型肺结核、纤维干酪型肺结核、干酪型肺炎、空洞型肺结核、结核球及慢性纤维空洞型肺结核。

4. 结核性胸膜炎 表现发热、胸痛、干咳、夜间盗汗，胸液呈草黄色，以淋巴细胞为主，pH<7.30，ADA>45 U/L。

三、鉴别诊断

1. 肺癌 中央型肺癌常有痰中带血，肺门附近有阴影，与肺门淋巴结结核相似。周围性肺癌可呈球状、分叶状阴影，需与结核球鉴别。肺癌多见于40岁以上嗜烟男性，常无明显毒性症状，多有刺激性咳嗽、胸痛及进行性消瘦。在X线胸片上结核球周围可有卫星灶、钙化，而肺癌病灶边缘常有切迹、毛刺。胸部 CT 扫描对鉴别诊断常有帮助。结合病原学检查常能及时鉴别，需注意肺癌和肺结核可以并存。

2. 肺炎 原发综合征病灶周围存在大片渗出，以及继发性肺结核表现为渗出性病变或干酪性肺炎时，需与肺炎特别是肺炎链球菌肺炎鉴别。细菌性肺炎起病急骤、高热、寒战、胸痛伴气急，X 线上病变常局限于一个肺叶或肺段，血白细胞总数或中性粒细胞增多，抗生素治疗有效，可资鉴别；与其他病原体肺炎鉴别关键是病原学证据。

3. 肺脓肿 肺脓肿空洞多见于肺下叶，脓肿周围炎症浸润较严重，空洞内常有液平面。肺结核空洞多发生于肺上叶，壁薄，少有液平或浅液平。肺脓肿起病较急，高热，大量脓痰，痰中无结核菌，但有其他多种细菌，血白细胞总数及中性粒细胞增多，抗生素治疗有效。慢纤洞合并感染时与慢性肺脓肿易混淆，病原学是鉴别关键。

4. 支气管扩张 有慢性咳嗽、咳脓痰及反复咯血史，需与继发性肺结核鉴别。X 线胸片多无异常发现或仅见局部肺纹理增粗或卷发状阴影，CT 有助于确诊。二者并存时有赖于病原学检查。

5. 非结核分枝杆菌肺病 非结核分枝杆菌（nontuberculous mycobacteria，NTM）指结核和麻风分枝杆菌以外的所有分枝杆菌，可引起各组织器官病变，其中 NTM 肺病临床和 X 线表现类似肺结核。鉴别诊断依据菌种鉴定。

6. 其他发热性疾病 伤寒、败血症、白血病、纵隔淋巴瘤等与结核病有诸多相似之处。结核病的特征性 X 线表现和病原学证据，以及抗结核治疗随访可以协助鉴别，必要时组织活检协助明确诊断。

治疗计划

一、治疗原则

现代化疗的目标不仅是杀菌和防止耐药性的产生，而且在于最终杀菌，防止和杜绝复发。治疗原则可以概括为早期、联合、规则、适量、全程，其中联合和规则用药最为重要。为保证这些原则的有效贯彻，在管理上必须实行督导下化疗。

二、治疗方法

（一）抗结核化疗

1. 初治　我国卫生部推荐的化疗方案是：

菌阳肺结核：①2HRZE（S）/4HR；②2HRZE（S）/$4H_3R_3$（下角阿拉伯数字表示每周服药次数）；③$2H_3R_3Z_3$（S_3）/$4H_3R_3$。

菌阴肺结核：①2HRZ/4HR；②2HRZ/$4H_3R_3$；③$2H_3R_3Z_3$/$4H_3R_3$。

异烟肼（H），利福平（R），吡嗪酰胺（Z），乙胺丁醇（E），链霉素（S）。

2. 复治　下列情况之一为复治：①初治失败的患者；②规则用药满疗程后痰菌又转阳的患者；③不规则化疗超过1个月的患者；④慢性排菌患者。推荐强化期5药和巩固期3药的方案，希望强化期至少有2个仍然有效的药物，疗程适当延长。

3. MDR－TB的治疗：有赖于通过药敏测定筛选敏感药物。强化期治疗至少3月，巩固期至少18～21个月。

（二）手术治疗

指征：①规则强有力化疗药物治疗9～12个月，痰菌仍阳性的干酪样病灶、厚壁空洞、阻塞型空洞；②一侧损毁肺、支气管结核管腔狭窄伴远端肺不张或肺化脓症；③结核性脓胸或伴支气管胸膜瘘；④不能控制的大咯血；⑤疑似肺癌或并发肺癌可能。

（三）症状治疗

1. 发热　急性血行播散型肺结核和浆膜渗出性结核伴有高热时可使用激素，疗程1个月左右应逐步撤停。其他类型结核伴有高热时可应用小剂量非类固醇类退热剂。

2. 大咯血　药物治疗可应用垂体后叶素。药物难以控制有指征可以手术治疗。

三、住院医嘱示范

（一）长期医嘱

- 内科常规护理
- 二级护理
- 住隔离病房

- 吸氧 prn
- 普食
- 异烟肼 0.3 po qd
- 利福平 0.45 po qd
- 吡嗪酰胺 0.75 po qd
- 乙胺丁醇 0.75 po qd
- 止咳祛痰药

（二）临时医嘱

- 血常规＋ESR＋CRP
- 尿常规
- 便常规
- 心肌酶
- 血生化（肝、肾功能，电解质等）
- 中性粒细胞碱性磷酸酶积分
- 血气
- 痰涂片
- 痰培养＋药敏
- 痰找结核菌
- 痰结核菌培养＋药敏
- 血培养＋药敏（T≥38℃）
- 血结核培养＋药敏
- PPD 试验
- 血抗结核抗体
- 结明试验
- 肺炎支原体抗体
- 肺炎衣原体抗体
- 军团菌抗体
- 病毒九项
- X 线胸部正、侧位片
- 胸部 CT prn
- 腹部 B 超
- 心电图

病程观察及处理

一、病程观察

1. 症状和体征的改变　主要观察患者体温、咳嗽、咳痰量，咯血有无，肺部啰音的变化情况。

2. 辅助检查结果的变化

(1) 血常规　WBC、GR%的变化，红细胞沉降率。

(2) X 线变化　胸片肺部病变的吸收情况。

(3) 痰涂片或培养是否转阴。

(4) PPD、结明试验及抗结核抗体变化情况。

(5) 血气分析　血氧分压、二氧化碳分压等的变化情况。

二、疗效分析及处理

1. 病情好转　体温逐渐恢复正常、咳嗽、咳痰好转，咯血消失，红细胞沉降率下降或恢复正常，痰菌转阴，胸部 X 线示肺部病变较前吸收。应完成相应疗程。

2. 病情恶化　体温继续升高，咳嗽、咳痰症状加重或出现意识障碍或病理征，下一步：①注意结核药敏结果，指导药物选择；②警惕结核血行播散及结核性脑膜炎。

出院小结

一、确定诊断

诊断包括痰菌结果（菌阴、菌阳），活动性判定，分型，注明范围（左侧、右侧、双侧）。

二、预后评估

早期诊治多可痊愈。下列情况预后差：肺结核并发肺纤维化、肺心病，心包结核患者年龄大、心包液发展快、心肌损害重，肠结核并发肠梗阻、肠穿孔，肝脾结核确诊晚等。

三、出院医嘱示范

- 明天出院
- 出院带药
- 按时服药，2 周后门诊复查
- 避免受凉、过劳

病例教学

病历摘要

患者男性，50 岁，因“寒战、高热 1 周，头痛 2 天”来诊。起病前受凉感冒，后出现咳嗽，少许白色黏痰，于当地医院静脉应用青霉素治疗 5 天未见好转。既往 2 年前行肾移植手术，长期应用免疫抑制剂。自诉曾于体健时发现陈旧性肺结核。查体：T 39.5℃，P120 次/分，R 20 次/分，BP 140/70 mmHg，可疑颈强直，面部潮红，心肺未见异常，肝、脾未触及。血白细胞 5.8×10^9/L，中性粒细胞 68%，红细胞沉降率 103mm/h；PPD 试验阴性；胸 CT 提示两肺野均匀分布的密度、大小相似的小结节状阴影；肺功能未见异常。

问题

1. 该患者可能的诊断是什么？还需要进一步检查什么？

2. 该患者应采取什么治疗方案？

3. 患者 2 天后，头痛加重，伴喷射性呕吐，行头 CT 检查未见异常，应怎样处理？

答案

1. 学习目的　结核病的易感人群及其临床表现。

该患者为肾移植术后长期服用免疫抑制剂，既往有陈旧结核病史，主要表现发热、咳嗽、咳痰，红细胞沉降率增快，CT 提示“两肺野均匀分布的密度、大小相似的小结节状阴影”典型影像学表现，首先应该考虑为急性血行播散性肺结核。患者 PPD 阴性与免疫抑制有关。进一步的检查应包括痰涂片找结核杆菌，痰结核培养，抗结核抗体及 PCR 检测结核菌。

2. 学习目的　肺结核的处理原则。

治疗原则可以概括为早期、联合、规则、适量、全程治疗。该患者虽为初治菌阴患者，但因患者存在免疫抑制，治疗应采取最强有力药物联合，疗程需长；可采用强化期 5 药和巩固期 3 药的方案，通过药敏测定筛选敏感药物，疗程大于 18 个月。

3. 学习目的　肺外结核的临床表现和处理。

急性血行播散性肺结核病情未得到控制，仍发热、咳嗽、咳痰，头痛加重，出现喷射性呕吐，查体可疑颈强直，应怀疑结核性脑膜炎的可能，进一步的处理包括腰穿进行脑脊液常规及生化，涂片及培养的检查。治疗上应提高用药量，异烟肼可采用600～900mg/d静点，病情加重者可鞘内应用异烟肼50mg/d加地塞米松2mg/次，同时早期加用静点地塞米松5mg/d；其次应用降颅压治疗。

（赵　勇）

第47章

新生儿破伤风

概述

新生儿破伤风系由破伤风杆菌侵入脐部而引起的一种严重感染性疾病。因常在生后7天左右发病，临床以全身骨骼肌强直性痉挛、牙关紧闭为特征，故有“脐带风”、“七天风”、“锁口风”之称。在我国，近年来总体发病率大幅度下降，但在农村，特别是边远贫困地区，仍然是新生儿死亡的主要原因。1995年，卫生部下发通知，将其由丙类传染病调整为乙类传染病。

入院评估

一、病史询问要点

1. 起病因素　旧法接生史，不洁断脐史。

2. 主要症状　哭闹、拒乳、牙关紧闭、呈苦笑面容，上肢屈曲、下肢伸直、呈角弓反张，轻微刺激即可诱发抽搐。早期无明显抽搐时，用压板轻压舌根立即引起牙关紧闭。

二、体格检查要点

牙关紧闭、呈苦笑面容，上肢屈曲、下肢伸直、呈角弓反张。

三、门诊资料分析

凡旧法接生的新生儿出现原因不明的哭闹、拒乳，均应想到新生儿破伤风的可能性。实验室检查大多对诊断帮助不大。

四、继续检查项目

本病症状典型，实验室检查对诊断帮助不大，可进行一些常规检查了解生命体征，以及有无并发症的出现，如：血常规，胸部X线检查等。

病情分析

一、基本诊断

根据接生史，如旧法接生或断脐消毒不严史及临床表现，本病不难诊断。本病症状典型，一般不需要做细菌学诊断。

诊断标准：

1. 多有脐带处理不洁史，或外伤史。

2. 发作性抽搐，牙关紧闭，头项及四肢强直，苦笑面容。遇有声、光、触动等刺激，可诱发抽搐发作。

3. 脐部或伤口等处分泌物培养，有时可查到破伤风杆菌。

二、临床分型/临床分期

（一）临床分型

1. 重型　生后1周内发病的为重型（旧法接生史，潜伏期≤7天，痉挛前期≤24小时，体温≥39℃或不升，痉挛持续≥30秒，发作间隔≤5分，有肺炎、败血症等合并症）；

2. 轻型　生后1周以后发病的为轻型。

（二）临床分期

1. 潜伏期　破伤风潜伏期3～21天，一般4～8天，潜伏期越短死亡率越高。

2. 痉挛前期　患儿从症状出现到首次惊厥为痉挛前期。

3. 痉挛期　出现拒奶、牙关紧闭，呈苦笑面容，上肢屈曲、下肢伸直，呈角弓反张，轻微刺激即可诱发抽搐。早期无明显抽搐时，用压板轻压舌根立即引起牙关紧闭，有助诊断。患儿意识清楚，但因反复发作痉挛，表现易激惹、烦躁。肺炎是本期最多见的并发症。病情恶化征兆是：黄疸突然消退、呃逆流涎、顽固性肺部湿啰音、持续低体温及腹胀。

4. 恢复期　发病后2～4周进入恢复期，表现为痉挛逐渐减轻且发作间隔时间延长，恢复吞咽和吃奶。

三、鉴别诊断

1. 低钙抽搐　无不洁断脐或护理不当史，无苦笑面容、牙关紧闭，两次抽搐之间肌张力正常，血钙降低至2mmol/L及以下。

2. 脑损伤　其母有难产史，虽有抽搐，但无牙关紧闭和苦笑面容，常呈抑制或兴奋状态，前囟隆起。

3. 婴儿痉挛症　是婴幼儿时期所特有的一种严重的癫痫发作形式，以痉挛发作、智能障碍、脑电图高峰节律紊乱为特点。

四、并发症

并发症有吸入性肺炎，各种继发性感染，肺不张，过高热，心力衰竭，肺栓塞，胃肠道出血，代谢性碱中毒，交感神经功能亢进症等。

治疗计划

一、治疗原则

包括：处理伤口，中和毒素，防止窒息，防止并发症的发生以及处理已经发生的并发症，减轻痛苦，防止复发。

二、治疗办法

1. 护理　将患儿置于安静、避光的环境，尽量减少刺激以减少痉挛发作。痉挛期应暂禁食，禁食期间可通过静脉供给营养，症状减轻后试用胃管喂养，脐部用3%过氧化氢清洗，涂抹碘酊、酒精。

2. 抗毒素　愈早用愈好，破伤风抗毒素（TAT）1万～2万U im或iv gtt，3000U脐周注射，用前须做皮肤过敏试验，或破伤风免疫球蛋白（TIG）500U im，不会发生过敏反应，但价格较昂贵。

3. 止痉药　控制痉挛是治疗成功的关键。

(1) 地西泮（安定）可首选，每次0.3～0.5mg/kg缓慢iv，5min内即可达有效浓度，但半衰期短，不适合做维持治疗，4～8小时1次。

(2) 苯巴比妥钠　首次负荷量为15～20mg/kg缓慢iv，维持量为5mg/（kg·d），分4～8小时1次，iv，可与地西泮交替使用。

(3) 10%水合氯醛　剂量每次0.5ml/kg胃管注入或灌肠，可作为发作时临时用药。

4. 抗生素　青霉素20万U/（kg·d），或头孢菌素、甲硝唑、iv gtt，7～10天，可杀灭破伤风杆菌。

三、住院医嘱示范

(一) 长期医嘱

- 内科常规护理
- 一级护理

- 吸氧 prn
- 补液
- 抗生素静点
- 止痉药

（二）临时医嘱

- 血常规
- 尿常规
- 便常规
- 心肌酶
- 血生化（肝、肾功能，电解质等）
- 伤口分泌物培养
- 破伤风抗毒素

病程观察

一、病情观察

患儿痉挛减轻，间隔时间延长，恢复吞咽及吃奶说明病情好转。

二、疗效分析及处理

1. 病情好转　患儿痉挛减轻，间隔时间延长，恢复吞咽及吃奶说明病情好转，应继续目前治疗。

2. 病情恶化　患儿痉挛加重，间隔时间缩短。下一步：①诊断是否正确？②寻找其他可能病因；③积极处理并发症。

住院小结

一、确定诊断

根据接生史，如旧法接生或断脐消毒不严史及临床表现，本病不难诊断。本病症状典型，一般不需要做细菌学诊断。

二、预后评估

新生儿破伤风死亡率很高，60%～80%，幸存者大多有神经系统发育障碍。

病例教学

病历摘要

患儿，男性，7 天，旧法接生，2 天前出现哭闹拒奶，1 天前出现抽搐。

问题

1. 最可能引起患者症状的微生物是什么?

2. 应该采用哪些恰当的经验治疗?

答案

1. 学习目的 了解新生儿破伤风的病因及诊断标准。

旧法接生，脐部消毒不严格，是新生儿破伤风的重要起病因素。也是诊断的重要依据，有此病史，即便无细菌学依据也可以作出初步诊断。

2. 学习目的 恰当的护理和解痉治疗是关键。

将患儿置于安静、避光的环境，尽量减少刺激，脐部消毒。抗毒素愈早用愈好，止痉药是治疗成功的关键。

（胡 岚）

第 48 章

流行性感冒

概述

流行性感冒（influenza，简称流感）是由流感病毒引起的急性呼吸道传染病，病原体为甲、乙、丙三型流行性感冒病毒，通过飞沫传播，临床上有急起高热、乏力、全身肌肉酸痛和轻度呼吸道症状，病程短，有自限性，中年人和伴有慢性呼吸道疾病或心脏病患者易并发肺炎。流感病毒、尤以甲型，极易变异，往往造成暴发、流行或大流行。自 20 世纪以来已有六次世界性大流行的记载，分别发生于 1900、1918、1957、1968、1977 和 2009 年，其中以 1918 年的一次流行最为严重，死亡人数达 2000 万之多，2009 年甲型 H1N1 型流感病毒引起全世界广泛关注。我国从 1953 年至 1976 年已有 12 次中等或中等以上的流感流行，每次流行均由甲型流感病毒所引起。

入院评估

一、病史询问要点

1. 流行病学史

2. 主要症状　急起畏寒、高热、头痛、头晕、全身酸痛、乏力等中毒症状。可伴有咽痛、流涕、流泪、咳嗽等呼吸道症状。少数病例有食欲减退，伴有腹痛、腹胀、呕吐和腹泻等消化道症状。

二、体格检查要点

1. 全身体征　呈急病容，面颊潮红，眼结膜轻度充血和眼球压痛，咽充血，口腔黏膜可有疱疹。

2. 肺部体征　肺部听诊仅有呼吸音增粗。

三、门诊资料分析

1. 血常规　白细胞总数减少，淋巴细胞相对增加。合并细菌性感染时，白细胞总数和中性粒细胞增多。

2. X 线片　胸片正常，继发肺炎可有双肺纹理增粗等炎症表现。

四、继续检查项目

1. X线胸片　如果门诊未摄，则入院后应该补拍，病情变化也应该复查。

2. 血气及血生化分析。

3. 咽拭子。

4. 病毒九项。

5. 免疫荧光或免疫酶染法检测抗原　取患者鼻洗液中黏膜上皮细胞的涂征标本检测抗原，出结果快、灵敏度高，有助于早期诊断。

6. 聚合酶链反应（PCR）测定流感病毒 RNA　可直接从患者分泌物中检测病毒 RNA，直接、快速、敏感。

7. 病毒分离　将急性期病人的含漱液接种于鸡胚羊膜囊或尿囊液中，进行病毒分离。

8. 血清学检查　应用血凝抑制试验、补体结合试验等测定急性期和恢复期血清中的抗体，如有 4 倍以上增长，则为阳性。应用中和免疫酶试验测定中和滴度，可检测中和抗体，这些都有助于回顾性诊断和流行病学调查。

五、门诊医嘱示范

- 注意休息，物理降温
- 感冒冲剂 1 袋 Bid
- 板蓝根冲剂（风寒）1 袋 Bid
- 金刚乙胺 100mg Bid
- 奥司他韦

病情分析

一、基本诊断

根据患者①流行病学接触史和集体发病史；②典型的症状和体征不难诊断，但在流行初期，散发或轻型的病例诊断比较困难。确诊往往需实验室检查：①外周血象：白细胞总数不高或减低，淋巴细胞相对增加；②病毒分离：鼻咽分泌物或口腔含漱液分离出流感病毒；③血清学检查：疾病初期和恢复期双份血清抗流感病毒抗体滴度有 4 倍或以上升高，有助于回顾性诊断；④患者呼吸道上皮细胞查流感病毒抗原阳性；⑤标本经敏感细胞过夜增殖Ⅰ代后查流感病毒抗原阳性。

二、临床类型/临床分期

1. 典型流感

开始可表现为畏寒、发热，体温可高达39～40℃，同时患者感头痛、全身酸痛、软弱无力，且常感眼干、咽干、轻度咽痛。部分病人可有喷嚏、流涕、鼻塞。有时可见胃肠道症状，加恶心、呕吐、腹泻等。发热与上述此状一般于1～2天达高峰，3～4天内热退，症状随之消失。乏力与咳嗽可持续1～2周。

2. 轻型流感

起病急、发病轻、全身症状与呼吸道症状均很轻。

3. 肺炎型流感

即流感病毒性肺炎，24小时内病情迅速加重，表现为高热、乏力、烦躁、剧咳、呼吸困难、发绀，咳有血痰，双肺密布湿性啰音和喘鸣，脉快细弱，病死率较高。此类病人较少见，主要发生于原有心脏病、慢性肺病患者或妊娠妇女。

4. 脑炎型流感

患者起病骤急，一开始就非常严重，常表现为高热、神志不清，颈项强直、抽搐等脑炎的症状。

三、鉴别诊断

1. 呼吸道感染　起病较缓慢，症状较轻，无明显中毒症状。血清学和免疫荧光等检验可明确诊断。

2. 流行性脑脊髓膜炎（流脑）　流脑早期症状往往类似流感，但流脑有明显的季节性，儿童多见。早期有剧烈头痛、脑膜刺激症状、瘀点、口唇疱疹等均可与流感相鉴别。脑脊液检查可明确诊断。

3. 军团菌病　本病多见于夏秋季，临床上表现为重型肺炎，白细胞总数增高，并有肝、肾合并症，但轻型病例类似流感。红霉素、利福平和庆大霉素等抗生素对本病有效，确诊有赖于病原学检查。

4. 支原体肺炎　支原体肺炎与原发性病毒性肺炎的X线表现相似，但前者的病情较轻，冷凝集试验和MG链球菌凝集试验可呈阳性。

四、并发症

1. 继发性细菌性上呼吸道感染如急性鼻旁窦炎或急性化脓性扁桃体炎。

2. 继发性细菌性气管炎和支气管炎。

3. 继发性细菌性肺炎。

治疗计划

一、治疗原则

因地制宜，就地适当隔离、休息、多喝开水，房间多通风和消毒，对症治疗来减轻症状和控制细菌性继发性感染，发病早期（48 小时之内）可服用抗流感病毒药物。严重患者如严重肺炎，呼吸极度困难，高烧不退等，需住院治疗。

二、治疗方法

1. 隔离、休息，多饮水、防止继发感染。

2. 补液对症治疗。

3. 中药如感冒冲剂、板蓝根冲剂。

4. 抗病毒治疗　金刚烷胺、金刚乙胺等。

三、住院医嘱示范

（一）长期医嘱

✦ 内科常规护理

✦ 二级护理

✦ 吸氧 prn

✦ 普食

✦ 板蓝根冲剂（风寒）1 袋 Bid

✦ 金刚乙胺 100mg Bid

✦ 补液 prn

（二）临时医嘱

✦ 血常规＋ESR＋CRP

✦ 尿常规

✦ 便常规

✦ 心肌酶

✦ 血生化（肝、肾功能，电解质等）

✦ 中性粒细胞碱性磷酸酶积分

- 血气
- 咽拭子涂片
- 咽拭子培养
- 免疫荧光或免疫酶染法检测抗原
- 聚合酶链反应（PCR）测定流感病毒RNA
- 病毒分离
- 血清学检查
- 血培养＋药敏（T≥38℃）
- 肺炎支原体抗体
- 肺炎衣原体抗体
- 军团菌抗体
- 病毒九项
- X线胸部正、侧位片

病程观察

一、病情观察

1. 症状和体征的改变　主要观察患者体温、临床症状的变化情况。

2. 辅助检查结果的变化　血常规：WBC、GR%的变化。

二、疗效分析及处理

1. 病情好转　体温逐渐恢复正常、头痛、流涕、咽痛等症状好转，血WBC恢复正常，应继续目前治疗。

2. 病情无变化　仍有发热，头痛、流涕、咽痛、鼻塞等无明显减轻，血WBC降低，下一步：①考虑诊断是否正确？②辨证是否正确？③是否有并发症。进一步完善全身检查，评估病情，辨证施治，调整治疗方案。

3. 病情反复　患者体温正常后又出现发热，咳嗽、头痛、咽痛等症状好转后又加重，血WBC恢复正常后又升高或降低。下一步：①原发病反复？合并感染？积极寻找病原学证据；②调整治疗方案。

4. 病情恶化　体温继续升高，或出现低体温，咳嗽症状加重，出现恶心、呕吐，肌痛、肌力弱，意识障碍甚至出现血压下降、呼吸窘迫综合征等，血WBC继续升高或低于正常值，血液中流感抗体上升，分泌物可找到致病菌，胸部X线出现肺炎、肺水肿或ARDS表现。下一步：①加强对症支持治疗；②如有合并细菌性感染证据，根据药敏应用抗生素；③积极处理并发症。

住院小结

一、确定诊断

根据流行病学接触史、典型的症状和体征不难诊断，但在流行初期，散发或轻型的病例诊断比较困难。确诊往往需流感病毒抗原抗体检查做出诊断。

二、预后评估

青壮年、无基础疾病及并发症者预后较好，而老年人、原有心、肺、肝、肾及代谢疾病基础者及免疫缺陷者、病变广泛、有严重并发症者预后较差。

三、出院医嘱

- 明天出院
- 出院带药
- 按时服药，2周后门诊复查
- 注意休息、避免受凉、过劳

病例教学

病历摘要

患者，男性，19岁，主诉两天前着凉后开始出现鼻塞、流涕、咽痛、咳嗽、头痛，伴发热，体温最高38.5℃，伴畏寒，无寒战。患者既往体健，同学中有两人有类似症状，入院查体T 38.5℃，HR 90次/分，BP 120/60mmHg，R 24次/分。

问题

1. 患者的初步诊断？
2. 还需要其他哪些信息？
3. 应该采用哪些恰当的经验治疗？
4. 住院5天后高热39.4℃，白细胞升高，中性粒细胞分类升高，胸片提示肺炎，怎么解释，应该如何处理？

答案

1. **学习目的　明确流行性感冒的常见临床症状。**

体温＞38℃，伴有咳嗽、咽痛等上呼吸道症状，密切接触人中有类似症状，首先考虑上呼吸道感染，流行性感冒可能性大，但仍需除外细菌性肺炎及其他不典型病原体引起的呼吸道感染。

2. 学习目的　列出流感样病例患者的适当检查。

检查生命体征、脉搏、血氧测定、血常规、X线胸片，有条件者必要时可做病毒抗原抗体相关检查。

3. 学习目的　根据临床表现选择合适的治疗。

注意休息，物理降温；中药感冒冲剂、板蓝根冲剂（风寒）或热炎宁冲剂（风热）。

4. 学习目的　流行性感冒可继发细菌感染。

患者病毒感染的基础上继发细菌感染，感染部位在肺，需住院治疗。观察热型，尽早寻找细菌学证据，根据血培养、痰培养的药物敏感实验选择敏感抗生素给予抗细菌治疗，注意监测生命体征、呼吸频率、血气分析等，定期复查胸片，了解治疗效果。

（李世荣）

第 49 章

流行性腮腺炎

概述

流行性腮腺炎（epidemic parotitis，mumps，简称腮腺炎或流腮）是儿童和青少年中常见的呼吸道传染病，成人中也有发病。本病由腮腺炎病毒所引起，该病毒主要侵犯腮腺，但也可侵犯各种腺组织、神经系统及肝、肾、心脏、关节等几乎所有的器官。因此除腮腺肿痛外常可引起脑膜脑炎、睾丸炎、胰腺炎、卵巢炎等症状。本病通过飞沫经呼吸道感染，传染源为早期病人和隐性感染病例，一次得病后可有持久免疫力，再发病者极少。

入院评估

一、病史询问要点

1. 流行病学史

2. 主要症状　起病大多较急，无前驱症状。有发热、畏寒、头痛、咽痛、食欲不佳、恶心、呕吐、全身疼痛等，数小时腮腺肿痛，逐渐明显，体温可达 39℃以上，成人患者一般较严重腮腺肿胀最具特征性。

二、体格检查要点

1. 腮腺肿大　一般以耳垂为中心，向前、后、下发展，状如梨形，边缘不清；局部皮肤紧张，发亮但不发红，触之坚韧有弹性，有轻触痛；颌下腺或舌下腺也可同时被累及。重症者腮腺周围组织高度水肿，使容貌变形，并可出现吞咽困难。腮腺管开口处早期可有红肿，挤压腮腺始终无脓性分泌物自开口处溢出。颌下腺肿大，表现为颈前下颌肿胀并可触及肿大的腺体。舌下腺肿大可见舌及口腔底肿胀，并出现吞咽困难。

2. 其他体征　可呈急性病容，心率增快等。

三、门诊资料分析

1. 血常规　白细胞计数大多正常和稍增加，淋巴细胞相对增多。有并发症时白细胞计数可增高，偶有类白血病反应。

2. 血清和尿淀粉酶测定 90%患者的血清淀粉酶有轻至中度增高，尿中淀粉酶也增高，有助诊断。淀粉酶增高程度往往与腮腺肿胀程度成正比，但其增高也可能与胰腺和小肠浆液造酶腺病变有关。

四、继续检查项目

1. 血清学检查

(1) 中和抗体试验 低滴度即提示现症感染。

(2) 补体结合试验 对可疑病例有辅助诊断价值，双份血清（病程早期及第 2～3 周）效价有 4 倍以上的增高，或一次血清效价达 1∶64 者有诊断意义。如条件许可，宜同时测定 S 抗体和 V 抗体。S 抗体增高表明新近感染，V 抗体增高而 S 抗体不增高时仅表示以往曾受过感染。

(3) 血凝抑制试验 受病毒感染的鸡胚，其羊水及尿囊液可使鸡的红细胞凝集，腮腺炎患者的恢复期血清有强大抑制凝集作用，而早期血清的抑制作用则较弱，如两次测定效价相差 4 倍以上，即属阳性。

2. 病毒分离 早期病例，唾液、尿、血、脑脊液以及脑、甲状腺等其他组织中可分离出腮腺炎病毒。手续较繁，目前无条件普遍开展。

3. 肾受累时可出现蛋白尿，红白细胞等，甚至类似肾炎的尿的改变。

五、门诊医嘱示范

- 隔离病人
- 注意口腔清洁，流食，避免酸性饮食
- 物理降温

病情分析

一、基本诊断

根据流行情况及接触史，以及腮腺肿大的特征，诊断并不困难。如遇不典型的可疑病例，可根据血清学检查和病毒分离进一步明确诊断。

二、鉴别诊断

1. 化脓性腮腺炎 常为一侧性，局部红肿压痛明显，晚期有波动感，按压时有脓液自腮腺管口流出，血象中白细胞总数和中性粒细胞明显增高。

2. 颈部及耳前淋巴结炎　肿大不以耳垂为中心，局限于颈部或耳前区，为核状体，较坚硬，边缘清楚，压痛明显，表浅者活动，可发现与颈部或耳前区淋巴结相关的组织有炎症，如咽峡炎等，血象中白细胞总数和中性粒细胞明显增高。

3. 症状性腮腺肿大　在糖尿病、营养不良和慢性肝病中，或应用某些药物如碘化物、羟布宗（羟保泰松）、异丙肾上腺素等可引起腮腺肿大，为对称性，无肿痛感，触之较软，组织检查主要是脂肪变性。

4. 其他病毒所引起的腮腺炎　已知1、3型副流感病毒、甲型流感病毒、A型柯萨奇病毒、单纯疱疹病毒、淋巴脉络丛脑炎病毒、巨细胞病毒均可引起腮腺肿大和中枢神经系统症状，需做病原学诊断。

三、并发症

流行性腮腺炎实际上是全身感染，病毒经常累及中枢神经系统或其他腺体或器官而产生相应的症状。甚至某些并发症不仅常见而且可不伴有腮腺肿大而单独出现。

1. 神经系统并发症

(1) 无菌性脑膜炎、脑膜脑炎、脑炎　为常见并发症，尤多见于儿童患者，男孩多于女孩。按一般病毒性脑炎的治疗原则给以治疗，大多数病人预后是好的。

(2) 多发性神经炎、脊髓炎　偶发于腮腺炎后1～3周，预后多良好。

(3) 耳聋　为听神经受累所致，75％为单侧。

2. 生殖系统并发症　腮腺炎病毒好侵犯成熟的生殖腺体，故多见于青春期后期以后的病人，小儿少见。

(1) 睾丸炎　腮腺炎病毒对人体的腺体组织有亲和力，因此也可损伤睾丸。睾丸炎多发生在成人，12岁以下的小孩较少见。这种并发症多发生在腮腺肿大后1个星期左右，病人可出现睾丸肿胀。多为单侧性，较少影响生育。

(2) 卵巢炎　症状较轻，不影响生育，偶可引起提前闭经。

卵巢炎症状有下腰部酸痛，下腹部轻按痛，月经周期失调，严重者可扪及肿大的卵巢伴压痛。迄今为止未见因此导致不育的报告。

3. 胰腺炎　胰腺炎多发生在腮腺肿胀后3～7天，以中上腹剧痛和触痛为主要症状，伴发热、恶心、呕吐、腹胀。胰腺炎症状多在1周内消失，血淀粉酶不宜作为诊断标准。流行性腮腺炎患者应常规行腹部超声检查避免漏诊胰腺炎。

4. 肾炎　大多数患者尿中可分离出腮腺炎病毒，轻者可有少量尿蛋白，重者尿常规及临床表现与肾炎相仿。个别严重者可发生急性肾衰竭而死亡。但大多数预后良好。

5. 心肌炎　4%～5%病人并发心肌炎，多见于病程5～10天，表现为心律不齐，心率增快或减慢，心音低钝，心电图可见窦停、房室传导阻滞、ST段压低、T波低平或倒置、期前收缩等。严重者可致死。

6. 其他　乳腺炎、骨髓炎、肝炎、肺炎、前列腺炎等。

治疗计划

一、治疗原则

对腮腺炎患者，应注意口腔清洁，清淡饮食，忌酸性食物，多饮水。对高热、头痛、呕吐者，应给予解热止痛，脱水剂等对症治疗。中药治疗多用清热解毒，软坚消痛等制剂口服，局部敷用消肿止痛药。对重症患者或同时伴有脑膜炎或睾丸炎者，可考虑用肾上腺皮质激素治疗，以缓解症状。

二、治疗方法

1. 一般护理　隔离患者使之卧床休息直至腮腺肿胀完全消退。注意口腔清洁，饮食以流质或软食为宜，避免酸性食物，保证液体摄入量。

2. 对症治疗　宜散风解表，清热解毒。一般抗生素和磺胺药物无效。有试用干扰素者似有疗效。氦氖激光局部照射治疗流行性腮腺炎对止痛、消肿有一定的效果。重症并发脑膜脑炎、严重睾丸炎、心肌炎时，可短期使用肾上腺皮质激素，尚无肯定效果。

3. 并发症的治疗

(1) 睾丸炎治疗　成人患者在本病早期应用己烯雌酚，每次1mg tid，有减轻肿痛之效。

（2）脑膜脑炎治疗　可按乙型脑炎疗法处理。高热、头痛、呕吐时给予适量利尿剂脱水。

（3）胰腺炎治疗　禁饮食、输液、注射阿托品或山莨菪碱，早期应用皮质激素。

三、住院医嘱示范

（一）长期医嘱

+ 内科常规护理
+ 二级护理
+ 流食或软食
+ 补液 prn

（二）临时医嘱

+ 血常规＋ESR＋CRP
+ 尿常规
+ 便常规
+ 心肌酶
+ 血生化（肝、肾功能，电解质等）
+ 血清淀粉酶
+ 尿淀粉酶
+ 中和抗体试验
+ 补体结合试验
+ 血凝抑制试验
+ 病毒分离
+ 脑脊液相关检查
+ 血培养＋药敏（T≥38℃）
+ 病毒九项
+ X线胸部正、侧位片
+ 腹部超声
+ 盆腔超声
+ 心电图

病程观察

一、病情观察

1. 症状和体征的改变　主要观察患者体温等全身症状以及腮

腺肿胀的变化情况。

2. 辅助检查结果的变化 血常规：WBC、淋巴细胞百分比，血、尿淀粉酶的变化。

二、疗效分析及处理

1. 病情好转 体温逐渐恢复正常、腮腺逐渐消肿，血常规逐渐恢复正常，血、尿淀粉酶逐渐恢复正常，应继续治疗。

2. 病情无变化 仍有发热，腮腺肿大等无明显减轻，血淋巴细胞比例升高，血尿淀粉酶无明显下降。下一步：①考虑诊断是否正确？②必要时调整治疗方案。

3. 病情恶化 体温继续升高，或出现低体温，腮腺肿大症状加重或出现意识障碍，血 WBC 继续升高或低于正常值，头痛、呕吐症状加重，出现偏瘫，听力障碍，腹痛，心律失常，睾丸肿大等。下一步：考虑病情恶化，出现并发症。①治疗原发病，②积极处理并发症，③脏器保护治疗。

住院小结

一、诊断

根据流行情况及接触史，以及腮腺肿大的特征，诊断并不困难。如遇不典型的可疑病例，可通过血清学检查和病毒分离进一步明确诊断。

二、预后评估

多良好，个别伴有严重并发症，如重型脑膜脑炎及心肌炎、肾炎等必须慎重处理及积极抢救。

三、出院医嘱

- 明天出院
- 出院带药
- 按时服药，2 周后门诊复查
- 避免受凉、过劳

病例教学

病历摘要

患者，某小学二年级学生，出现发热，38～40℃，伴有以耳垂为中心红肿疼痛，进食酸性食物后疼痛加重，逐渐进展为双侧。患者既往体健。查体：T 39.2℃，HR 102 次/分，BP 120/

60mmHg，R 28 次/分。腮腺肿胀，以耳垂为中心，向前、后、下发展，状如梨形，坚韧感，边界不清，患者张口受限。

问题

1. 最可能引起患者症状的微生物是什么？

2. 还需要其他哪些信息？

3. 应该采用哪些恰当的经验治疗？

4. 4 天后患者突然出现腹痛，恶心、呕吐，可能的原因及确诊措施？

答案

1. 学习目的　列出引起腮腺炎的病原体。

腮腺红肿热痛伴发热为急性腮腺炎的表现，流行性腮腺炎为腮腺炎病毒引起，1、3 型副流感病毒、甲型流感病毒、A 型柯萨奇病毒、单纯疱疹病毒、淋巴脉络丛脑炎病毒、巨细胞病毒也可以引起腮腺炎，化脓性腮腺炎的病原体为细菌。

2. 学习目的　列出疑似腮腺炎患者的适当检查。

检查生命体征、脉搏、血氧测定、血常规、血淀粉酶、尿淀粉酶、血清学检查及病毒分离（有条件时）。

3. 学习目的　根据临床表现进行适当的治疗。

隔离，保持口腔清洁，饮食以流质或软食为宜，避免酸性食物，注意补液。氦氖激光局部照射治疗流行性腮腺炎对止痛、消肿有一定的效果。高热、头疼、呕吐者可对症治疗。有试用干扰素者似有疗效。中药治疗多用清热解毒，软坚消痛等制剂口服，局部敷用消肿止痛药。对重症患者或同时伴有脑膜炎或睾丸炎者，可考虑用肾上腺皮质激素治疗，以缓解症状。

4. 学习目的　了解流行性腮腺炎的并发症。

胰腺炎多发生在腮腺肿胀后 3～7 天，以中上腹剧痛和触痛为主要症状，伴发热、恶心、呕吐、腹胀。胰腺炎症状多在 1 周内消失，血淀粉酶不宜作为诊断标准。流行性腮腺炎患者应常规行腹部超声检查避免漏诊胰腺炎。同时需警惕脑膜炎、多发性神经炎、睾丸炎、卵巢炎、肾炎等其他并发症。

（李世荣）

第 50 章

风　疹

概述

风疹（rubella，German measles）是由风疹病毒引起的一种常见的急性传染病。以发热、全身皮疹为特征，常伴有耳后、枕部淋巴结肿大。由于全身症状一般较轻，病程短，往往认为本病无关紧要，但是近年来风疹暴发流行中重症病例屡有报导。如果孕妇感染风疹，将会严重损害胎儿。儿童成人均可发病。病人是唯一传染源，包括亚临床型或隐形感染者，主要由飞沫经呼吸道传播，也可经密切接触传播。

入院评估

一、病史询问要点

1. 流行病学史　与确诊的风疹患者在 14～21 天内有接触史。

2. 主要症状　自然感染性风疹（获得性皮疹）主要表现发热、头痛、食欲减退，咳嗽、流涕、咽痛、结合膜充血等上呼吸道症状，偶有恶心、呕吐、腹泻、鼻出血等，及典型的皮疹，淋巴结肿大、脾大等。先天性风疹综合征见于胎儿被感染后。

二、体格检查要点

1. 典型皮疹　通常于发热 1～2 天后出现皮疹，皮疹先从面颈部开始，在 24 小时蔓延到躯干及四肢，但手掌、足底大都无疹。皮疹初为稀疏的红色斑疹、斑丘疹或丘疹，以后面部及四肢皮疹可以融合，类似麻疹。躯干尤其背部皮疹密集，融合成片，类似猩红热。皮疹一般在 3 天内迅速消退。亦有人称“三天麻疹”。面部有疹为风疹之特征。亦有无疹性风疹。

2. 淋巴结　全身浅表淋巴结肿大，尤以耳后、枕部、颈后淋巴结肿大最明显，轻度压痛，不融合，不化脓。

3. 其他　脾大。

三、门诊资料分析

血常规　白细胞总数减少，淋巴细胞增多，并出现异形淋巴细胞及浆细胞。

四、继续检查项目

1. 快速诊断 近来采用直接免疫荧光法查咽拭涂片剥脱细胞中风疹病毒抗原，其诊断价值尚需进一步观察。

2. 病毒分离 一般风疹病人取鼻咽部分泌物，先天性风疹病人取尿、脑脊液、血液、骨髓等培养于 RK－13、Vero 或 SIRC 等传代细胞，可分离出风疹病毒，再用免疫荧光法鉴定。

3. 血清抗体测定 如红细胞凝集试验、中和试验、补体结合试验和免疫荧光，双份血清抗体效价增高 4 倍以上为阳性，其中以红细胞凝集抑制试验最常用，因其具有快速、简便、可靠的优点，此抗体在出疹时即出现，1～2 周迅速上升，4～12 个月后降至开始时水平，并可维持终身。风疹特异性分泌型 IgA 抗体于鼻咽部可查得，有助诊断。也有用斑点杂交法测风疹病毒的 RNA 以诊断风疹感染。

五、门诊医嘱示范

+ 隔离
+ 加强护理
+ 营养支持

病情分析

一、基本诊断

（一）获得性风疹

1. 流行病学史 与确诊的风疹患者在 14～21 天内有接触史；

2. 临床症状 发热，全身皮肤在起病 1～2 天内出现红色斑丘疹，耳后、枕后、颈部淋巴结肿大或结膜炎或伴有关节痛（或关节炎）；

3. 实验室诊断

（1）咽拭子标本分离到风疹病毒，或检测到风疹病毒核酸；

（2）1 个月内未接种过风疹减毒活疫苗而在血清中查到风疹 IgM 抗体；

（3）恢复期病人血清风疹 IgG 抗体滴度较急性期有 4 倍或 4 倍以上升高，或急性期抗体阴性而恢复期抗体阳转，可以确诊风疹。

（二）先天性风疹

1. 临床表现 新生儿白内障/先天性青光眼，先天性心脏病，听力缺损，色素性视网膜病，唇裂腭裂，头小畸形，X线骨质异常或紫癜、脾大、黄疸、精神性迟缓、脑膜脑炎。经实验室确诊患儿母亲在妊娠早期有风疹病毒感染史。

2. 实验室诊断

（1）婴儿血清风疹 IgM 抗体阳性；

（2）婴儿风疹 IgG 抗体水平持续存在，并超过母体被动获得的抗体水平（4倍以上）；

（3）婴儿咽拭子、血、尿、脑脊液或脏器活检标本分离到风疹病毒或检测到风疹病毒 RNA，可以诊断先天性风疹综合征。

二、临床类型/临床分期

1. 先天性风疹 发病机制尚不完全清楚，已知孕妇感染风疹后，风疹病毒可于病毒血症阶段随血流感染胎盘最后感染胎儿。

2. 获得性风疹 常为隐性感染，皮疹可有，也可缺如，常见并发症为关节痛、关节炎、脑炎及血小板减少性紫癜（临床分期及具体表现见鉴别诊断）。

三、鉴别诊断

风疹病人的皮疹形态介于麻疹与猩红热之间，这三种病都是全身性发疹性疾病，而且都具有传染性。麻疹和猩红热都好发于儿童。风疹和麻疹是由病毒引起的，猩红热是由细菌引起的。此三种病的临床表现各有特点，可从以下几方面进行鉴别：

（1）潜伏期 风疹为14～21天；麻疹为9～11天；猩红热为2～5天。

（2）前驱期 风疹为1～2天，可有轻微的发热、头痛、咽痛、倦怠等；麻疹为4天，高热、畏光、中度到重度的呼吸道症状，可见到麻疹黏膜斑；猩红热约1天，表现为突然高热及咽痛。

（3）发疹天期 风疹平均1～2天；麻疹3～5天；猩红热持续2～4天。

（4）皮疹分布 均为全身性，仅风疹较稀疏。而且三病的出疹顺序也相似，均为面部、躯干、四肢依次出疹。

(5) 皮疹形态 风疹为淡红色斑疹及斑丘疹，稀疏分散，胸部可少许融合；麻疹为紫红色到棕红色的斑疹和斑丘疹，胸部为散在，面部则明显融合；猩红热为弥漫性细小密集的猩红色斑点，压之褪色，皮肤皱折处，如肘弯、腋窝、腹股沟等处皮疹密集，形成深红色线条（帕氏线），此外还可见到面部环口苍白区及杨梅样舌。

(6) 发疹后脱屑 风疹可有轻度脱屑，偶呈糠状；麻疹常见呈糠状；猩红热脱屑较严重，手掌、足跖大片脱皮，有时像手套、袜套样，重者可有脱发。

(7) 实验室检查 猩红热早期血象升高，即白细胞总数与中性白细胞增加，病程第2、3天起常有轻度嗜酸性粒细胞增加；而风疹或麻疹则无此种血象变化。猩红热患者经咽拭子或其他分泌物培养，可分离出A族乙型溶血性链球菌，风疹或麻疹患者经组织培养亦可分离出相应的病原体，但一般无须做此检查。

此外，风疹尚需与幼儿急疹，药物疹，传染性单核细胞增多症，肠道病毒感染，如柯萨奇病毒A组中2、4、6、9、16型及B组中1、3、5型，埃可病毒4、9、16型感染相鉴别。先天性风疹综合征还需与宫内感染的弓形虫病、巨细胞病毒感染、单纯疱疹病毒感染相鉴别。

四、并发症

风疹一般症状多轻，并发症少。仅少数病人可并发中耳炎、咽炎、支气管炎、肺炎或心肌炎、胰腺炎、肝炎、消化道出血、血小板减少性紫癜、溶血性贫血、肾病综合征、急、慢性肾炎等。较重者有下述几种：

1. 脑炎 少见，发病率为1∶6000，主要见于小儿。一般发生于出疹后1～7天，有头痛、嗜睡、呕吐、复视、颈部强直、昏迷、惊厥、共济失调、肢体瘫痪等。脑脊液的改变与其他病毒性脑炎相似。病程比较短，多数患者于3～7天后自愈，少数可留后遗症。也可有慢性进行性全脑炎。

2. 心肌炎 患者诉胸闷、心悸、头晕、萎软，心电图及心肌酶谱均有改变。多于1或2周内恢复。可与脑炎等其他并发症同时存在。

3. 关节炎　主要见于成年人，特别是妇女患者，我国已有儿童风疹性关节炎的报道，发生原理尚未完全明确，多系病毒直接侵袭关节腔或免疫反应所致。出疹期间指关节、腕关节、膝关节等红、肿、痛，关节腔积液内含单核细胞。有时数个关节相继肿痛，类似风湿性多发性关节炎，但多数能在2～30天内自行消失。

4. 出血倾向　少见。由于血小板减少和毛细血管通透性增高所致。常在出疹后突然出血，出现皮肤黏膜瘀点、瘀斑、呕血、便血、血尿，多数在1～2周内自行缓解，少数病人颅内出血可引起死亡。

其他可有肝、肾功能异常。

治疗计划

一、治疗原则

现在还没有特效的药物治疗风疹，临床上主要是对症治疗，防止并发症产生。孕妇怀孕早期感染风疹，明确诊断后应考虑终止妊娠。

二、治疗办法

1. 隔离　发现风疹疑似或诊断病例，应立即隔离，一般隔离至出疹后5天。一般接触者不进行检疫。

2. 对症支持治疗。

3. 抗病毒治疗　除对症治疗外，干扰素、利巴韦林（病毒唑）等似有助于减轻病情。

4. 并发症的治疗　脑炎高热、嗜睡、昏迷、惊厥者，应按流行性乙型脑炎的原则治疗。出血倾向严重者，可用肾上腺皮质激素治疗，必要时输新鲜全血。

5. 先天性风疹　自幼即应有良好的护理、教养，医护人员应与患儿父母、保育员、教师配合，观察病儿生长发育情况，测听力，矫治畸形，必要时采用手术治疗青光眼、白内障、先天性心脏病等。帮助学习生活知识，培养劳动能力，使其努力克服先天缺陷。先天性风疹综合征患儿根据病症专科治疗。

6. 预防孕妇风疹　对育龄妇女，宜进行婚前或孕前检查血风疹IgG抗体，如证实为易感者，均应接种风疹疫苗。孕妇妊娠早期（3个月内）尽量避免同风疹病人接触。如一旦接触，可在潜伏期内查血清风疹IgG抗体，若阳性表明既往曾有过风疹病毒感染，若阴性应继续在接触后1个月左右再测一次血清IgG和IgM抗体，若明确阳转可判为风疹病毒感染。确诊有风疹病毒感染的早期孕妇，为防止可能产生胎儿先天性畸形，建议及时终止妊娠。

7. 免疫预防　预防风疹有效方法是接种风疹减毒活疫苗，可对易感人群实行接种。

三、住院医嘱示范

（一）长期医嘱

- 内科常规护理
- 二级护理
- 流食或半流食
- 物理降温

（二）临时医嘱

- 血常规＋ESR
- 尿常规
- 便常规
- 血生化（肝、肾功能及电解质）
- 心肌酶
- 凝血功能
- 病毒分离
- 血清风疹病毒抗体测定
- 测眼压
- 超声心动图
- X线胸片

病程观察

一、病情观察

1. 症状和体征的改变　主要观察患者体温、皮疹的变化情况。防止并发症的出现。

2. 辅助检查结果的变化　血常规：WBC、GR％的变化。

二、疗效分析及处理

1. 病情好转　体温逐渐恢复正常、咳嗽、咽痛症状好转，皮疹消退、血常规恢复正常。继续隔离至出诊后5天。

2. 病情无变化　患者仍有发热，咳嗽、咳痰等无明显减轻，血WBC仍降低或升高，下一步：①考虑诊断是否正确？②是否继发感染？③是否有并发症出现？

3. 病情恶化　体温继续升高，出现胸闷、心慌，心电图及心肌酶异常或头痛加重，出现喷射性呕吐、颈项强直、意识障碍等，或出现尿血、呕血、便血等出血倾向，下一步：①加强监护；②积极处理并发症。

住院小结

一、确定诊断

典型病例可根据临床表现结合流行病学作出临床诊断，不典型病例需根据血清风疹抗体的检测或风疹病毒的分离阳性予以确诊。

二、预后评估

风疹预后良好。并发脑膜炎、颅内出血引起死亡者仅属偶见。但妊娠初3个月内的妇女患风疹，其胎儿可发生先天性风疹，引起死产、早产及各种先天性畸形，预后严重，故必须重视孕妇的预防措施。

三、出院医嘱

- 明天出院
- 出院带药
- 注意休息，按时服药，2周后门诊复查

病例教学

病历摘要

患儿6岁，发热伴咳嗽、咽痛3天，面部出现红色皮疹1天，皮疹逐渐扩散至躯干及四肢来院。入院后查体发现：T38.6℃，咽红，耳后、颈后淋巴结肿大，面部、躯干部及四肢可见散在淡红色斑疹及斑丘疹，部分融合成片。血常规：WBC3.2×10^9/L，淋巴细胞57%，PLT69×10^9/L。

问题

1. 患者最可能的诊断是什么？
2. 为明确诊断应尽快进行哪些检查？

3. 还应与哪些疾病鉴别?

4. 应该采用何种治疗?

5. 住院1天后患者出现皮肤瘀点、瘀斑、肉眼血尿,应该如何处理?

答案

1. 学习目的 了解风疹的常见临床表现和诊断依据。

患者发热伴咳嗽咽痛等上呼吸道症状,发热2天后出现皮疹,淋巴结肿大,血常规白细胞下降,淋巴细胞比例升高。根据临床表现及典型的皮疹首先考虑风疹可能性大。尚需做病毒分离及血清学检查方能确定诊断。

2. 列出疑似风疹患者的适当检查。

血分片,咽拭子涂片,病毒分离,血清病毒抗体检查。

3. 了解风疹的鉴别诊断。

风疹、麻疹、猩红热均为全身性皮疹,均为面部、躯干、四肢依次出疹。麻疹为潜伏期4天,可见到麻疹黏膜斑,皮疹呈紫红色到棕红色,胸部为散在,面部则明显融合。猩红热潜伏期约1天,表现为突然高热及咽痛,皮疹为弥漫性细小密集的猩红色斑点,压之褪色,皮肤皱折处,形成深红色线条,此外还可见到面部环口苍白区及杨梅样舌,出诊后脱屑严重,早期血象升高。

4. 了解风疹的治疗。

隔离;对症支持治疗;干扰素、利巴韦林(病毒唑)抗病毒治疗;注意监测并发症。

5. 了解风疹并发症的适当处理。

患者血小板减少并出现出血倾向,给予止血、稳定细胞膜治疗,严重者,可用肾上腺皮质激素治疗,必要时输新鲜冰冻血浆补充凝血因子或输新鲜全血。动态监测血常规,完善心电图、心肌酶等相关检查,监测肝肾功能,并给予适当的治疗。

(李世荣)

第51章

急性出血性结膜炎

概述

急性出血性结膜炎（acute hemorrhagic conjunctivitis，简称AHC）也称为流行性出血性结膜炎，是主要由肠道病毒引起的，以结膜高度充血，常见结膜下出血及角膜上皮点状剥脱为主要临床特征的传染病。一般可在2～3周痊愈，属于自限性疾病，预后良好。该病全年均可发病，多见于夏秋季，各年龄组人群均可发病，10岁以下儿童虽说感染率高，但发病率较低，可能为隐性感染。成人特别是20～40岁者，发病率占80%以上。主要通过接触传播，传染性极强，传播速度快，人群普遍易感，易导致流行或暴发。本病愈后可留下一定的免疫力，但仍可发生重复感染。

入院评估

一、病史询问要点

1. 流行病学史　本病易导致流行或暴发，以夏秋季常见；患者多有明显的接触感染史，健康人可经接触患者眼部分泌物污染的手、物品或水而感染。

2. 主要症状　潜伏期短，一般为24小时左右。最长不超过3天。起病急剧，自觉症状明显，双眼先后或同时发病，有剧烈的异物感、眼红、眼刺痛及畏光、流泪等症状，早期分泌物为浆液性，继而为黏液纤维素性分泌物，眼睑肿胀，结膜下出血。一般病情于1～2天发展至顶点，3～4天后逐渐减轻，7～10天后恢复正常。少数病例出现头痛、发热、鼻塞、喉痛等症状。

二、体格检查要点

包括眼睑肿胀，结膜下出血，多发性角膜上皮剥脱，点状上皮下浸润，结膜充血、水肿、结膜滤泡及耳前淋巴结肿大等。

三、化验检查项目

1. 结膜细胞学检查见单核细胞反应为主，以排除细菌性感染。

2. 结膜拭子涂擦或结膜刮取物培养分离出病毒，并应用微量中和实验鉴定为 CA24v 或 EV70。

3. 结膜细胞涂片或细胞培养物涂片间接免疫荧光技术检测，查见 CA24v 或 EV70 抗原。

4. 双相血清学检查，病人恢复期血清抗 CA24v 或抗 EV70 抗体比急性期血清抗体滴度升高≥4 倍。

四、门诊医嘱示范

- 隔离、休息
- 抗病毒眼液如 0.5%病毒灵眼液，5%吗啉双胍眼液，鱼腥草滴眼液等

病情分析

一、基本诊断

根据流行病学、病史、临床症状、体征，结合一般实验室检查对急性出血性结膜炎作出临床诊断。

（一）诊断依据

1. 流行病学史　本病易导致流行或暴发，以夏秋季常见；患者多有明显的接触感染史，健康人可经接触患者眼部分泌物污染的手、物品或水而感染。

2. 临床表现　潜伏期短，起病急剧，自觉症状明显，双眼先后或同时患病。有剧烈的异物感、眼红、眼刺痛、畏光、流泪等刺激症状。早期分泌物为水性，重者带淡红色，继而为黏液性。眼睑红肿，睑、球结膜中、高度充血，多伴结膜下点、片状出血。早期角膜上皮点状剥脱，荧光素染色后裂隙灯检查可见角膜弥漫散在细小点状着染。

3. 实验室检测

（1）结膜细胞学检查见单核细胞反应为主，以排除细菌性感染。

（2）结膜拭子涂擦或结膜刮取物培养分离出病毒，并应用微量中和实验鉴定为 CA24v 或 EV70。

（3）结膜细胞涂片或细胞培养物涂片间接免疫荧光技术检测，查见 CA24v 或 EV70 抗原。

（4）双相血清学检查，病人恢复期血清抗 CA24v 或抗 EV70

抗体比急性期血清抗体滴度升高≥4倍。

（二）诊断标准

疑似病例 应同时符合诊断依据中1和2；

临床诊断病例 应同时符合1、2和3.（1）；

确诊病例 应同时符合1、2及3.（2）、3.（3）、3.（4）中任何一项。

（三）诊断原则

根据流行病学、病史、临床症状、体征，结合结膜细胞学检查作出临床诊断。

根据病原学检查分离出CA24v或EV70病毒；或间接免疫荧光技术检测出病毒抗原；或双相血清学检查，患者恢复期血清特异性中和抗体滴度较急性期血清特异性中和抗体滴度升高≥4倍，结合临床诊断进行确诊。

二、鉴别诊断

1. 流行性角膜炎 常由腺病毒8、19、37等亚型感染引起。潜伏期5～12天，接触传染，传染性强，可暴发或小范围流行，常年均可见散发病例。可先有上呼吸道感染、发热史。结膜明显充血、水肿，滤泡增生，少数可引起不同程度的结膜下出血。水样分泌物，常伴伪膜形成。耳前淋巴结肿大。起病7～10天内，出现浅层点状角膜炎，2周左右角膜中央出现数目不等的上皮下圆形浸润斑点，影响视力。角膜损害可持续数月或数年后消失或遗留云翳。

2. 急性卡他性角膜炎 由细菌感染引起，潜伏期1～2天，常见的致病菌为肺炎链球菌、Koch－Weeks杆菌，流感嗜血杆菌、金黄色葡萄球菌等。属接触传染，表现为结膜充血、水肿，黏液脓性分泌物，一般不波及角膜。

3. 衣原体性结膜炎 由衣原体感染引起的急性滤泡性结膜炎，潜伏期3～4天。表现为眼睑红肿、结膜高度充血、乳头增生、穹隆部布满滤泡。另外也可通过成人衣原体性生殖泌尿系感染的分泌物或污染的游泳池水引起。病程持续数周至数月。

三、并发症

多数病例在发病时，可有耳前颌下淋巴结肿大，并有压痛。该症状随结膜炎的消退而消失。极少数病例尚可出现虹膜炎的改变。

神经系统并发症　临床极少见。目前仅有印度报 35 例，塞内加尔 8 例，我国台湾 33 例、上海 10 例。申野综合文献报告，该并发症具有如下特点：①多发生于成年男性；②常在结膜炎后 2～3 周发生；③前驱症状有发热、倦怠、头痛及感冒样症状；④初起表现为神经根刺激症状和急剧的肌力低下，数天后表现为运动麻痹；⑤瘫痪为弛缓性，主要累及下肢；⑥重视者可造成肌肉萎缩，轻度或中等者可恢复正常。虽然上述神经系统合并症发生率很低，但较为严重，并可遗留永久性瘫痪。

治疗计划

一、治疗原则与办法

病期休息有利于隔离与康复。目前尚无特殊有效的疗法，临床上可用抗病毒眼液如 0.5%病毒灵眼液，5%吗啉双胍眼液，鱼腥草滴眼液，开始时每小时 1 次，3 天后逐渐减少次数，晚间涂更昔洛韦眼膏或抗生素眼膏。有角膜上皮病变的患者加用表皮生长因子眼液或眼表面润滑剂或人工泪液促进上皮修复及保护上皮。有前房炎症时加用散瞳剂或非甾体抗炎药。中药金银花、野菊花、板蓝根、桑叶、薄荷等热熏敷或提取液滴眼对缓解症状有一定疗效。眼分泌物多时，可用温生理盐水或 3%硼酸液清洗结膜囊。抗生素、磺胺药可以作为预防混合感染或继发细菌感染用药。

二、住院医嘱示范

（一）长期医嘱

+ 眼科常规护理
+ 二级护理
+ 普食
+ 0.5%病毒灵眼液或 5%吗啉双胍眼液滴眼

（二）临时医嘱

+ 血常规＋ESR
+ 尿常规
+ 便常规
+ 血生化（肝、肾功能，电解质等）

- 凝血功能检查
- 结膜细胞学检查
- 结膜拭子涂擦或结膜刮取物培养分离病毒
- 结膜细胞涂片或细胞培养物涂片间接免疫荧光技术检测
- 病毒血清学检测

病程观察

一、病情观察

1. 症状和体征的改变 主要观察眼部水肿、分泌物，球结膜出血的变化情况。

2. 辅助检查结果的变化 血常规：WBC、GR%的变化。

二、疗效分析及处理

1. 病情好转 眼部水肿消退、分泌物减少，球结膜下出血逐渐吸收，咽痛、头痛等症状消失，应继续目前治疗。

2. 病情加重 眼部水肿加重，分泌物增多，呈脓性，可有体温升高，淋巴结肿大、压痛，血 WBC 升高。下一步：完善分泌物培养，明确有无继发细菌感染，①如有细菌感染证据，应用敏感抗生素；②积极处理并发症。

住院小结

一、确定诊断

临床诊断加实验室病原检查任何一项阳性者为确诊病例。

二、预后评估

预后良好，但印度、新加坡、泰国、美国及我国均有个别病例在结膜炎后出现下肢运动麻痹等神经系统症状。结膜炎后一段时间人群虽有一定免疫力，但中和抗体滴度升高频率低，仍易感。

三、出院医嘱

- 明天院
- 出院带药
- 按时用药，2 周后门诊复查

病例教学

病历摘要

患儿 4 岁，1 天前从幼儿园返家后左眼异物感，怕光、流泪，有大量稀薄分泌物，今晨症状加重，波及右眼，出现水肿，黏液性分泌物。出现发热，伴头痛、鼻塞、咽痛，于2009年7月2日来院。查体T 37.0℃，HR 80次/分，BP 105/60mmHg，R 32次/分，双眼睑水肿，球结膜充血，左眼结膜可见片状出血。

问题

1. 患者最可能的诊断是什么？
2. 为明确诊断应尽快进行哪些检查？
3. 还应与哪些疾病鉴别？
4. 应该采用何种治疗？

答案

1. 了解急性出血性结膜炎的常见临床表现和诊断依据。

患者双眼水肿，球结膜充血，左眼结膜片状出血，并有异物感、怕光、流泪等症状，首先考虑为急性结膜炎。患者为儿童，集体生活，夏季急性起病，急性出血性结膜炎可能性大，进一步完善结膜拭子涂擦或结膜刮取物培养分离病毒明确诊断。

2. 疑似急性出血性结膜炎的检查。

血常规、结膜细胞学检查、结膜拭子涂擦或结膜刮取物培养分离病毒、结膜细胞涂片或细胞培养物涂片间接免疫荧光技术检测、病毒血清学检测。

3. 列出急性出血性结膜炎的鉴别诊断。

(1) 流行性角膜炎　结膜明显充血、水肿，滤泡增生，少数可引起结膜下出血。水样分泌物，常伴伪膜形成。2周左右角膜中央出现数目不等的上皮下圆形浸润斑点，影响视力。

(2) 急性卡他性角膜炎　由细菌感染引起，表现为结膜充血、水肿，黏液脓性分泌物，一般不波及角膜。

(3) 衣原体性结膜炎　由衣原体感染引起的急性滤泡性结膜炎，表现为眼睑红肿、结膜高度充血、乳头增生、穹隆部布满滤泡。

4. 列出急性出血性结膜炎的治疗。

隔离与对症支持治疗为主。

（李世荣）

第 52 章

感染性腹泻

概述

感染性腹泻广义系指各种病原体肠道感染引起之腹泻。狭义的感染性腹泻是指除霍乱、细菌性和阿米巴性痢疾、伤寒和副伤寒以外的感染性腹泻，为《中华人民共和国传染病防治法》中规定的丙类传染病。其临床表现均可有腹痛、腹泻，并可有发热、恶心、呕吐等症状，处理原则亦相似。但不同病原体引起之腹泻，在流行病学、发病机理、临床表现及治疗上又有不同特点。有的为炎症型腹泻，有的为分泌型腹泻，最后确诊须依赖病原学检查。

入院评估

一、病史询问要点

1. 流行病学史　一年四季均可发病，一般夏秋季多发。有不洁饮食（水）和/或与腹泻病人、腹泻动物、带菌动物接触史，或有去不发达地区旅游史。如为食物源性则常为集体发病及有共进可疑食物史。

2. 主要症状　腹泻，大便每天≥3 次，粪便的性状异常，可为稀便、水样便，亦可为黏液便、脓血便及血便，可伴有恶心、呕吐、食欲缺乏、发热、腹痛及全身不适等。病情严重者，因大量丢失水分引起脱水、电解质紊乱甚至休克。

二、体格检查要点

1. 腹部体征　部分患者腹部望诊可见肠型及蠕动波。腹部压痛、反跳痛，叩诊鼓音，听诊肠鸣音增强或活跃。

2. 其他体征　可有急性病容，发热、心率增快。严重者呼吸急促、皮肤湿冷、血压下降等。

三、门诊资料分析

1. 血常规　血白细胞可升高或下降，可有中性分类升高、核左移现象或淋巴细胞升高、贫血等。

2. 新鲜粪便检查　可发现出血、脓细胞、原虫、虫卵、未消化食物等。隐血试验可检出不显性出血。便培养可发现致病微生物。鉴别分泌性腹泻和高渗性腹泻有时需要检查粪电解质和渗透压。

四、继续检查项目

1. 血气及血生化分析

2. 血培养（T>38℃）

3. 便培养

4. 病毒血清学检查

5. 影像诊断

（1）X线钡剂检查　X线钡餐、钡灌肠检查和腹部平片可显示胃肠道病变，运动功能状态，了解病变部位，有无肠管狭窄。

（2）内镜检查　可观察病变部位、程度，取病理进一步明确病变性质。

五、门诊医嘱示范

✦ 左氧氟沙星 0.5 iv gtt qd

✦ 整肠生、双歧三联活菌

✦ 口服补液盐

✦ 物理降温或对乙酰氨基酚 0.5g prn（体温≥38.5℃时）

病情分析

一、基本诊断

1. 流行病学史；

2. 腹痛、腹泻、恶心、呕吐、发热等临床症状；

3. 便常规检查可见红白细胞、虫卵等。

二、临床类型/临床分期

1. 诺沃克病毒性肠炎　潜伏期 24～48 小时，起病急或逐渐发病。先急性腹痛及恶心，继而出现呕吐及腹泻。大便每天 4～8 次，呈中等量水样便，可带少量黏液。病程 2～3 天。便常规无明显红白细胞，以对症治疗为主，轻症可自愈。

2. 轮状病毒性肠炎　主要发生在婴幼儿，由 A 组轮状病毒引起，发病高峰在秋季，又名“婴儿秋季腹泻”。B组轮状病毒可引起成人腹泻。主要症状为水样泻，大便每天 10～20 次，伴呕吐。病程一般5～7天，便常规偶有少量白细胞，无血。粪便电镜检查易见到特殊轮形的病毒。感染后5天能测得血清特异性IgM抗体，2～4周出现IgG抗体。咽部分泌物中能测得特异性IgA。对症治疗为主。

3. 腺病毒胃肠炎　发病年龄以5岁以下为多，潜伏期10天左右。主要症状是腹泻，呈水样便或稀便，儿童每天排便最多8～9次，病程一般4～8天。肠腺病毒胃肠炎腹泻时间最长，大多患者有呕吐，少数有发热。非肠型腺病毒腹泻患者发热较多。粪便排病毒时间1周左右。腺病毒肠炎病情一般较轻。

4. 其他病毒性胃肠炎　杯状病毒性胃肠炎、星芒病毒性胃肠炎、冠状病毒性胃肠炎、流感病毒性肠炎等。

5. 产肠毒素性大肠埃希菌腹泻　潜伏期短，数小时至1天。主要呈水样腹泻，轻重不一，重者有如霍乱，发生中至重度脱水。病程1～4天。

6. 肠致病性大肠埃希菌腹泻　较常见，大多为肠炎样表现，粪便呈黄水样或带少量黏液。可有腹痛，但不严重。

7. 肠侵袭性大肠埃希菌腹泻　症状与菌痢相似，常误为菌痢，大便可呈粘状，或带血，但无里急后重表现。治疗同其他大肠埃希菌腹泻。

8. 肠出血性大肠埃希菌腹泻　起病急，伴腹痛、腹泻。粪便初呈水样，继之呈血性，鲜红色，量中等。病程7～10天，有时可延长达12天。部分患者感染后1周发生溶血性尿毒症综合征。乙状结肠镜检查见肠黏膜充血、水肿、肠壁张力低下。钡灌肠X线检查可见升结肠、横结肠黏膜下水肿。

9. 空肠弯曲菌肠炎　潜伏期1～10天，食物中毒型潜伏期可仅20小时。初期有头痛、发热、肌肉酸痛等前驱症状，随后出现腹泻、恶心、呕吐。腹痛为整个腹部或右下腹痉挛性绞痛，一般初为水样稀便，继而呈黏液或脓血黏液便，有的为明显血便。多为4～5次，频者可达20余次/天。病变累及直肠、乙状结肠者，可有里急后重。多数1周内自愈。部分患者间歇腹泻持续2～3周，或愈后复发或呈重型。婴儿弯曲菌肠炎多不典型。

10. 耶氏菌肠炎　有腹泻、腹痛和发热。粪便呈黄色水样或含黏液，带血或血便者少见，每天 3～10 次不等。病程 1～2 周，个别可长达 3 月，甚至进展成慢性特发性炎症性肠炎或慢性结肠炎。腹痛可表现为绞痛，常在右下腹，偶可发生肠出血和肠穿孔。常有多种肠外表现，可见皮肤结节红斑或多型红斑。此外，有败血症、关节炎、腹腔脓肿、肝脓肿、肺脓肿及脑膜炎等。

11. 类志贺毗邻单胞菌腹泻　本病所致的腹泻，可自无发热的轻度腹泻直至伴有高热的重度腹泻，腹泻每天 3～10 次，大便呈水样或带黏液、黏液脓性，可有轻度失水。病程一般为 2～5 天，常能自愈。

12. 旅游者腹泻　临床表现取决于病原的种类。腹泻发生时间大多为抵达旅游地后第 3～7 天，持续时间平均 3～5 天。除志贺菌所致细菌性痢疾外，其他几种腹泻表现以水样便为主，可有纳差、呕吐和脱水。蓝氏贾第鞭毛虫腹泻的潜伏期为 1～3 周，故可于返家后发病，病程长达 2 周以上。

13. 抗生素相关性腹泻　广谱抗生素应用过程中或应用以后出现，机体本身抵抗力明显下降，菌群紊乱后，金黄色葡萄球菌、艰难梭菌、肠球菌、念珠菌等过度生长。金黄色葡萄球菌、艰难梭菌可引起伪膜性肠炎。症状轻者只有腹泻，稀便，无全身反应，肠镜检查正常。中度者腹痛、腹泻，也无全身反应，肠镜检查肠黏膜充血、水肿。重者明显腹痛、腹泻，发热、头痛，末梢血 WBC 升高，肠镜检查肠黏膜可见斑片状伪膜表现。菌群紊乱早期停用抗生素，腹泻可痊愈。已形成伪膜性结肠炎时，需加用甲硝唑或万古霉素。

不同类型病原体所致腹泻的临床表现不尽相同。

1. 吸收不良性腹泻病原体　轮状病毒、诺沃克样病毒、腺病毒、星状病毒、致病性大肠埃希菌、隐孢子虫等。临床表现中毒症状和腹痛症状轻或缺如。水样便，有未消化的食物，可引起轻重不等的脱水。

2. 分泌性腹泻（肠毒素性腹泻）病原体　产毒性大肠埃希菌、金黄色葡萄球菌、艰难梭菌、蜡样芽孢杆菌、不凝集弧菌等。临床表现中毒症状和腹痛症状轻或缺如。水样便或米泔水样便，量大，易引起轻重不等的脱水。

3. 侵袭性腹泻（渗出性腹泻）病原体　痢疾志贺菌、空肠弯曲菌、沙门菌、侵袭性大肠埃希菌、出血性大肠埃希菌、耶尔森菌、产气荚膜梭状芽胞菌、溶组织内阿米巴。症状：中毒症状重，常有发热。腹痛较重，排稀便、黏液便、黏液血便及脓血便，伴里急后重。便次多，每次便量少，脱水少见。

三、鉴别诊断

1. 肠结核　多数伴有肠外结核，有消瘦、午后低热等结核中毒症状。排便每天 3～4 次，多在餐后发作，粪便呈糊状或水样便，一般无脓血便。肠镜活组织检查为干酪样坏死组织。抗结核治疗有效。

2. 大肠癌　多在中年以上发生，排便习惯改变，便秘或腹泻或便秘腹泻交替，便血等，可有不明原因的贫血、乏力或体重减轻，结肠部位触及肿块。钡灌肠或肠镜检查发现占位病变，肠镜下活组织检查可确诊。

3. 溃疡性结肠炎　腹泻常为早期症状，反复发作，经久不愈。排便每天 3～4 次，重者每天可达 10 余次。多伴里急后重。约半数患者有腹泻便秘交替。发作期粪便呈水样或糊状，多数为黏液血便或脓血便。重症患者常有肠外表现，如关节炎、虹膜炎、结节性红斑等。部分患者肝、脾大。钡灌肠、肠镜检查可明确诊断。

4. 克罗恩病　与溃疡性结肠炎同属非特异性炎性肠病。可发生在消化道的任何部位，慢性发病，反复发作。主要表现腹痛，位于右下腹或脐周，可有腹泻，或腹泻便秘交替出现。粪便可有脓血。发热、体重减轻也常见。可并发消化道出血，瘘管形成，肠穿孔形成肠壁或肠管周围脓肿，肠梗阻等。肠镜及病理可明确诊断。

四、并发症

1. 急性病毒性心肌炎　是腹泻最危险的并发症之一。最常引起心肌炎的病毒是柯萨奇病毒，它可直接进入心肌细胞造成损害，也可使机体产生某些有害物质使心肌细胞受损，导致心肌变性，还会累及心包、心内膜，若侵犯心脏起搏系统，则将危及生命。

2. 心脑血管意外　这是造成老年人急性腹泻致死的不容忽视的并发症。腹泻时脱水，血容量减少，血液黏稠度增加，血流缓慢，容易形成血栓并阻塞血管，使冠状动脉阻塞造成心绞痛和心肌梗死，脑血管阻塞引起缺血性中风。电解质紊乱可造成严重心律失常和猝死。

3. 低血糖　腹泻时食欲通常会下降，引起摄入食物不足，此时就需要分解体内贮藏的肝糖原以维持血糖稳定，而老年人没有足够的肝糖原贮藏转化为血糖，当血糖降低时，老人就容易出现低血糖症状。

4. 脱水和酸中毒　是急性腹泻的主要致命原因，脱水时尿量因机体内水分损失而减少，严重时甚至无尿，这就会使体内代谢产生的废物排出减少而在体内蓄积，使机体发生中毒症状，其临床表现除呼吸改变外，还可出现疲乏无力及神经系统症状等。

治疗计划

一、治疗原则

1. 一般及对症治疗　尤其注意改善中毒症状及纠正水电解质的平衡失调。

2. 病原治疗　针对引起腹泻的病原体，必要时给予相应的病原治疗。

3. 营养治疗　此类病人多有营养障碍，如病情允许，应继续进食适宜的食物。

二、治疗办法

1. 隔离。

2. 病因治疗　尽早明确病原菌，选择敏感抗生素，经验性治疗可选择复方新诺明、诺氟沙星、环丙沙星、氧氟沙星等，对沙门菌或产毒性大肠埃希菌，螺杆菌感染有效；甲硝唑对溶组织阿米巴、鞭毛虫感染有效，常用于急性感染性腹泻，包括预防和治疗所谓旅行者腹泻。

特异性病原菌的治疗见表 52－1。

表 52－1　特异性病原菌的治疗

病原	推荐的成人治疗方案
志贺菌	氟喹诺酮类
非伤寒沙门菌	轻、中症病人不推荐使用抗生素，重症病人，SMZ－TMP 或氟喹诺酮
大肠埃希菌（产毒素性、致病性、侵袭性）	氟喹诺酮类
产志贺毒素大肠埃希菌（O157：H7）	避免使用抗胃肠动力药和抗生素
耶尔森菌	通常不需要抗生素，重症可应用氟喹诺酮等
霍乱弧菌 O1 或 O139	四环素、多西环素、氟喹诺酮类药物
产毒性艰难梭菌	停用所有抗生素，必要时可使用甲硝唑、万古霉素治疗
贾第鞭毛虫	甲硝唑

3. 对症治疗　止泻、解痉止痛。
4. 肠道益生菌的应用。
5. 补液及营养支持治疗。

三、住院医嘱示范

（一）长期医嘱

- 内科常规护理
- 二级护理
- 低脂流食
- 抗生素口服或静点
- 肠道微生态制剂
- 补液

（二）临时医嘱

- 血常规＋ESR＋CRP
- 尿常规
- 便常规

- 心肌酶
- 血生化（肝、肾功能，电解质）
- 中性粒细胞碱性磷酸酶积分
- 血气
- 血培养+药敏（T≥38℃）
- 便培养
- 便找虫卵
- 病毒九项
- X线钡餐 prn
- 肠镜 prn

病程观察

一、病情观察

1. 症状和体征的改变　主要观察患者体温、大便次数、性质及量的变化。

2. 辅助检查结果的变化

（1）血常规　WBC、GR%的变化。

（2）便常规　WBC、RBC的变化。

二、疗效分析及处理

1. 病情好转　体温逐渐恢复正常、大便量及性质逐渐正常，血WBC下降或恢复正常，便常规恢复正常。应继续目前抗生素治疗。

2. 病情无变化　仍有发热，腹痛、腹泻等无明显减轻，血WBC仍升高或降低，便常规仍可见到红白细胞。下一步：①考虑诊断是否正确？②根据病原学或药敏调整抗生素。

3. 病情反复　患者体温正常后又出现发热，腹泻等症状好转后又加重，血WBC下降或恢复正常后又升高或降低。下一步：①原发病反复？继发感染？积极寻找病原学证据；②出现抗生素相关性腹泻？

4. 病情恶化　体温继续升高，或出现低体温，腹泻症状加重或出现意识障碍，血WBC继续升高或低于正常值，下一步：①调整抗生素；②积极处理并发症。

住院小结

一、确定诊断

根据流行病学史，临床症状，便常规检查异常可以诊断，结合病原学检查结果确定诊断。除外霍乱、细菌性和阿米巴性痢疾、伤寒和副伤寒。

二、预后评估

青壮年、无基础疾病及并发症者预后较好，而老年人、原有心、肺、肝、肾及代谢疾病基础者及免疫缺陷者、严重并发症者预后较差。

三、出院医嘱

- 明天出院
- 出院带药
- 按时服药，2周后门诊复查
- 避免受凉、过劳

病例教学

病历摘要

患者，男性，20岁，不洁饮食后出现腹痛、腹泻2天，稀水样便，5～6次/天，无黏液及脓血，伴发热，体温最高38.5℃，伴寒战。查体T 38.3℃，HR 90次/分，BP 110/60mmHg，R 24次/分。查血常规：WBC 14.2×10^9/L，中性粒细胞87%。便常规：WBC 3～5/HP，RBC 1～2/HP。

问题

1. 患者最可能的诊断是什么？

2. 应该采用哪些恰当的经验治疗？

3. 2天后患者仍有腹泻，高热，出现淡漠，心率增快，脉搏细数，尿量减少，白细胞计数升高，应该如何处理？

答案

1. 了解感染性腹泻的常见临床表现和诊断依据。

患者不洁饮食后出现腹痛、腹泻、发热，血象升高、便常规见红白细胞，据此考虑诊断急性感染性腹泻，但需完善便培养明确病原菌。

2. 学习目的 根据临床表现选择合适的抗生素治疗。

经验性治疗可选择复方新诺明、诺氟沙星、环丙沙星、氧氟沙星等抗生素，加强补液及营养支持治疗，同时给予肠道微生态制剂。

3. 学习目的　了解感染性腹泻并发症的监测与处理。

患者腹泻，发热，出现尿量少、心率快，需警惕休克，可为感染中毒性休克及低血容量性休克。加强补液扩容，复查血培养、便培养等选择敏感抗生素加强抗感染治疗，监测各脏器功能，同时监测有无其他并发症的发生。

（李世荣）